Checkliste Organtransplantation

Checklisten der aktuellen Medizin

Begründet von F. Largiadèr, A. Sturm, O. Wicki

Georg Thieme Verlag
Stuttgart · New York

Checkliste Organtransplantation

Herausgegeben von F. Largiadèr

2., überarbeitete und erweiterte Auflage

40 Abbildungen
12 Tabellen

1999
Georg Thieme Verlag
Stuttgart · New York

Umschlag: Cyclus DTP Loenicker, Stuttgart
Zeichnungen: Martina Berge, Erbach/Ernsbach

Die Deutsche Bibliothek – CIP-Einheitsaufnahme

Checkliste Organtransplantation / hrsg. von F. Largiadèr. –
2., überarb. und erw. Aufl. – Stuttgart ; New York : Thieme, 1999
(Checklisten der aktuellen Medizin)

1. Auflage 1996

Wichtiger Hinweis:

Wie jede Wissenschaft ist die Medizin ständigen Entwicklungen unterworfen. Forschung und klinische Erfahrung erweitern unsere Erkenntnisse, insbesondere was Behandlung und medikamentöse Therapie anbelangt. Soweit in diesem Werk eine Dosierung oder eine Applikation erwähnt wird, darf der Leser zwar darauf vertrauen, daß Autoren, Herausgeber und Verlag große Sorgfalt darauf verwandt haben, daß diese Angabe dem **Wissensstand bei Fertigstellung des Werkes** entspricht.

Für Angaben über Dosierungsanweisungen und Applikationsformen kann vom Verlag jedoch keine Gewähr übernommen werden. **Jeder Benutzer ist angehalten,** durch sorgfältige Prüfung der Beipackzettel der verwendeten Präparate und gegebenenfalls nach Konsultation eines Spezialisten festzustellen, ob die dort gegebene Empfehlung für Dosierungen oder die Beachtung von Kontraindikationen gegenüber der Angabe in diesem Buch abweicht. Eine solche Prüfung ist besonders wichtig bei selten verwendeten Präparaten oder solchen, die neu auf den Markt gebracht worden sind. **Jede Dosierung oder Applikation erfolgt auf eigene Gefahr des Benutzers.** Autoren und Verlag appellieren an jeden Benutzer, ihm etwa auffallende Ungenauigkeiten dem Verlag mitzuteilen.

Unsere Homepage: http://www.thieme.de

Satz und Druck: Druckhaus Götz GmbH, Ludwigsburg
Gesetzt auf CCS Textline (Linotronic 630)

ISBN 3-13-102032-6 1 2 3 4 5 6

Vorwort zur 2. Auflage

Das Erscheinen einer zweiten Auflage der Checkliste Organtransplantation zeugt einerseits vom erfreulichen Interesse der Leserschaft und damit vom guten Absatz der vor drei Jahren erschienenen Erstauflage. Sie ist andererseits auch Ausdruck der ungebremsten Weiterentwicklung dieser weit über die Medizin hinausreichenden Disziplin. Es sind nicht so sehr die Indikationen und die operativen Techniken, die sich fortentwickelt haben, weil bezüglich dieser Aspekte von Routine, ja sogar von Alltagsroutine gesprochen werden kann. Das Umfeld hingegen hat sich auf die breite Öffentlichkeit ausgeweitet. Waren fast jahrzehntelang Fragen der Ethik, der Todeskriterien bei Spendern, des Verfügungsrechts über Verstorbene und der Zuteilung von Organen Interessengebiete und Diskussionsthemen unter Medizinern, betroffenen Patienten und in umschriebenen Zirkeln von nichtmedizinischen Spezialisten, so hat die öffentliche und zum Teil sehr kontroverse Diskussion dieser Themen vor allem im Zusammenhang mit Gesetzgebungsverfahren über das Transplantationswesen gewaltig zugenommen. Die vorliegende Checkliste kann zu dieser immer noch anhaltenden Diskussion die Grundlagen und Fakten liefern und deshalb nicht nur Ärzte, interessierte Studierende, Koordinatorinnen, Angehörige der Pflegeberufe und Patienten ansprechen, sondern auch weitere Kreise. Insbesondere wurden neue Kapitel über die rechtliche Regelung in den deutschsprachigen Ländern sowie über die Organallokation aufgenommen. Da die öffentliche Diskussion auch die noch als hoch experimentell zu bezeichnende Xenotransplantation miteinbezieht, wurde für dieses Gebiet der sonst eingehaltene Rahmen der klinischen Aktualität und Wirklichkeit überschritten.

Zu den übrigen Neuerungen in dieser Auflage zählt die Erweiterung durch die Hornhauttransplantation, welche den Oberbegriff der Organtransplantation zwar etwas strapaziert, aber durch die große zahlenmäßige Bedeutung und den Segen für die Patienten gerechtfertigt ist. Neu und neuartig ist der grüne Teil mit patientenrelevanten Informationen, welcher den Transplantationskandidaten mit ihren vielen Fragen und Unsicherheiten Auskunft und Hilfe geben soll. Alle übrigen Beiträge wurden überarbeitet und aktualisiert, insbesondere bezüglich der Zahlen und Resultate. Das erweiterte Kapitel über die Immunsuppression legt Zeugnis ab von den Fortschritten der forschenden Industrie, welche der Transplantation Medikamente mit immer sicherer Wirkung und besserer Verträglichkeit zur Verfügung stellt.

Bei der Sichtung der vielen Manuskripte, bei der Redaktion und schließlich bei der Umsetzung in die vorliegende Gestalt haben fünf Frauen entscheidend mitgeholfen, nämlich Dr. Bettina Hansen, Julia Horschel und Elsbeth Elwing im Georg Thieme Verlag, Martina Berge mit der attraktiven Bebilderung und meine Frau Helene mit großer Hintergrundarbeit. Ihnen gilt der herzliche Dank aller Autoren. Wir wissen uns mit ihnen einig im Wunsch, daß auch die zweite Auflage der Checkliste zum besseren Verständnis dieses faszinierenden Spezialgebietes, zur Versachlichung der noch andauernden Diskussion und vor allem zur noch besseren Behandlung unserer Patienten führen wird.

Erlenbach, im Frühjahr 1999 — Felix Largiadèr

Anschriften

1. Prof. Dr. med. Ulrich Binswanger
   Abteilung für Nephrologie
   Departement Innere Medizin
   Universitätsspital
   CH 8091 Zürich

2. PD Dr. theol. Alberto Bondolfi
   Institut für Sozialethik
   der Universität Zürich
   Zollikerstr. 117
   CH 8008 Zürich

3. Prof. Dr. iur. Marco Borghi
   Institut interdisciplinaire d'éthique
   et des droits de l'Homme
   Université de Fribourg
   6, rue St. Michel
   CH 1700 Fribourg

4. PD Dr. med. Daniel Candinas
   Klinik für Viszeralchirurgie
   Departement Chirurgie
   Universitätsspital
   CH 8091 Zürich

5. PD Dr. med. Gieri Cathomas
   Institut für klinische Pathologie
   Departement Pathologie
   Universitätsspital
   CH 8091 Zürich

6. Drs. Bernard Cohen
   Eurotransplant International
   Foundation
   P.O. Box 2304
   NL 2301 CH Leiden

7. Prof. Dr. med. Eberhard Deltz
   Chirurgische Klinik
   Friedrich-Ebert-Krankenhaus
   Friesenstr. 11
   D 24634 Neumünster

8. Prof. Dr. med. Friedrich W. Eigler
   Sundernholz 13
   D 45134 Essen

9. Dr. med. Jürgen Friedrich
   St. Barbara-Hospital
   Barbarastr. 1
   D 45964 Gladbeck

10. PD Dr. med. Thomas Gasser
    Departement Chirurgie
    Kantonsspital
    CH 4031 Basel

11. Prof. Dr. med. Rainer Grüssner
    Klinik für Viszeralchirurgie
    Departement Chirurgie
    Universitätsspital
    CH 8091 Zürich

12. PD Dr. med. Seife Hailemariam
    Institut für klinische Pathologie
    Departement Pathologie
    Universitätsspital
    CH 8091 Zürich

13. Prof. Dr. iur. Alfred Haslinger
    Kroatengasse 7
    A 4020 Linz

14. lic. iur. Stefanie Heuer
    Juristisches Seminar der Universität
    Platz der Göttinger Sieben 6
    D 37073 Göttingen

15. Prof. Dr. med. Walter Klepetko
    Abteilung für Herz- und Thorax-
    chirurgie
    Universitätsklinik für Chirurgie
    Währinger-Gürtel 18–20
    A 1090 Wien

16. Dr. med. Thomas Lang
    Abteilung für Psychosoziale Medizin
    Psychiatrische Poliklinik
    Universitätsspital
    CH 8091 Zürich

17. Prof. Dr. med. Felix Largiadèr
    Em. o. Prof. für Chirurgie
    Berglistr. 17
    CH 8703 Erlenbach

18. Prof. Dr. med. Werner Lauchart
    Abteilung für Allgemeine Chirurgie
    Chirurgische Klinik der Universität
    Hoppe-Seyler-Str. 3
    D 72076 Tübingen

19. Prof. Dr. med. Raimund Margreiter
Klinische Abteilung für
Transplantationschirurgie
Universitätsklinik für Chirurgie
Anichstr. 35
A 6020 Innsbruck

20. Prof. Dr. med. Philippe Morel
Clinique et Policlinique de
Chirurgie digestive
Hopital Cantonal Universitaire
24, rue Micheli-du-Crest
CH 1211 Genève 14

21. Prof. Dr. med. Karl J. Oldhafer
Universitätsklinikum Essen
Hufelandstr. 55
D 45122 Essen

22. Prof. Dr. med. Gerhard Opelz
Institut für Immunologie
der Universität
Abteilung Transplantations-
immunologie
Ruprecht-Karls-Universität
Im Neuenheimer Feld 305
D 69120 Heidelberg

23. Prof. Dr. med. Ina Pichlmayr
Blumenweg 3
D 30900 Wedemark 2

24. Prof. Dr. med. Rudolf Pichlmayr †
ehem. Klinik für Abdominal-
und Transplantationschirurgie
D 30625 Hannover

25. Prof. Dr. med. Bruno Reichart
Herzchirurgische Universitätsklinik
Klinikum Großhadern
Marchioninistr. 15
D 81377 München

26. PD Dr. med. Thomas Reinhard
Universitäts-Augenklinik
Postfach 101 007
D 40001 Düsseldorf

27. PD Dr. med. Markus Röthlin
Klinik für Viszeralchirurgie
Departement Chirurgie
Universitätsspital
CH 8091 Zürich

28. PD Dr. med. Rolf Schlumpf
Chirurgische Klinik
Kantonsspital Aarau
CH 5001 Aarau

29. PD Dr. med. Christof Schmid
Klinik für Thorax-, Herz-
und Gefäßchirurgie
Westfälische Wilhelms-
Universität
Albert-Schweitzer-Str. 33
D 48129 Münster

30. Prof. Dr. iur. Hans-Ludwig Schreiber
Juristisches Seminar der Universität
Platz der Göttinger Sieben 6
D 37073 Göttingen

31. Petra Seeburger
Transplantationskoordination
Departement Chirurgie
Universitätsspital
CH 8091 Zürich

32. Prof. Dr. med. Rainer Sundmacher
Universitäts-Augenklinik
Postfach 101 007
D 40001 Düsseldorf

33. Prof. Dr. med. Gilbert Thiel
Abteilung für Nephrologie
Departement Innere Medizin
der Universitätskliniken
Kantonsspital
CH 4031 Basel

34. Dr. med. Christoph Troppmann
Klinik für Viszeralchirurgie
Departement Chirurgie
Universitätsspital
CH 8091 Zürich

Anschriften

35. Dr. med. Peter Ueberfuhr
Herzchirurgische Universitätsklinik
Klinikum Großhadern
Marchioninistr. 15
D 81377 München

36. Dr. med. Peter Vogelbach
Chirurgische Klinik
Spital Dornach
CH 4143 Dornach

37. Dr. med. Peter Vogt
Institut für klinische Pathologie
Departement Pathologie
Universitätsspital
CH 8091 Zürich

38. Prof. Dr. med. Thorsten Wahlers
Klinik für Thorax-, Herz-
und Gefäßchirurgie
Medizinische Hochschule Hannover
Konstanty-Gutschow-Str. 8
D 30625 Hannover

39. Dr. med. Markus Weber
Klinik für Viszeralchirurgie
Departement Chirurgie
Universitätsspital
CH 8091 Zürich

40. PD Dr. med. Walter Weder
Abteilung für Thoraxchirurgie
Departement Chirurgie
Universitätsspital
CH 8091 Zürich

41. Christine Zimmermann
Nationale Transplantations-
koordination
Swisstransplant
24, rue Micheli-du-Crest
CH 1211 Genève 14

Grauer Teil: Grundlagen und Allgemeingültiges

1 Spender und Transplantate 1
1.1 Generelle Eignung zum Organspender (18) 1
1.2 Todesdiagnostik (18) 2
1.3 Verstorbene als Organspender (18, 32, 26) 4
1.4 Lebendspender (18) 7
1.5 Prinzipien der Organkonservierung (28) 8
1.6 Perfusion, Ischämietoleranz (28) 12
1.7 Organverpackung (28) 14

2 Zentren und Organaustausch 16
2.1 Austausch im Eurotransplant-Verbund (6) 16
2.2 Deutschland (6) 18
2.3 Österreich (19) 26
2.4 Schweiz (41, 20) 28

3 Rechtliche Regelung 32
3.1 Rechtliche Regelung Deutschland (14, 30) 32
3.2 Rechtliche Regelung Österreich (13) 35
3.3 Rechtliche Regelung Schweiz (3) 40

4 Ethik und Psychologie 43
4.1 Ethische Probleme der Transplantation (2) 43
4.2 Organallokation (17) 48
4.3 Psychologie des Transplantatempfängers (16) 51

5 Immunologie, Immunsuppression 56
5.1 Immunologie und Abstoßung (22) 56
5.2 Gewebeantigene und Histokompatibilität (22) 58
5.3 Präsensibilisierung und Cross-match-Test (22) 63
5.4 Xenotransplantation (4) 64
5.5 Transplantationspathologie (5, 12, 37) 67
5.6 Immunsuppression (33) 76

6 Organunabhängige postoperative Probleme (27) 88
6.1 Infektionen allgemein 88
6.2 Spezielle Infekte 90
6.3 Malignome 97
6.4 Sexualleben 99

Grüner Teil: Patienteninformation

7 Allgemeine patientenrelevante Informationen 101
7.1 Lebenschance Organtransplantation (23, 24) 101
7.2 Allgemeine Information zur Transplantation (4, 15, 17, 29, 31, 38) 103

8 Spezielle Patienteninformation zu einzelnen Organen ... 107
8.1 Patienteninformation zur Herztransplantation (29, 38) ... 107
8.2 Patienteninformation zur Lungentransplantation (15) ... 109
8.3 Patienteninformation zur Lebertransplantation (4) ... 111
8.4 Patienteninformation zur Pankreastransplantation (17) ... 112
8.5 Patienteninformation zur Nierentransplantation (4, 17, 31) ... 114
8.6 Patienteninformationen zur Lebendnierenspende (33) ... 116
8.7 Patienteninformation zur Korneatransplantation (32, 26) ... 120

Blauer Teil: Darstellung einzelner Organe

9 Spezielle Organtransplantationen ... 122
9.1 Herz (29, 38) ... 122
9.2 Lunge (15) ... 129
9.3 Herz und Lungen en bloc (35, 25) ... 137
9.4 Leber (21, 24) ... 143
9.5 Pankreas (17) ... 152
9.6 Darm (34, 11) ... 158
9.7 Viszerale Organe en bloc (19) ... 164
9.8 Niere (1) ... 167
9.9 Kornea (32, 26) ... 174

Roter Teil: Operationstechnik

10 Operative Transplantationstechnik ... 178
10.1 Multiorganentnahme (18) ... 178
10.2 Nierenentnahme im Kreislaufstillstand (4) ... 185
10.3 Nierenentnahme beim Lebendspender (36, 10) ... 189
10.4 Korneaentnahme (32, 26) ... 192
10.5 Herztransplantation (29, 38) ... 193
10.6 Lungentransplantation (40) ... 197
10.7 Herz- und Lungentransplantation (35, 25) ... 202
10.8 Lebertransplantation (21, 24) ... 205
10.9 Pankreastransplantation (28, 17) ... 210
10.10 Pankreasinseltransplantation (39) ... 217
10.11 Darmtransplantation (34, 11, 7) ... 221
10.12 Multiviszerale Transplantation (19) ... 227
10.13 Nierentransplantation (9, 8) ... 229
10.14 Korneatransplantation (32, 26) ... 234

Sachverzeichnis ... 235

1.1 Generelle Eignung zum Organspender

Allgemeines

➤ Bei der großen Bedeutung der Transplantation etwa von Herz, Lunge und Leber als meist einzige lebensrettende Möglichkeit muß bei verstorbenen Spendern grundsätzlich eine Mehrorganentnahme angestrebt werden.

Medizinische Kriterien für die Eignung zur Organspende

➤ Geschlecht und Rasse ohne Bedeutung.
➤ **Alter:** Geburt bis 70 Jahre (obere und untere Alterslimits unterschiedlich je nach Organ).
➤ **Hirntod** mit noch vorhandenem Kreislauf (Hirntrauma, Subarachnoidalblutung usw.).
Beachte: Plötzlicher irreversibler Herzstillstand schließt meistens eine Mehrorganentnahme aus, jedoch nicht die isolierte Nierenentnahme.
➤ **Lebendspende:** Insbesondere für die Niere in Betracht zu ziehen, in Spezialsituationen auch für Lunge, Leber und Darm. Kriterien zur Eignung viel strenger gefaßt als bei verstorbenen Spendern. Die Ausschlußgründe gelten gleichermaßen (s. auch S. 7).

Ausschlußgründe für eine Organspende

➤ **Malignom**, mit Ausnahme von Haut- und Hirntumoren.
➤ **Generalisierte Infektion**, HIV-Infektion oder Sepsis.
➤ **Drogenmißbrauch** in der Vorgeschichte.
➤ **Hepatitis:**
  - Nachweis einer akuten Hepatitis-B-(HBV-) und Hepatitis-C-Virus-(HCV)-Infektion.
  - HBsAg und HBeAg positiv, HBV-DNA positiv.

➤ **Prolongierter Schock.**
Beachte: Ein rasch kompensierter Herzstillstand schließt eine Organentnahme keineswegs aus.
➤ **Fehlende Zustimmung** zur Organspende bzw. Beschränkung der Zustimmung auf einzelne Organe. Siehe auch S. 32, 35, 41.

1.2 Todesdiagnostik

Allgemeines

- Der völlige und endgültige Hirnausfall („Hirntod“) wird als Todeszeichen des Menschen zunehmend weltweit anerkannt und ist in vielen Ländern auch gesetzlich geregelt, unabhängig von gesellschaftlichen, politischen und religiösen Gegebenheiten.
- Die Feststellung des Hirntodes („Hirntoddiagnostik“) erfolgt anhand von Protokollen, die in einigen Ländern durch Gesetz, in anderen durch Verordnungen, z. T. basierend auf Empfehlungen von wissenschaftlichen Gremien, festgelegt sind (s. S. 3).
- **Grundprinzip aller Regelungen:**
  - Der Tod wird unabhängig davon festgestellt, ob eine anschließende Organentnahme möglich ist.
  - Die Untersuchungen zur Feststellung des völligen und endgültigen Hirnausfalls müssen durch vom Transplantationsteam unabhängige Spezialisten erfolgen, ihre Beurteilungen müssen schriftlich dokumentiert werden („Protokoll zur Feststellung des Hirntodes“).

Feststellung des Hirntodes

- **Voraussetzungen zur Feststellung des Hirntodes:**
  - Akute schwere primäre oder sekundäre Hirnschädigung.
  - Ausschluß von Intoxikationen, neuromuskulärer Blockade, primärer Unterkühlung, Kreislaufschock, endokrinem oder metabolischem Koma als mögliche Ursache oder wesentliche Mitursache des Ausfalls der Hirnfunktion im Untersuchungszeitraum.
- **Maßgebliche Symptome des Ausfalls der Hirnfunktion:**
  - Der Hirntod wird durch den irreversiblen Verlust der Großhirn- und der Hirnstammfunktion gekennzeichnet:
    - Bewußtlosigkeit (Koma).
    - Ausfall der Spontanatmung.
    - Lichtstarre beider wenigstens mittel-, meistens maximal weiten Pupillen, wobei keine Wirkung eines Mydriatikums vorliegen darf.
    - Fehlen des okulozephalen Reflexes.
    - Fehlen des Kornealreflexes.
    - Fehlen von Reaktionen auf Schmerzreize im Trigeminusbereich.
    - Fehlen des Pharyngeal-/Trachealreflexes.
  - Das Vorliegen *aller* dieser Befunde muß übereinstimmend von zwei Untersuchern festgestellt werden.

Ergänzende apparative Untersuchungen zur Bestätigung der klinischen Zeichen des Todes

- **EEG-Untersuchung:**
  - Wird bei Vorliegen der Symptome des Ausfalls der Hirnfunktion und den gegebenen Voraussetzungen zur Feststellung des Hirntodes zusätzlich eine EEG-Untersuchung durchgeführt und ergibt sich während einer kontinuierlichen Registrierung über mindestens 30 Minuten eine hirnelektrische Stille (Null-Linien-EEG), so kann (außer bei Säuglingen und Kleinkindern) der Hirntod ohne weitere Beobachtungszeit festgestellt werden.

- Bei *Säuglingen und Kleinkindern* bis zur Vollendung des zweiten Lebensjahres muß die EEG-Registrierung nach 24 Stunden wiederholt werden.

➤ **Akustisch evozierte Potentiale:** Bei primärer supratentorieller Hirnschädigung kann das in mehrfachen Untersuchungen festgestellte schrittweise bilaterale Erlöschen der intrazerebralen Komponenten der frühen akustisch evozierten Potentiale (FAEP), Welle II–V, die Irreversibilität des Hirnstamm-Funktionsausfalles beweisen. Ein solcher Befund kann als ergänzende Untersuchung eine weitere Beobachtungszeit ersetzen. Dies gilt nicht bei Frühgeborenen.

➤ **Angiographie der zerebralen Gefäße:** Wurde bei beidseitiger Angiographie bei einem ausreichenden Systemblutdruck ein zerebraler Zirkulationsstillstand nachgewiesen, so kann bei Vorliegen der neurologischen Symptome des Ausfalls der Hirnfunktion der Hirntod ohne weitere Beobachtungszeit festgestellt werden.

➤ **Dopplersonographie der intrakraniellen Gefäße:** Die transkranielle Doppler-Sonographie erfaßt die Durchblutung der basalen Hirnarterien sowie von Hauptästen der A. cerebri media und der A. basilaris. Die Untersuchung kann zum Nachweis der ausgefallenen Hirndurchblutung angewandt werden.

➤ **Zerebrale Perfusionsszintigraphie:** Der i.v. applizierte lipophile Tracer ^{99m}Tc-HMPAO durchdringt die intakte Blut-Hirn-Schranke und bleibt dort hydrophil über mehrere Stunden in nahezu unveränderter Konzentration „gefangen". Die Aufnahme des Tracers wird nicht durch Medikamente und Stoffwechselstörungen beeinflußt. Eine zerebrale fehlende Anreicherung belegt den vollständigen Ausfall von Hirnperfusion und Hirnfunktion. Diese Methode ist zur Bestätigung der klinischen Zeichen des Todes geeignet.

Zeitdauer der Beobachtung

➤ **Nachweis der neurologischen Symptome bei Hirntod bei Erwachsenen und bei älteren Kindern** (wenn kein EEG und auch kein anderer Nachweis des zerebralen Zirkulationsstillstandes möglich):
- Nach primärer Hirnschädigung während mindestens 12 Stunden.
- Nach sekundärer Hirnschädigung während 3 Tagen.
- Mehrmals übereinstimmender Nachweis, bis der Hirntod festgestellt werden kann.

➤ **Bei Säuglingen und Kleinkindern bis zur Vollendung des zweiten Lebensjahres** muß in allen Fällen mit primärer Hirnschädigung die Beobachtungszeit 24 Stunden betragen.

Protokoll zur Feststellung des Hirntodes

➤ Gemeinsame Stellungnahme der Arbeitsgruppe des Wissenschaftlichen Beirates der Bundesärztekammer (Deutschland) und der Arbeitsgemeinschaft der Wissenschaftlichen Fachgesellschaften (DÄB 79, H. 14/82, S. 45, überarbeitete Fassung 1986).

➤ In der Schweiz gemäß dem Protokoll in den „Richtlinien zur Definition und Feststellung des Todes im Hinblick auf Organtransplantationen" der Schweizerischen Akademie der medizinischen Wissenschaften. Schweiz. Ärztezeitung 77, 1996, 1773 – 1779.

➤ In Österreich gemäß den Richtlinien zur Hirntoddiagnostik des obersten Sanitätsrats in Wien vom 22.11.1997.

1.3 Verstorbene als Organspender

Multiorganspender

- **Allgemeines:**
  - Definitive Beurteilung der Organqualität und Entscheidung über Transplantation ist oft erst bei Organentnahme möglich.
  - Kein voreiliges Ablehnen von potentiellen Multiorganspendern, sondern immer Kontaktaufnahme mit Transplantationszentrum.
  - Organspezifische Einschluß- und Ausschlußkriterien variieren in einzelnen Zentren.
- **Untersuchungen für alle Organe:**
  - Blutgruppe und Rhesusfaktor.
  - HLA-Typisierung.
  - CMV-, Hepatitis- und HIV-Serologie.
  - Weißes Blutbild.
  - Untersuchung und Dokumentation des Hirntods (s. o.).
- Organspezifische Einschluß-Ausschluß-Kriterien und zusätzliche spezielle Untersuchungen sind im folgenden Abschnitt dargestellt.

Niere

- **Kriterien:**
  - Plötzlicher irreversibler Herzstillstand schließt meistens eine Mehrorganentnahme aus, jedoch nicht die isolierte Nierenentnahme.
  - Keine Altersbegrenzung.
- **Spezielle Ausschlußkriterien:**
  - Rezidivierende Harnwegsinfekte.
  - Renaler Hypertonus (Medikamentenanamnese).
  - Generalisierte Arteriosklerose.
  - Oligoanurie.
  - Ansteigen der harnpflichtigen Substanzen unter Kreislaufunterstützung und Infusionsbehandlung.

Leber

- **Kriterien:** Alter > 1 und < 65 Jahre.
- **Spezielle Ausschlußkriterien:**
  - Alkoholanamnese.
  - Durchgemachte Hepatitis.
  - Medikamentenintoxikation.
  - Schweres Abdominaltrauma mit Zerreißung der Leber.
  - Operationen im Oberbauch; Zustand nach Cholezystektomie ist keine Kontraindikation.
  - Fettleber (grobtropfige Verfettung > 30%).
  - Protrahiertes Schockgeschehen, Oligoanurie und Azidose.
  - Katecholamindosierung: Dopamin und/oder Dobutrex > 20 μg/kg/min.
  - Transaminasen > 100 U/ml ohne Rückbildungstendenz.
- **Spezielle Untersuchungen:**
  - Leberfunktionstest: Lidocain-Test (MEGX), gute Funktion korreliert mit 15-Min.-Wert > 90 μg/l.
  - Histologie: Ausmaß der Leberzellverfettung.

Herz

- **Kriterien:**
  - Alter: < 65 Jahre.
  - Normales EKG.
  - Kein direktes Trauma.
- **Spezielle Ausschlußkriterien:**
  - Tastbare Koronarsklerose.
  - Kammerflimmern vor Kardioplegie.
  - Schlechte myokardiale Funktion.
  - Katecholamindosierung: Dopamin und/oder Dobutrex > 20 μg/kg/min.

  Beachte: Reanimation in der Vorgeschichte ist kein Ausschlußkriterium, wenn die Entnahme unter stabilen Kreislaufverhältnissen erfolgt.
- **Spezielle Untersuchungen:** Echokardiogramm.

Lunge

- **Kriterien:**
  - Alter: < 55 Jahre.
  - Ungestörter Gasaustausch/Oxygenierung (s. u.).
  - Unauffällige Röntgenuntersuchung des Thorax.
  - Normales EKG.
- **Spezielle Ausschlußkriterien:**
  - Pulmonale Vorerkrankungen (z. B. abgelaufene Tuberkulose, Asthma).
  - Thoraxtrauma (Kontusion, Rippenfraktur, Pneumo-/Hämatothorax, Pleuradrainage).
  - Raucheranamnese (nur bei jüngeren Spendern mit kurzer unwesentlicher Anamnese akzeptabel).
  - Pulmonales Infiltrat (evtl. ist bei einseitigem Infiltrat die kontralaterale Seite zur Transplantation verwendbar).
  - Aspiration (bei Zweifel eher Abstand nehmen).
- **Spezielle Untersuchungen:**
  - *Bronchoskopie:*
    - Ausreichender Durchmesser des Endotrachealtubus (> 8 Char.)!
    - Gewinnung von Trachealsekret zur direkten mikrobiologischen Untersuchung.
  - *Blutgasanalyse* (nicht älter als 4 – 6 Stunden):

    FIO_2 = 1,0 PaO_2 > 350 mmHg

    FIO_2 = 0,4 PaO_2 > 150 mmHg

    PEEP (positiv endexspiratorischer Druck) maximal 5 cm H_2O.
  - *Lungenmaße* (gemessen auf der Röntgen-Thorax-Aufnahme im 1-m-Abstand) in cm:
    1. Horizontal: Strecke linker - rechter kostophrenischer Winkel.
    2. Vertikal: Strecke Apex - Diaphragma links und rechts.
  - *„Donor lung capacity“ (LC):*
    - Männlich: LC = [7,8 × Körpergröße (cm)] – 7,3.
    - Weiblich: LC = [7,46 × Körpergröße (cm)] – [0,013 × Alter (Jahre)] – 6,42.

1.3 Verstorbene als Organspender

Pankreas

- **Kriterien:** Alter < 50 Jahre.
- **Spezielle Ausschlußkriterien:**
  - Wie bei Leber (s. S. 4).
  - Reanimation in der Vorgeschichte.
  - Operationen im Oberbauch.
  - Amylasämie.
  - Diabetes.
- **Spezielle Untersuchungen:**
  - HbA_1-Bestimmung aus EDTA-Blut.
  - Prospektiver Cross-match mit Lymphozyten aus Lymphknoten des Organspenders.

Kornea

- **Kriterien:**
  - Keine Altersbeschränkung!
  - Zurückliegen des Spendertodes möglichst < 72 Stunden.
- **Absolute Ausschlußkriterien:**
  - Spender aus Hochrisikogruppen für AIDS.
  - *Systemische Spendererkrankungen:* AIDS, Virus-Hepatitis, Rabies, kongenitale Röteln, Slow-Virus-Erkrankungen, zentralnervöse Erkrankungen unklarer Genese, Pilzsepsis, Hyperbilirubinämie unklarer Genese, aktive Leukämien, aktive Lymphome.
  - *Auffällige Serologie:* HIV-Antikörper, HBV-S-Antigen, HCV-Antikörper.
  - Fehlende serologische Tests infolge zu schlechter Spenderblutqualität.
- **Spezielle Ausschlußkriterien** (Entscheidung liegt beim Leiter der zuständigen Hornhautbank):
  - *Spenderhornhaut, Endothel:*
    - Zelldichte < 2000 Zellen/mm^2.
    - Deutliche Pleomorphie.
    - Zellverlust > 20% während der Organkultur.
  - *Spenderhornhaut, Keratozyten:* Deutliche Dichteminderung oder Formveränderungen.
  - *Spenderhornhaut, Epithel:* Totaler Verlust (zwei Tage präoperativ).
  - *Spenderhornhaut, weitere Ausschlußkriterien:* Zentrale Hornhautnarben.
  - *Mikrobiologie der Medien:* Positiver Befund im Aufbewahrungsmedium, alle sichtbaren Veränderungen von Farbe und Klarheit der Kulturmedien.
  - *Weitere ophthalmologische Spendererkrankungen:*
    - Korneale Vorerkrankungen.
    - Vorausgegangene intraokulare Eingriffe.
    - Intraokulare Entzündungen.
    - Okuläre Tumoren.

Allgemeines

- Der medizinische Nutzen der Lebendorganspende liegt beim kranken Organempfänger, das Risiko beim gesunden Spender.
- Derzeit erfolgt die Lebendspende der Niere meist von Verwandten, selten von Nichtverwandten (zwischen entfernteren Angehörigen, Partner). Die Lebendspende von Leberteilen (meist die lateralen Segmente des linken Leberlappens) gewinnt für kindliche Organempfänger zunehmend an Bedeutung, die Lebendspende von Teilen der Bauchspeicheldrüse (bevorzugt Pankreasschwanz) ist inzwischen fast verlassen worden.

Vorteile und Nachteile

- **Vorteile:**
  - Bessere Kurzzeit- und Langzeitergebnisse nach Lebendspende.
  - Keine langen Wartezeiten auf die Transplantation, Transplantation als Elektiveingriff.
  - Optimale Organqualität, initiale Funktionsaufnahme, postoperative Organersatztherapie selten notwendig.
  - Abschätzung immunologischer Risiken (Gewebetypisierung, Cross-match).
  - Möglichkeit der präoperativen Immunmanipulation.
  - Einsparung/Minimierung der postoperativen Immunsuppression (z. B. Steroide) bei kompatibler Spender-Empfänger-Konstellation.
  - Erhöhte Sicherheit bei der Vermeidung der Übertragung des HIV-Virus.
  - Steigerung der Zahl geeigneter Spenderorgane.
- **Nachteile:**
  - *Letalitätsrisiko:* Für Lebendorganspender ca. 1% (Nierenspender ca. 0,5%).
  - *Frühes Morbiditätsrisiko 0–7%:* Schwere frühe chirurgische Komplikationen (Verletzung abdomineller Organe [Milz, Darm], Nachblutung im Bereich der Nebenniere nach Nephrektomie oder der Leber nach Segmententnahme, intraabdominelle/retroperitoneale Infektionen, Lungenembolie u. a.).
  - *Späte chirurgische Komplikationen:* Selten, chronischer lokaler Wundschmerz 7–11%.
  - *Spätschäden nach Nierenlebendspende:*
    - Proteinurie: 30–40%.
    - Entstehung des Bluthochdrucks: Inzidenz bis 50%. Das Spenden einer Niere kann die Entwicklung von Bluthochdruck beschleunigen, wenn zum Zeitpunkt der Nierenentnahme eine grenzwertige Blutdruckerhöhung bzw. ein erhöhtes Risiko zur Entwicklung einer Hypertonie besteht.
  - *Spätschäden nach Pankreasteilentnahme:* Auftreten einer diabetischen Stoffwechselsituation ist beobachtet worden.
  - *Spätschäden nach Lebersegmententnahme:* Bisher nicht bekannt.
- In eine Nutzen-Risiko-Abwägung müssen neben medizinischen Aspekten auch allgemein ethische Überlegungen (verwandte oder nichtverwandte Lebendspende) einbezogen werden.

1.5 Prinzipien der Organkonservierung

Vorbemerkung

➤ Die Zusammensetzung einer Konservierungslösung, insbesondere der UW-Lsg. (University-of-Wisconsin-Lsg., nach Belzer), aber auch der HTK-Lsg. (Histidin-Tryptophan-Ketoglutarat-Lsg. nach Bretschneider) hat die folgenden Wirkungsprinzipien zum Ziel.
➤ Eine Übersicht über die Konservierungslösungen zeigt Tab. 1.

Vermeidung des interstitiellen (extrazellulären) Ödems

➤ **Ursache:** Durchtritt der Konservierungslösung in den interstitiellen Raum während des „flush-out" oder bei kontinuierlicher, maschineller Perfusion; zusätzlich Einströmen von H_2O zum Zeitpunkt der Reperfusion mit Blut.
➤ **Folge:** Expansion des interstitiellen Raumes komprimiert Kapillaren, dadurch beeinträchtigtes Auswaschen des Blutes beim„flush-out" und unvollständige Verteilung der Konservierungslösung; konsekutiv kompromittierte kapilläre Reperfusion nach der Implantation.
➤ **Maßnahme:** Einsatz von für die Gefäße impermeablen Substanzen, die gegenüber dem Interstitium einen kolloidosmotischen (onkotischen) Druck erzeugen: Kolloide. Solche makromolekularen Verbindungen bleiben intravaskulär (keine Permeation in den extravaskulären Raum) und halten dadurch Flüssigkeit in den Kapillaren zurück (kein transkapillärer Flüssigkeitsverlust).
➤ **Beispiel:** Hydroxyäthylstärke in UW-Lsg. (MG 250 000).

Vermeidung des zellulären Ödems

➤ **Ursache:** Sistieren der Funktion der Na^+-Ka^+-Pumpe und dadurch Abnahme des Membranpotentials.
➤ **Folge:** Unbehindertes Einströmen von Na^+ und Cl^- in die Zellen, was zu einer H_2O-Akkumulation und somit zum zellulären Ödem führt.
➤ **Maßnahme:** Einsatz von Substanzen, die in das Interstitium penetrieren, für die Zellwand aber impermeabel sind und dadurch gegenüber dem Intrazellulärraum einen osmotischen Druckgradienten aufbauen (Impermeabilien).
➤ **Beispiele:**
- *Ungeladene Impermeabilien:* Glucose (MG 180) in Euro-Collins-Lsg.; Raffinose (MG 594) in UW-Lsg.; Mannitol(MG 182) in Marshall-Lsg. u. HTK-Lsg.
- *Geladene Impermeabilien* (Anionen, ersetzen gleichzeitig das frei permeable Cl–Anion): Lactobionat (MG 358) in UW-Lsg.; Gluconat (MG 196) in masch. UW-Lsg. (für die maschinelle, pulsatile Perfusion modifizierte UW- Lsg.); Citrat in Marshall-Lsg.; Phosphat in Euro-Collins-Lsg.

Verhütung der intrazellulären Azidose

➤ **Ursache:** Während der Gewebe-Ischämie führen anaerobe Glykolyse und Glykogenolyse (Pasteur-Effekt) zur Akkumulation von sauren Valenzen wie Laktat und Hydrogenionen.
➤ **Folge:** Die Gewebeazidose verursacht eine zelluläre Schädigung, insbesondere eine Instabilität der Lysosomen und eine Veränderung der Mitochondrien.
➤ **Maßnahme:** Einsatz von Substanzen, die den pH stabilisieren bzw. die Konservierungslösung alkalinisieren. Vermeidung von anaerob abbaubaren Substanzen in der Konservierungslösung: Puffer, alkalischer pH, keine Glucose.

- **Beispiele:** Phosphat in Euro-Collins, UW-Lsg., masch. UW-Lsg.; Histidin/Histidin in HTK-Lsg.; HEPESin masch. UW-Lsg.

Schutz vor O_2-Radikalen

- **Ursache:** Während der Ischämie wird ATP zu Hypoxanthin und Xanthin metabolisiert und die Xanthin-Dehydrogenase zur Xanthin-Oxidase konvertiert. Während der Reperfusion werden Hypoxanthinund Xanthin durch die Xanthin- Oxidase oxidiert (Abgabe eines Elektrons) und gleichzeitig O_2 reduziert (Aufnahme eines Elektrons), wodurch das Superoxidanion O_2^- entsteht. Aus O_2^- entsteht sekundär das sehr unstabile Hydroxyl-Radikal (HO·). Beides sind O_2-Radikale.
- **Folge:** Schädigung der Zellmembran (Lipide) und der Zellorganellen sowie Chemotaxis und Aktivierung neutrophiler Zellen.
- **Maßnahme:** Substanzen, die die Entstehung von Sauerstoffradikalen durch Enzym-Hemmung verhindern oder diese reduzieren (bzw. einfangen: „scavenge"): Xanthin-Oxidase-Inhibitoren, reduzierende Substanzen (sog. „scavengers").
- **Beispiele:** Allopurinol (hemmt die Xanthin-Oxidase) in UW-Lsg.; Glutathion (reduzierende Substanz) in UW-Lsg.; Histidin, Tryptophan und alpha-Ketoglutaratin HTK-Lsg.

Regeneration des zellulären Energiehaushalts

- **Ursache:** Während der hypothermen Lagerung degradiert ATP schnell.
- **Folge:** Es entstehen Endprodukte wie Adenosin, Inosin und Hypoxanthin, die frei durch die Plasmamembran penetrieren und dadurch der Zelle verlorengehen. Zum Zeitpunkt der Blutreperfusion fehlt somit die Energie (ATP) zur Regeneration der Na^+-Ka^+-Pumpe und anderer energiekonsumierender Leistungen.
- **Maßnahme:** Einsatz von ATP-Vorstufen.
- **Beispiele:** Adenosin in UW-Lsg.; Adenin + Ribose in masch. UW-Lsg.; Phosphat in Euro-Collins-Lsg., UW-Lsg. und masch. UW-Lsg.

1.5 Prinzipien der Organkonservierung

Tabelle 1 Konservierungslösungen

	Euro-Collins	**Marshall**	**UW**	**masch. UW**	**Kardiopleg. Lsg**	**HTK-Lsg.**	
Kolloide							
Protein	–	–	–	–	–		g/l
Albumin	–	–	–	–	–		g/l
HES	–	–	50	50	–		g/l
Impermeabilien							mmol/l
Glucose	182	–	–	10	28		mmol/l
Mannitol	–	34	–	1	10	5,4	g/L
K^+-Lactobionat	–	–	100	–	–		mmol/l
Raffinose	–	–	30	(30)	–		mmol/l
K/Na/Mg-Gluconat	–	–	–	10/70/5	–		mmol/l
Citrat	–	55	–	–	–		mmol/l
Osmolarität	355	400	320	321	–	310	mOsm/l
Puffer							
PO_4-	57,5	–	25	15	–		mmol/l
HCO_3-	10				10		mmol/l
HEPES	–	–	–	10	–		mmol/l
pH	7,0	7,1	7,4	7,45			
Histidin/ Hist.-HCl						180	mmol/l
O_2-Radikale „scavenger“							
Glutathion	–	–	3	3	–		mmol/l
Allopurinol	–	–	1	1	–		mmol/l
Tryptophan						2,0	mmol/l
Ketoglutarat						1,0	mmol/l

Tabelle 1 Fortsetzung

	Euro-Collins	Marshall	UW	masch. UW	Kardiopleg. Lsg	HTK-Lsg.	
ATP-Vorstufen							
Adenosin	–	–	5	–	–		mmol/l
Adenin [+ Ribose]	–	–	–	5[+5]	–		mmol/l
Elektrolytkonzentr.							
Na^+	10	80	30	100	82,5	15	mmol/l
K^+	115	80	120	25	30,0	9	mmol/l
Cl^-	15	–	–	–	113,5	15	mmol/l
Ca^{2+}	–	–	–	2	0,5	0,015	mmol/l
$MgSO_4$	–	35	5			4,0	mmol/l
Zusätze							
Insulin	–	–	100	40	–		U/l
Dexamethason	–	–	8	4	–		mg/l
Bactrim [Peni.]	–	–	0,5	(0,5)	–		m/l

1.6 Perfusion, Ischämietoleranz

Allgemeines

- Die Installation der Perfusionskanülen und der zeitliche Ablauf der In-situ-Perfusion sind im Kapitel Organentnahme beschrieben (s. S. 180).
- **Heparinisierung:** Vor Kanülierung und In-situ-Perfusion ist eine Dosis von 300 U Heparin/kg KG i. v. zu verabreichen (sehr wichtig!).
- **Hypothermie:** Zu Beginn der kalten Perfusion in situ ist eine zusätzliche topische Abkühlung durch Auflegen von zerdrücktem Eis („slush“) und Übergießen mit kaltem NaCl oder Ringer-Lactat empfehlenswert; für die Kühllagerung ist eine Lagertemperatur von 4 – 8 °C universell gültig. Zweck der Hypothermie ist eine maximale Reduktion des Stoffwechsels, die ein Überleben unter Anoxie für eine beschränkte Zeit ermöglicht.
- **Flush-out:** Initiale transvaskuläre In-situ-Perfusion mit Konservierungslösung; Zweck des Flush-out ist die sofortige Kernkühlung des perfundierten Organs, das Auswaschen des Blutes aus dem Gefäßbett und die Penetration der Konservierungslösung bis ins Parenchym. Der In-situ-Flush wird durch ein zusätzliches Nachspülen ex vivo auf dem Beistelltisch so lange fortgeführt, bis aus dem Organ blutfreie Lösung abfließt und das Organ homogen entfärbt ist.
- **Perfusionsdruck:** Transarteriell kommt in der Regel ein Druck von 100 cm H_2O zur Anwendung; Abweichungen sind unten angegeben.
- **Maschinelle, pulsatile Perfusion:** Nierenkonservierung mit permanenter, kalter Organperfusion ist in Europa kaum verbreitet und wird daher nicht behandelt.
- Spezielle Organkonservierung s. Tab. 2.
- **Lunge speziell:** 500 g PGE_1 (Prostin) direkt in die A. pulmonalis unmittelbar vor dem Abklemmen der Aorta bzw. Beginn des In-situ-Flushs; die Lunge wird in geblähtem Zustand konserviert (s. Kapitel Organentnahme S. 182).
- **Leber speziell:** Die Leber wird vor Eröffnen der Gefäßklemmen nach der Implantation mit Ringer-Lactat perfundiert, um ein Einschwemmen der K^+-reichen UW-Lsg. in den Kreislauf des Empfängers zu verhindern (entfällt bei HTK-Lsg., da niedriger K^+-Gehalt).
- **Pankreas speziell:** Bei gleichzeitiger Perfusion via V. portae für eine simultane Leberentnahme ist ein retrograder portaler Überdruck ins Pankreas auf jeden Fall zu vermeiden; Einbinden der portalen Perfusionskanüle mit weichem Gummibändchen knapp kranial des Pankreasoberrandes, Eröffung der V. portae direkt darunter. Vor dem Kühllagern des Transplantats ist das Duodenum distal zu öffnen, mit verdünnter Betadinelösung und mit UW-Lösung auszuspülen.

Kornea

- **Bulbus nach Enukleation:**
  - Einbringen des Bulbus in Spezialaufbewahrungsbehälter.
  - Bei 4° C (Kühlschrank) Konservierung maximal 24 Stunden.
- **Korneoskleralscheibe in Kurzzeitkultur:**
  - Nur nach Enukleation.
  - Einbringen der Korneoskleralscheibe in Behälter mit Kurzzeitnährmedium (z. B. Likorol).
  - Bei 4° C (Kühlschrank) Konservierung von maximal 96 Stunden empfehlenswert.

Tabelle 2 Spezielle Organkonservierung

Perfusionsweg via	Konservierungslösung	Perfusionsdruck	Perfusionsvolumen	Ischämietoleranz
Herz				
Aorta; antegrade koronare Perfusion	Kardioplegielösung (s. Tab. 1) oder HTK-Lsg	100 – 200 mmHg (Manschettendruck)	350 ml/m^2	(sichere Limite): 4 Std
Lunge				
A. pulmonalis	Euro-Collins-Lsg	40 cm H_2O	4 000 ml	(sichere Limite): 6 Std
Leber				
Aorta bzw. A. hepatica, und V. portae Gallenwege ausspülen, ebenfalls die eröffnete Gallenblase	UW-Lsg. oder HTK-Lsg., alternativ primärer Flush mit Euro-Collins-Lsg. Oder Marshall-Lsg., zweiter Flush ex vivo mit UW-Lsg	50 cm H_2O für V. portae, 100 cm H_2O transarteriell	max. 1 500 ml portal, ca. 500 ml transarteriell	(sichere Limite): 18 Std
Pankreas				
Aorta bzw. A. hepatica, A. lienalis und mesenterica superior	Siehe Leber	100 cm H_2O transarteriell	max. 1 000 ml (cave Überperfusion!)	(sichere Limite): 12 Std
Niere				
Aorta bzw. A. renalis	UW-Lösung oder HTK-Lösung, alternativ Euro-Collins- oder Marshall-Lsg	100 cm H_2O transarteriell	Max. 1 000 ml pro Niere	(sichere Limite): 36 Std. für UW-, 24 Std. für Euro-Collins

➤ **Korneoskleralscheibe in Organkultur:**
- Nach Enukleation oder nach korneoskleraler Exzision am Spender.
- In Korneabank Einbringen in Spezialbehälter mit Organkulturmedium.
- Bei 30 – 37° C (Brutschrank) Konservierung maximal 6 Wochen.

1.7 Organverpackung

Allgemeines

- **Isolation:** Direktkontakt der Organe mit Eis während der hypothermen Lagerung vermeiden, weil dabei lokal Temperaturen von <0°C auftreten können. Verpackungsfertige Organe werden zu diesem Zweck mit einem nassen, kalten Tuch umgeben und in einen ersten Beutel mit kalter Lösung, aber ohne Eis eingepackt. Der Beutel wird so zugeschnürt, daß möglichst keine Luft darin verbleibt. Weitere Verpackung organspezifisch s. u.
- **Beipackungen:** Etwaige dem Transplantat beigepackte Spendergefäße sind in einem kleinen Plastikgefäß in den Organbeutel (cave Druckstellen am Transplantat!) zu legen; frei beigelegt gehen sie leicht verloren. Milzstücke und Blutproben (für immunologische bzw. serologische Tests) sind separat vom Organbeutel in die Kühlbox zu plazieren.
- **Organbeutel:** Weiche Kunststoffbeutel mit Verschlußband (Epiplast-Folienbeutel 45 × 45 cm).
- **Organtöpfe:** Stahl- oder Kunststofftöpfe der Größe 2000 ml (für Nieren, Pankreas, Herz) bzw. 5000 ml (für Leber oder Lunge). Der Inhalt der Organtöpfe ist auf denselben klar erkenntlich anzubringen (z. B. „Niere re", „Pankreas" etc.).
- **Kühlbox:** Großzügig dimensionierte, sicher verschließbare Kühlboxen. Mit Eiswürfeln so weit füllen, daß die Organtöpfe zu zwei Dritteln (nicht mehr) im Eis stehen. Absender als vollständige Post-Adresse eingravieren; erleichtert Rücksendung der Gefäße an den Ausgangsort.
- **Dokumente:** Vollständig ausgefüllte Organ-Rapporte, zusammen mit evtl. weiteren Dokumenten (serologische Tests, Typisierung) in einem mit der Zieladresse beschrifteten Kuvert sicher aufkleben.
- Spezielle Verpackung der Organe s. Tab. 3.

Tabelle 3 Spezielle Verpackung der Organe

Lösung im Beutel	Verpackung
Herz	
Ringer-Lactat oder NaCl, alternativ HTK-Lsg	Erster Beutel mit Herz und kalter Lösung ohne Eis; zweiter Beutel mit eisgekühltem NaCl oder Ringer-Lactat und etwas zerdrücktem Eis; Organtopf flüssigkeits- und eisgefüllt, soweit noch Platz
Lunge	
Euro-Collins-Lsg., alternativ NaCl oder Ringer-Lactat	Erster Beutel mit geblähter Lunge und kalter Lösung ohne Eis; zweiter Beutel mit eisgekühltem NaCl oder Ringer-Lactat und etwas zerdrücktem Eis; Organtopf flüssigkeits- und eisgefüllt bis ca. zwei Drittel

Tabelle 3 Fortsetzung

Lösung im Beutel	Verpackung
Leber	
UW-Lsg. oder HTK-Lsg., alternativ Ringer-Lactat oder NaCl	Erster Beutel mit Leber und kalter Lösung ohne Eis; zweiter Beutel mit eisgekühltem NaCl oder Ringer-Lactat und etwas zerdrücktem Eis; Organtopf flüssigkeits- und eisgefüllt bis ca. zwei Drittel
Pankreas	
Für pankreatoduodenales Transplantat UW-Lsg. oder HTK-Lsg., da das konservierte Duodenum sonst starke Ödemneigung aufweist	Erster Beutel mit Pankreas und kalter Lösung ohne Eis (Gefäßinterponate nicht vergessen); Organtopf flüssigkeits- und eisgefüllt, soweit noch Platz; zweiter steriler Beutel um den Topf
Niere	
Ringer-Lactat oder NaCl	Erster Beutel mit Niere und kalter Lösung ohne Eis; Organtopf flüssigkeits- und eisgefüllt, soweit noch Platz; zweiter steriler Beutel um den Topf
Kornea	
Nährmedien	Einbringen des jeweiligen Spezialbehälters in Styropor/Hartpappeummantelung, Transportzeit bei Raumtemperatur (etwa 20° C) möglichst kurz halten

2.1 Austausch im Eurotransplant-Verbund

Eurotransplant

- Deutschland bildet zusammen mit Belgien, Luxemburg, den Niederlanden und Österreich die Organisation Eurotransplant.
- Eurotransplant ist eine Koordinations- und Organaustausch-Organisation.
- **Adresse der Zentrale:**
  Eurotransplant International Foundation
  P.O. Box 2304
  NL-2301 CH Leiden
  The Netherlands
  Tel. + 31 – 71 – 5 79 57 95
  Fax + 31 – 71 – 5 79 00 57
- **Internet-Adressen:**
  - *Eurotransplant:* www.transplant.org
  - *Deutschland, Österreich, Schweiz:* www.pabst-publishers.de/tx-centers/

Herz-, Herz/Lungen- und Lungentransplantation

- **Code HU (High Urgency): Hochdringend.**
  - Patienten mit Herztransplantatversagen innerhalb von drei Tagen nach der Transplantation. Für diese Patienten ist das Anbieten und der Austausch eines Spenderherzens (mit den Lungen) obligatorisch.
  - Für die Lungentransplantation existiert kein Code HU.
- **Code SU (Special Urgency): Spezielle Dringlichkeit.**
  - Patienten in kritischer medizinischer Verfassung, die nicht für HU qualifizieren.
  - Das Anbieten ist nicht obligatorisch, aber wenn Eurotransplant ein Herz, ein Herz mit Lungen oder Lungen zur Verfügung hat, haben die SU-Patienten Priorität.
- **Code T (Transplantable): Transplantierbar.**
  - Elektiv operable Patienten mit terminaler Herz- oder Herz-/Lungenerkrankung.
- **Code NT (Not Transplantable): Nicht transplantierbar.**
  - Patienten mit temporärer Kontraindikation zur Transplantation.
  - Temporär ist definiert als Zeitraum von höchstens 6 Monaten andauernd.

Lebertransplantation

- **Code HU (High Urgency): Hochdringend.**
  - Patienten mit neu aufgetretenem Leberversagen, subakut oder akut beginnend.
  - Patienten mit rasch fortschreitendem Morbus Wilson und Budd-Chiari-Syndrom mit irreversiblem Transplantatversagen innerhalb von 14 Tagen nach Transplantation sowie Patienten mit schwerem Lebertrauma und leberlose Patienten.
  - Lebertumoren sind keine Indikation für HU.
  - Für HU-Patienten ist das Anbieten und der Austausch einer Leber obligatorisch.

➤ **Code T (Transplantable): Transplantierbar.**
   - Elektiv operable Patienten mit terminaler Leberkrankheit.

➤ **Code NT (Not Transplantable): Nicht transplantierbar.**
   - Patienten mit temporärer Kontraindikation zur Lebertransplantation.

Alleinige Pankreastransplantation, Pankreas-Inseltransplantation oder kombinierte Transplantation (inkl. Pankreas und Niere)

➤ **Code T or U (Transplantable or Urgent): Transplantierbar.**
   - Für Patienten auf der Warteliste für eine Pankreastransplantation.

➤ **Code NT (Not Transplantable): Nicht transplantierbar.**
   - Temporäre Kontraindikation zur Pankreastransplantation.

Nierentransplantation

➤ Den Dringlichkeitscode zeigt Tab. 4.

Tabelle 4 Dringlichkeitscode für Nierentransplantation

Code	Transplantierbarkeit	Medizinische Dringlichkeit	Allo-HLA-Antikörper
T = transplantierbar	ja	normal	nein PRA* 0–5%
I = immunisiert	ja	normal	ja PRA 6–84%
HI = hoch immunisiert	ja	normal	ja PRA 85–100%
HU = hochdringend	ja	dringend	entfällt
NT = nicht transplantierbar (temporär)	nein	entfällt	entfällt

* % PRA = Prozentsatz der positiven Reaktionen auf Allo-HLA-Antikörper im Panel bei der neuesten Testung des Patientenserums; es sollen Maßnahmen getroffen werden, um Autoantikörper auszuschließen

➤ **Minimale Anforderungen an die HLA-Kompatibilität:** Identität für zwei HLA-DR-Antigene oder für ein HLA-DR- und ein HLA-B-Antigen sowie negative Kreuzprobe.

➤ **Der Dringlichkeitscode (high urgency)** ist für Patienten in sehr schlechtem physischem und/oder psychischem Zustand reserviert; nur in diesen Fällen kann auf eine Kompatibilität verzichtet und einzig eine negative Kreuzprobe gefordert werden.

2.2 Deutschland

Transplantationszentren

- **Adressen von Koordinationsstellen in Deutschland:**
  - DSO–Organisationszentrale Berlin-Brandenburg (030/3467040).
  - DSO—Deutsche Stiftung Organtransplantation: Emil-von-Behring-Passage, 63263 Neu-Isenburg, (06102/30080).
- Tab. 5 zeigt eine Übersicht über die Zentren in Deutschland, alphabetisch nach Städten geordnet.

Tabelle 5 Übersicht über die Transplantationszentren für Herz, Lunge, Leber, Pankreas und Niere in Deutschland, alphabetisch nach Städten geordnet

Zentrum	Telefon	Art der Transplantation
Aachen: Klinikum der RWTH	0241/8088555 (Koordinaton) 0241/8089220; 8089958 (Herz) 0241/8089530; 8089374 (Niere)	Herz, Leber, Niere
Augsburg: Zentralklinikum	089/70952705 (Koordinaton München) 0821/4001	Niere
Bad Krozingen: Benedikt-Kreutz-Rehabilitationszentrum	076333/402586; 402588	Herz
Bad Nauheim: Kerckhoff Klinik	069/6314075 (Koordinaton Frankfurt) 06032/9960 06032/996567 (Fax)	Herz
Bad Oeynhausen: Ruhr-Universität Bochum, Herzzentrum Nordrhein-Westfalen	05731/972250 (Koordination) 05731/971180 (Herz)	Herz
Berlin: Deutsches Herzzentrum	030/45931995; 45932140/1 (Koordination) 030/45932000/1 (Herz)	Herz, Lunge
Berlin: Universitätsklinikum Benjamin Franklin, Freie Universität Berlin	030/7921031; (Koordination) 030/84452379; 84452575 (Niere)	Niere

Ihre Meinung ist uns wichtig!

1. **Checkliste Organtransplantation** – das **gefällt** mir besonders:

2. **Checkliste Organtransplantation** – das sollte in der nächsten Auflage **geändert** werden (Inhalt, Buchausstattung, Abbildungen, etc.):

3. Ihr substantieller Verbesserungsvorschlag – dazu zählen keine Druckfehler:

! Alle Einsender, die bei Punkt 3 einen Verbesserungsvorschlag aufführen, nehmen an der Verlosung von je 25 Buchgutscheinen zum 31. 7. 99 und zum 31. 12. 99 im Wert von je DM 50,– teil.

Absender nicht vergessen!

Tabelle 5 Fortsetzung

Zentrum	Telefon	Art der Transplantation
Berlin: Humboldt-Universität, Universiätsklinikum Charitè	030/28025676; 28022606; 28025158 (Herz) 030/45052016 (Leber) 030/45052348; 4505211111 (Pankreas, Niere)	Herz, Leber, Pankreas, Niere
Berlin: Humboldt-Universität, Universitätsklinikum Rudolf Virchow	030/45052016; 45052001/2; 45052534 (Pankreas, Leber) 030/45052348; 4505211111; 45053091; 45053909 (Niere)	Leber, Pankreas, Niere
Bochum: Knappschafts-krankenhaus (Niere) Bergmannsheil-Universitätsklinik (Herz)	0234/2993260/1; 2993269 (Koordination) 0234/3026000 (Herz)	Herz, Niere
Bonn: Rheinische Friedrich-Wilhelms-Universität, Universitätsklinik	0228/284822; 2876436 (Koordination) 0228/2876179 (Leber) 0228/2875216; 2875074 (Niere)	Leber, Niere
Bremen: Kliniken der Freien Hansestadt Bremen, Zentralkrankenhaus	0421/490034/35 (Koordination) 0421/4973647; 4975283 (Niere)	Niere
Dresden: Universitätsklinikum Carl Gustav Carus	0351/4590334 (Koordination) 0351/4501671 (Herz) 0351/4582447; 4582645 (Niere)	Herz, Niere
Düsseldorf: Heinrich-Heine-Universität, Medizinische Einrichtungen	0211/314109; 8117012 (Koordination) 0211/8118332 (Herz) 0211/8117726; 8117090 (Niere)	Herz, Leber, Niere
Erlangen/Nürnberg: Friedrich-Alexander-Universität	0911/803091/2 (Koordination) 091311/853297 (Leber) 091311/3985151; 859119 (Niere)	Leber, Niere

Fortsetzung Tabelle 5, S. 20 ▶

2.2 Deutschland

Tabelle 5 Fortsetzung

Zentrum	Telefon	Art der Transplantation
Essen: Universitätsklinikum	0201/7231140 (Koordination) 0201/7232270 (Herz, Lunge) 0201/7231101; 7231114 (Leber) 0201/7231100/1 (Niere)	Herz, Lunge, Leber, Niere
Frankfurt/Main: Zentrum Innere Medizin, Klinikum der Johann-Wolfgang-Goethe-Universität	069/6314075; 6314058 (Koordination) 069/63015850 (Herz) 069/63017642 (Leber) 069/63015555; 63015872 (Niere)	Herz, Leber, Niere
Freiburg/Breisgau: Klinikum der Albert-Ludwigs-Universtität	0761/2702732; 2702727 (Koordination) 0761/2702818 (Herz) 0761/2703250; 2703401; 2702855 (Leber, Pankreas, Niere)	Herz, Leber, Pankreas, Niere
Fulda: Städtische Kliniken	0661/845669 (Koordination) 0661/842461 (Herz, Lunge) 0661/84460 (Niere)	Herz, Lunge, Niere
Gießen: Klinikum der Justus-Liebig-Universität	0171–3584966; 0641/201139 (Koordination) 0641/9944376; 9944381 (Herz) 0641/9943400; 9943552 (Herz Kinder) 0641/9942752; 9942842 (Pankreas/Inseln) 0641/9942112; 9942384; 9944705 (Niere)	Herz (auch Kinder), Pankreas/Inseln, Niere
Göttingen: Universitätsklinik Göttingen	0551/36866; 398702 (Koordination) 0551/377018; 398391 (Herz) 0551/392412 (Leber, Niere)	Herz, Leber, Niere

Tabelle 5 Fortsetzung

Zentrum	Telefon	Art der Transplantation
Halle: Martin-Luther-Universität, Universitätsklinikum Halle	0345/5771214; 2025183 (Koordination) 0345/5572719 (Herz) 0345/5571602; 5571446 (Niere)	Herz, Niere
Hamburg: Universitätskrankenhaus Eppendorf	040/47173446 (Koordination) 040/47174777/8; 47172450 (Leber)	Herz, Leber, Niere
Hann.-Münden: Nephrologisches Zentrum Niedersachsen	05541/34070 (Koordination) 05541/301328 (Niere)	Niere
Hannover: Medizinische Hochschule Hannover	0511/5322290 (Koordination) 0511/5322198 (Herz) 0511/5323530 (Lunge) 0511/5326534 (Leber) 0511/5325429; 6527 (Niere)	Herz, Lunge, Leber, Niere
Heidelberg: Klinikum der Universität	0622121/566323; 566101 (Koordination) 0622121/566272 (Herz) 0622121/566467 (Leber) 0622121/566100 Niere)	Herz, Leber, Niere
Homburg/Saar: Universität des Saarlandes	06841/163520 (Koordination) 06841/162501 (Herz) 06841/163526; 164702 (Niere)	Herz, Niere
Jena: Friedrich-Schiller-Universität	03641/450943; 935220 (Koordination) 03641/933153 (Leber)	Leber, Niere
Kaiserslautern: Westpfalz-Klinikum	0631/21306; 2031693 (Koordination) 0631/2031255; 2031426 (Herz) 0631/2031256; 2031588 (Niere)	Herz, Niere

Fortsetzung Tabelle 5, S. 22 ▸

2.2 Deutschland

Tabelle 5 Fortsetzung

Zentrum	Telefon	Art der Transplantation
Karlsburg: Klinikum Karlsburg, Herz- und Diabeteszentrum Mecklenburg-Vorpommern	038355/701330	Herz
Karlsruhe: Klinik für Herzchirurgie GmbH	0721/9738140 (Koordination) 0721/9738132 (Herz)	Herz
Kiel: Christian-Albrechts-Universität, Transplantationszentrum	0431/5974339 (Koordination) 0431/5974341 (Niere)	Herz, Niere
Köln: Universitäts-Kinderklink	0221/4601950 (Koordination) 0221/4784319; 4784350 (Niere)	Niere
Köln: Medizinische Universitätsklinik	0221/4601950; 4786266 (Koordination) 0221/4785830 (Herz) 0221/4785464 (Leber) 0221/4784480; 4784892 (Niere)	Herz, Leber, Niere
Köln: Städtische Krankenanstalten Köln-Merheim	0221/4601950 (Koordination) 0221/89072770 (Leber) 0221/8991134; 89072200 (Niere)	Leber, Niere
Leipzig: Universität Leipzig	0341/9716458 (Koordination) 0341/8651421 (Herz) 0341/9717200 (Leber)	Herz, Leber, Niere
Lübeck: Medizinische Universität Lübeck	0451/5003027; 5003297 (Koordination) 0451/5002374; 5004148 (Niere)	Niere
Magdeburg: Otto-von-Guericke-Universität	0391/6715595 (Koordination) 0391/6715500 (Leber)	Leber

Tabelle 5 Fortsetzung

Zentrum	Telefon	Art der Transplantation
Mainz: Klinikum der Johannes-Gutenberg-Universität	061311/222572; 222703 (Koordination) 061311/172911 (Herz, Lunge) 061311/172850 (Leber) 061311/177153; 172851 (Niere)	Herz, Lunge, Leber, Niere
Mannheim: Klinikum der Stadt Mannheim	0621/3832404; 3832363 (Koordination) 0621/3832340 (Niere)	Niere
Marburg/Lahn: Klinikum der Philipps-Universität	06421/282746 (Koordination) 06421/286480; 286238 (Niere)	Niere
München: Klinikum Rechts der Isar	089/70952707; 41402011 (Koordination) 089/41402231 (Niere)	Leber, Pankreas, Niere
München: Ludwig-Maximilian-Universität, Klinikum Großhadern	089/70952705/7 (Koordination) 089/70953460 (Herz) 089/70952959 (Lunge) 089/70953560 (Leber) 089/70952212 (Niere)	Herz, Lunge, Leber, Pankreas, Niere
München: Deutsches Herzzentrum des Freistaates Bayern	089/1218411111	Herz
Münster: Westfälische Wilhelms-Universität	0251/81298; 8347542 (Koordination) 0251/8347401/2 (Herz) 0251/8356301/2 (Leber, Niere, Pankreas) 0251/8356217 (Niere)	Herz, Leber, Niere (auch Kinder)
Regensburg: Klinikum der Universität	0941/9446900 (Koordination) 0941/993990; 9449830 (Herz) 0941/9446801 (Leber) 0941/9446074; 72111 (Niere)	Herz, Leber, Niere

Fortsetzung Tabelle 5, S. 24 ▸

2.2 Deutschland

Tabelle 5 Fortsetzung

Zentrum	Telefon	Art der Transplantation
Rostock: Universität Rostock	0381/2023300 (Koordination) 0381/4946000 (Pankreas) 0381/4947800/5 (Niere)	Leber, Pankreas, Niere
Stuttgart: Katharinenhospital	0711/2784150/1/2 (Koordination) 0711/2785300 (Niere)	Niere
Tübingen: Eberhard-Karls-Universität, Chirurgische Universitätsklinik	07071/2986600 (Koordination) 07071/2983050 (Herz)	Herz, Leber, Pankreas, Niere
Ulm: Universität Ulm	0731/28580; 5026985 (Koordination) 0731/5027320 (Herz)	Herz, Niere
VS-Schwenningen: Dialyse-Institut	07720/39080	Niere
Wiesbaden: Horst-Schmidt-Kliniken	0611/ 432096 (Niere)	Niere
Würzburg: Universitätskliniken Luitpoldkrankenhaus	0931/24047; 2013108 (Koordination) 0931/2015081; 2013340 (Herz)	Herz, Leber, Niere

Korneabanken

- Die Allokation HLA-typisierter Korneatransplantate erfolgt über Bioimplant Services (BIS), Leiden, Niederlande. Nicht HLA-typisierte Korneatransplantate für Notfall- oder Elektiveingriffe werden von den Korneabanken auch direkt an Kliniken ohne Vermittlung durch BIS abgegeben.
- Eine Übersicht über Korneabanken zeigt die Tab. 6.

Tabelle 6 Korneabanken in Deutschland, alphabetisch nach Städten geordnet

Zentrum	Telefon
Aachen: Klinikum der RWTH	0241/8089147
Berlin: Virchow-Klinikum der Humboldt-Universität	030/45054002
Düsseldorf: Medizinische Einrichtungen der Heinrich-Heine-Universität	0211/8118795
Erlangen/Nürnberg: Klinikum der Universität	091311/854477
Greifswald: Ernst-Moritz-Arndt-Universität	03834/63263/420
Halle-Wittenberg: Martin-Luther-Universität	0345/671881
Hamburg: Universitätsklinik	040/47172334
Hannover: Medizinische Hochschule	0511/5323800
Heidelberg: Klinikum der Universität	0622121/566600/04
Homburg: Klinikum der Universität des Saarlandes	06841/162387/88
Kiel: Klinikum der Universität	0431/5942398
München: Ludwig-Maximilian-Universität	089/51603800
München: Korneabank	089/132910
Münster: Medizinische Einrichtungen der Universität	0251/836004
Neubrandenburg: Klinikum	0395/7750
Rostock: Medizinische Einrichtungen der Universität	0381/4948501
Tübingen: Klinikum der Universität	07071/293701
Würzburg: Klinikum der Universität	0931/2015602

2.3 Österreich

Austrotransplant

- Austrotransplant ist nicht eine Koordinations- und Organ-Verteilungszentrale, sondern eine wissenschaftliche Gesellschaft und ein Forum zur Aussprache über gesundheitspolitische Probleme im Zusammenhang mit der Transplantation. Austrotransplant hat 1998 die 11. wissenschaftliche Jahrestagung durchgeführt.

Allgemeines

- **Transplantationszentren** mit Transplantationskoordinatoren an den drei Universitätskliniken: Wien, Graz, Innsbruck.
- **Nierentransplantationen** an zwei weiteren Krankenhäusern: Allgemeines Krankenhaus Linz, Krankenhaus der Elisabethinen Linz.

AKH, Wien

- **Abdominalorgane** (Leber, Nieren):
  - Abteilung für Transplantationschirurgie an der Universitätsklinik für Chirurgie.
  - Koordinationszentrale: Tel: 0222/40400–6870, Fax: 0222/40400–6872.
- **Thoraxorgane** (Herz, Lungen):
  - Abteilung für Herz- und Thoraxchirurgie an der Universitätsklinik für Chirurgie.
  - Koordinationszentrale: Tel. 0222/40400–6410, Fax: 0222/40400–5642.
  - Adresse: Währinger Gürtel 18–20, A-1090 Wien.
  - Einzugsgebiet: Wien, Niederösterreich, Burgenland, Teile Kärntens.

Universitäsklinik Graz

- Abteilung für Transplantationschirurgie an der Universitätsklinik für Chirurgie (Herz, Leber, Nieren).
  - Koordinationszentrale: Tel: 0316/385–4444, Fax: 0316/385–4446.
  - Adresse: Auenbruggerplatz 1, A-8036 Graz.
  - Einzugsgebiet: Steiermark.

Universitätsklinik, Innsbruck

- Abteilung für Transplantationschirurgie an der Universitätsklinik für Chirurgie (Leiter: R. Margreiter) (alle Organe).
  - Koordinationszentrale: Tel: 0512/504–2603 oder 2604, Fax: 05 12/504–2605.
  - Adresse: Anichstraße 35, A-6020 Innsbruck.
  - Einzugsgebiet: Tirol, Südtirol, Vorarlberg, Salzburg, Teile Kärntens und Oberösterreichs.

AKH, Linz

- Abteilung für Allgemeinchirurgie I (Leiter: P. Brücke) (Nieren).
  Koordinationszentrale: Tel: 0732/7806–6116 (Dialyse bzw. diensthabender Dialysearzt), Fax: 0732/7806–3300 (allgemein).
  - Adresse: Krankenhausstraße 9, A-4020 Linz.
  - Einzugsgebiet: Oberösterreich.

Krankenhaus der Elisabethinen, Linz

➤ Chirurgische Abteilung (Leiter: J. H. Böhmig) (Nieren).
- Koordinationszentrale: Tel: 0732/7676-496 (Dialyse bzw. diensthabender Dialysearzt), Fax: 0732/7676-350 (allgemein).
- Adresse: Fadingerstraße 1, A-4020 Linz.
- Einzugsgebiet: Oberösterreich.

Austausch im Eurotransplant-Verbund

➤ **Allgemeines:** Als Mitglied von Eurotransplant werden Organe entsprechend den Eurotransplant-Richtlinien ausgetauscht (siehe auch S. 16).

➤ **Nieren:**
- Nieren werden innerhalb von Eurotransplant nach einem Algorithmus zugeteilt, der neben HLA-Matching vor allem die Wahrscheinlichkeit, ein besseres Match zu bekommen, die Wartezeit und auch die Herkunft des Organs bzw. des presumptiven Empfängers berücksichtigt.
- Kindern wird Priorität eingeräumt.

➤ **Leber, Herz, Lunge:** Abgabe der Organe an High-urgency-Patienten verpflichtend, anderenfalls Transplantation am eigenen Zentrum möglich.

Transport

➤ **Einzugsgebiet des Zentrums:** Transport von Nieren vielfach auf dem Landweg (Ambulanz, Taxi).

➤ **Überregional und international:** Transport mit Linienflugzeugen. Organe für Innsbruck werden vielfach nach München geflogen und von dort auf dem Landweg weitertransportiert. Bei Spenderkrankenhäusern im Umkreis bis zu 150 km Transport von Nichtnierenorganen auf dem Landweg oder mit Helikopter, bei größerer Entfernung ausschließlich mit dem Flugzeug.

➤ **Grenzüberschreitender Verkehr:** Nach Zollgesetz-Novelle 1985, BB 188 §30 sind menschliche und tierische Körperteile zur Übertragung auf einen bestimmten Menschen von Zöllen und sonstigen Eingangsabgaben befreit. Bisher völlig problemlos.

2.4 Schweiz

Swisstransplant

➤ **Swisstransplant**, die Schweizerische nationale Stiftung für Organspende und Transplantation, wurde 1985 geschaffen. Ihre Aufgaben sind:
  - Fördern, Entwickeln und Koordinieren der Transplantation von Organen, Geweben und Zellen.
  - Koordination der Aktivitäten der sechs Schweizerischen Transplantationszentren und Beschaffung von Informationen über Spender und Organempfänger.
  - Festsetzen von Austauschregeln für Organe und Gewebe (Herz, Lungen, Leber, Pankreas, Nieren, Knochenmark).
  - Definition von medizinischen Kriterien zur Entnahme und zur Transplantation von Organen sowie zur Prävention von übertragbaren Krankheiten bakterieller, viraler oder neoplastischer Natur.
  - Förderung der Akzeptanz der Organ- und Gewebespende in der breiten Öffentlichkeit und in den Gesundheitsberufen.
  - Abgabe von Spenderausweisen.
  - Förderung der Zusammenarbeit mit internationalen Transplantations-Organisationen.

➤ **Jeder Organspender ist der nationalen Koordinationsstelle zu melden:**
SWISS TRANSPLANT
24 rue Micheli-du-Crest
CH-1211 Genève
Switzerland
Tel. 022-3729500
Fax: 022-3729505

➤ Nach den unten aufgeführten Regeln werden die Organe den einzelnen Zentren zugeteilt.

➤ Organentnahme im Spenderspital oder im regional am nächsten gelegenen Zentrum; in letzterem auch HLA-Typisierung und serologische Tests.

➤ Organentnahme in der Regel durch das begünstigte Transplantationsteam.

➤ Eine Übersicht über Transplantationszentren in der Schweiz zeigen die Tab. 7 und Tab. 8.

Tabelle 7 Transplantationszentren Schweiz und ihre Aktivität

	Basel	Bern	Genf	Lausanne	St. Gallen	Zürich
Herz	–	+	+	+	–	+
Lunge	–	–	+	+	–	+
Leber	–	+	+	+	–	+
Pankreas	–	–	+	–	–	+
Niere	+	+	+	+	+	+

Tabelle 8 Transplantations-Telefon-Nr. aller Zentren

	Tel.-Nr. Spital	Koordinator
Basel	0 61/265 25 25	Nephrologie-Dienst
Bern	0 31/632 93 95	Sucher 61 89 Natel 0740 25 75 73
Genf	0 22/372 7851	Sucher 59 Air call 0 22/318 50 01
Lausanne	0 22/314 17 69	Natel 0740 22 28 45
St. Gallen	0 71/494 11 11	Nephrologie-Dienst
Zürich	01/255 11 11 01/255 36 50	Sucher 142 152 Natel 0740 25 59 55

Austausch national und international

- **1. Priorität:** SU (Super-Urgent). Für Patienten SU wird das Organ durch SWISS TRANSPLANT angeboten. Keine Auswirkung auf den Turnus, Pay-back unter gewissen Bedingungen.
- **2. Priorität:** LOKAL. Lokaler Spender eines Transplantationszentrums: Geht an einen lokalen Empfänger desselben Zentrums (Ausnahme 1. Priorität). Kein Einfluss auf den Turnus.
- **3. Priorität:** National und international. Lokaler Spender ohne kompatiblen lokalen Empfänger, oder Spender eines Nicht-Transplantationsspitals: Zuteilung durch die nationale Koordination entsprechend den für jedes Organ ausgearbeiteten Regeln und entsprechend dem Turnus. Das Gleiche gilt für internationale Angebote.

Herz, Herz und Lungen

- **Turnus:** Zürich → Lausanne → Zürich → Genf → Bern → Zentrum mit mehr als 10 Empfängern auf der Warteliste, und dann wiederum ZH → LS usw.
- **Super Urgent:**
  - Patient einer Intensivstation, in schlechtem hämodynamischem Zustand trotz maximaler Dosen von inotrop-positiven Medikamenten.
  - Empfänger, der elektiv mit einer mechanischen Kreislaufunterstützung behandelt wird (intraaortale Ballonpumpe, künstliches Herz, andere mechanische Unterstützung). Jedes Zentrum muß jedes Blutgruppen-kompatible Herz, über das es verfügt, anbieten.

  Beachte: Patienten, die nicht vom extrakorporalen Bypass genommen werden können oder die notfallmäßig eine mechanische Unterstützung brauchen, qualifizieren nicht für Super Urgent. Alle anderen Empfänger haben normale Priorität.

2.4 Schweiz

Lungen

- **Turnus:**
  - Zürich → Zentrum der Romandie (GE/LS) → Zürich usw.
  - Keine offizielle Priorität Super Urgent: Absprache zwischen den Zentren von Fall zu Fall für prioritäre Patienten.

Leber

- **Turnus:** Bern → Genf → Lausanne → Zürich → Bern usw.
- **Super Urgent:** Fulminante Hepatitis oder Komplikation nach Lebertransplantation, die eine Zweit-Transplantation erfordert. Für diese Patienten ist jedes Zentrum gehalten, während der nächsten drei Tage jede Leber anzubieten, über die es verfügt.
- **Spezial-Priorität:**
  - „Pädiatrisch“. Spender, die weniger als 16 Jahre alt sind, müssen obligatorisch der nationalen Koordination gemeldet werden, sofern das betreffende Zentrum keinen eigenen Empfänger unter 16 Jahren auf der Warteliste hat. Die nationale Koordination bietet diese Leber entsprechend dem Turnus den Zentren an, die Kinder unter 16 Jahren auf der Warteliste haben.
  - Wenn ein Zentrum eine Leber aufgrund der Prioritäten Super Urgent oder „Pädiatrisch“ abgibt, hat es Anrecht auf einen Pay-back (Rückerstattung) vom empfangenden Zentrum, sobald dies möglich ist. Dieser Pay-back beeinflußt nicht den Turnus.
  - Wenn ein Zentrum eine Leber zugesprochen erhält, die sich als unbrauchbar erweist, hat dieses Zentrum bei der nächsten Verteilung wiederum Anrecht, sofern der nationalen Koordination ein histologischer Bericht der unbrauchbaren Leber zugesandt wird.

Pankreas

- **1. Priorität:** Kombinierte Nieren- und Pankreastransplantation (selten isolierte Pankreastransplantation) für Zürich und Genf entsprechend der besten HLA-Kompatibilität: DR > B > A.
- **2. Priorität:**
  - Pankreas für Insel-Isolierung, sei es zur Transplantation mit anderen Organen (Nieren, Leber) oder für Kryopräservation.

Nieren

- **Allgemeines:**
  - Nieren werden nach geographischen Kriterien verteilt, wobei jedes Zentrum die Nieren aus der Region erhält, deren Patienten auf der Warteliste eingetragen sind.
  - Jede Niere, die ein Zentrum verläßt, gibt Anspruch auf einen Pay-back. Ausnahme sind die sogenannten Handicap-Nieren (positive Serologie, verlängerte Ischämiezeit, anatomische Besonderheiten usw.), welche den sechs schweizerischen Zentren nach alphabetischer Reihenfolge oder dem Ausland angeboten werden. Die Definition „Handicap-Niere“ ist Sache des offerierenden Zentrums.

- Der Nieren-Austausch aufgrund der Pay-back-Regeln wird von der nationalen Koordination überwacht und durchgeführt unter Beachtung der besten HLA-Kompatibilität, wobei die gespendete und die rückzuerstattende Niere nicht die gleiche Blutgruppe haben müssen.

➤ Das Zentrum, das für die kombinierte Nieren- und Pankreastransplantation eine Niere abgetreten hat, hat Anspruch auf einen Nieren-Pay-back vom empfangenden Zentrum.

➤ **Prioritäten:**
1. Zwei potentielle Empfänger für eine Doppeltransplantation (Niere und Herz, Niere und Pankreas oder Pankreasinseln, Niere und Leber, Niere und Lunge).
2. Ein Empfänger einer Doppeltransplantation und ein schweizerischer Empfänger einer Nierenpriorität (HIT > R > P) oder europäischer HIT-Patient.
3. Ein schweizerischer oder europäischer HIT-Patient und ein Normalempfänger.
4. Ein Normalempfänger und ein Pay-back an ein anderes Zentrum.
5. Zwei Normalempfänger.

➤ **HIT, R und P:**
- *HIT:* 80% oder mehr lymphozytotoxische Antikörper im letzten Serum.
- *R:* Patienten, die ein früheres Nierentransplantat innerhalb sechs Monaten abgestoßen haben.
- *P:* Patienten mit 50 bis 79% lymphozytotoxischen Antikörpern im letzten Serum.

Transport

➤ Die nationale Koordination organisiert den Transport von Organen in der Schweiz und mit dem Ausland sowie den Hertransport von europäischen Entnahme-Equipen in die Schweiz. Der Transport von schweizerischen Entnahme-Teams in die Schweiz oder nach Europa wird von den lokalen Koordinatorinnen organisiert.

➤ **Wahl des Transportmittels:** Abhängig von Ischämiezeit des Organs, zurückzulegender Distanz, Wetterprognose, Umfang der zu transportierenden Personen und des Materials, Zeitpunkt des Transports.

➤ **Helikopter:** Üblich für Herz, Lungen, Leber.

➤ **Jet:** Wenn ein Helikopterflug wetterbedingt unmöglich ist oder für Transporte in Europa (Herz, Lungen, Leber), wobei 2 – 3 Stunden für die Bereitstellung des Jets einzuberechnen sind.

➤ **Ambulanz oder Auto mit Vorfahrrecht:** Je nach Distanz oder Wetter; für Herz, Lungen, Leber, Pankreas oder für die Übersendung von Blut zwecks HLA-Typisierung und Cross-match von einem Peripheriespital in ein Transplantationszentrum.

➤ **Taxi:** Nieren, Pankreas (2. Priorität), Blut gemäß Distanz und Tageszeit. Transport einer chirurgischen Equipe vom Flugplatz zum Spital.

➤ **Bahn:**
- Nieren, Pankreas (2. Priorität), Blut.
- Nur national.
- Voraussetzung: Direkte Verbindung ohne Umsteigen.

➤ **Grenzüberschreitender Verkehr:** Swisstransplant hat (als einzige Institution) die bundesrechtliche Bewilligung, den grenzüberschreitenden Verkehr von Organen und Organbestandteilen in Zusammenarbeit mit ausländischen Austauschorganisationen zu organisieren und durchzuführen.

3.1 Rechtliche Regelung Deutschland

Allgemeines

- **Gesetzgebungskompetenz:** Mit der Grundgesetznovelle vom 27.10.1994 erhielt der Bund explizit die für Regelungen zur Transplantation von Organen und Geweben (Art. 74 I Nr. 26 GG) erforderliche Kompetenz.
- **Transplantationsgesetz (TPG):** Im Dezember 1997 ist in Deutschland das neue Transplantationsgesetz in Kraft getreten, welches die wesentlichen rechtlichen Aspekte der Transplantationsmedizin regelt (BGBl. 1997 I, 2631):
  - *Todeszeitpunkt* (bei Spende von Verstorbenen).
  - *Zustimmungsmodalitäten zur Explantation.*
  - *Gewinnung und Verteilung der Organe.*
  - *Lebendspende.*

Todeszeitpunkt

- Bisher gab es keine gesetzliche Todesdefinition in Deutschland. Im Rahmen des Transplantationsgesetzes wurden die folgenden Punkte neu festgelegt.
- **Erste Voraussetzung für postmortale Organspende:**
  - *Eingetretener Hirntod* (Nachweis und Kriterien s. S. 2). In § 3 I, II TPG wird auf die ärztliche Kompetenz abgestellt; damit wird auch möglichen künftigen Entwicklungen der medizinischen Nachweismethoden Rechnung getragen.
  - *Als sichere Grenze* wird der *Gesamthirntod* gefordert, der als *irreversibler und vollständiger Zusammenbruch der gesamten Funktionen des Gehirns* definiert wird. Er ist mit größtmöglicher Sicherheit diagnostizierbar und nicht durch Wiederbelebung überwindbar.
  - Das Leben des Gesamtorganismus Mensch, der sich durch kognitive Fähigkeiten und Gefühlsregungen auszeichnet, ist mit dem eingetretenen Hirntod beendet. Der Sterbeprozeß läuft nach dieser entscheidenden Zäsur bis zum Absterben der letzten Zelle weiter.

Zustimmung zur Explantation

- **Zustimmung:** Zweite Voraussetzung für postmortale Organspende.
- **Erweiterte Zustimmungslösung im deutschen Transplantationsgesetz:**
  - Es dürfen immer dann Organe entnommen werden, wenn der Verstorbene selbst (zu Lebzeiten) oder die Angehörigen (nach seinem Tod) ihre Einwilligung gegeben haben. Dabei sollen die Angehörigen den ihnen bekannten Willen des Spenders vertreten; ihnen steht kein eigenes Entscheidungsrecht zu.
  - Höchstpersönliche Vertretungen sind auch sonst im Recht nicht ausgeschlossen: Das Bürgerliche Gesetzbuch sieht vor, daß Angehörige in bestimmten Situationen für einen Kranken oder Sterbenden in seinem Sinne entscheiden dürfen (§§ 1896, 1904).
  - Die Einbeziehung der Angehörigen dient auch der Transparenz und der Kontrolle der Transplantationsmedizin.
  - Die erweiterte Zustimmungslösung läßt mehr Organe erwarten, da die Anzahl der vom Spender selbst ausgefüllten Organspenderausweise immer noch sehr gering ist. Nur auf diese Weise kann Deutschland weiterhin am Eurotransplant-Verbund teilhaben und Organe auch aus anderen Ländern importieren, die im übrigen sämtlich eine solche erweiterte Zustimmungslösung oder sogar eine Widerspruchslösung vorgesehen haben.

Gewinnung und Verteilung

- **Gewinnung:** Die vermittlungspflichtigen Organe (Herz, Leber, Niere, Lunge und Bauchspeicheldrüse) dürfen nur in einem (von einer einzurichtenden Koordinierungsstelle) geordneten Verfahren entnommen und von einer einzurichtenden Vermittlungsstelle (Eurotransplant) vermittelt werden.
- **Kriterien für die Verteilung** (Regeln, die dem Stand der Erkenntnisse der medizinischen Wissenschaft entsprechen, insbesondere Erfolgsaussicht und Dringlichkeit, § 12 III):
  - *Dringlichkeit:* Die Dringlichkeit ist durch den Gesundheitszustand des Patienten im Hinblick auf seine Überlebenschancen gekennzeichnet.
  - *Erfolgsaussicht:* Die Erfolgsaussicht wird in erster Linie durch die Blutgruppen- und die Gewebeverträglichkeit, insbesondere bei Nierentransplantationen, und die Größe bzw. das Gewicht des Organs bei Herz- und Leberverpflanzungen bestimmt.
  - *Weitere Umstände* sind in angemessener Gewichtung zu berücksichtigen, wie z. B. die Wartezeit, die räumliche Distanz zum Transplantationszentrum und die Austauschbilanz der Länder.
  - *Wartelisten:* § 12 III TPG sieht vor, die Wartelisten der Zentren als einheitliche Warteliste zu behandeln. Entscheidend ist, daß Patienten gleichwertige Chancen haben, ein Organ zu bekommen. Die Frage der „Zentrumsgerechtigkeit" muß als nachrangig angesehen werden.
- Das Transplantationsgesetz bleibt insgesamt hier recht offen. Konkrete Verteilungsregeln wird die Bundesärztekammer je nach dem Stand der medizinischen Wissenschaft festlegen bzw. fortschreiben, § 16 TPG (s. auch Allokation S. 48).

Lebendspende

- **Explantation beim Lebendspender:**
  - Das Transplantationsgesetz verlangt in § 8 I 1 TPG neben der selbstverständlichen Einwilligungsfähigkeit auch die Volljährigkeit des Lebendspenders.
  - Die Lebendspende ist gem. § 8 I 2 TPG zulässig unter Verwandten 1. und 2. Grades, Ehegatten und Verlobten sowie anderen dem Spender nahestehenden Personen.
  - Die Explantation stellt für den Spender keinen Heileingriff dar, sondern ist grundsätzlich eine Körperverletzung gem. § 223 StGB. Deshalb sind an die Aufklärung über Art, Umfang und Folgen des Eingriffs und die Einwilligung hohe Anforderungen zu stellen (§ 8 II 1 TPG). Der Spender selbst darf nicht über das Operationsrisiko hinaus gefährdet werden.
  - Zur Transplantation gelangen nur die Niere oder Teile von Leber, Lunge oder Bauchspeicheldrüse. Unter keinen Umständen ist eine Organspende zulässig, die den Tod des Spenders zur Folge hätte.
  - § 8 III TPG bestimmt als zusätzliche verfahrensrechtliche Sicherheit, daß bei jeder Lebendspende eine besondere Gutachterkommission die Freiwilligkeit der Einwilligung und eventuelle Anhaltspunkte für verbotenen Organhandel überprüfen soll. Diese Stellungnahme hat allerdings lediglich empfehlenden Charakter und entbindet den behandelnden Arzt nicht von seiner eigenen Prüfung der rechtswirksamenEinwilligung und der nichtkommerziellen Spendermotivation.

3.1 Rechtliche Regelung Deutschland

- In Deutschland wird die Lebendspende zumindest im Vergleich zu Skandinavien, der Schweiz und den USA eher restriktiv gehandhabt. Ein Gesetz aber, welches einsichtsfähigen Menschen verbieten wurde, aus einer höchstpersönlichen Entscheidung heraus ein Organ für eine nahestehende, gebliebte, aber nichtverwandte Person zu spenden, griffe in das durch Art. 2 I i.V.m. Art. 1 I Grundgesetz garantierte Selbstbestimmungsrecht des Betroffenen ein. Es gibt insbesondere bei der Nierentransplantation keine relevanten medizinischen Gründe mehr, die für die verwandte und gegen die nichtverwandte Lebendspende sprechen.

Strafvorschriften

- Nichteinhalten der genannten Voraussetzungen zur Organentnahme steht nach dem Transplantationsgesetz (§§ 17 ff) unter Strafe.
- Hauptziel ist, den Organhandel zu bekämpfen. Die Tatbeiträge eines in wirtschaftlicher Not handelnden Erstverkäufers, der Zwischenhändler, des in gesundheitlicher Not handelnden Empfängers und der behandelnden Ärzte finden im Transplantationsgesetz Berücksichtigung. Es bleiben jeweils Möglichkeiten, die Tat gem. §§ 34, 35 StGB zu rechtfertigen, von der Strafe im Einzelfall abzusehen oder sie zu mildern, (§ 18 IV TPG).

Zustimmung und Widerspruch

- **Die Zustimmung zur Organentnahme nach dem Tod** kann ausdrücklich oder durch Unterlassung des Widerspruches erklärt werden.
- **Zustimmungsform:** Hat eine zurechnungsfähige, volljährige Person (vollendetes 19. Lebensjahr bedeutet Volljährigkeit) schriftlich oder mündlich (mit oder ohne Spenderausweis) zu Lebzeiten ihre Zustimmung zur Organentnahme nach dem Tod erklärt, so dürfen deren Organe nach der Todesfeststellung explantiert werden, wenn gleichzeitig sichergestellt ist, daß das entnommene Organ oder die entnommenen Organe einem anderen Menschen implantiert werden, um dessen Leben zu retten oder dessen Gesundheit wiederherzustellen (vgl. § 62 a Abs. 1 Krankenanstaltengesetz des Bundes).
- **Widerspruchslösung:** Der ausdrücklich erklärten Zustimmung wird der Umstand gleichgehalten, daß der potentielle Organspender zu Lebzeiten selbst oder durch seinen gesetzlichen Vertreter der postmortalen Organentnahme nicht widersprochen hat (gesetzlich vermutete Zustimmung durch Unterlassung des Widerspruches).
- **Widerspruchserhebung:** Bislang (noch) keine Formvorschriften. Bis zur Einrichtung eines obligatorischen (gesetzlichen) Widerspruchsregisters in Österreich gilt:
  - Widersprüche gegen die Organentnahme sind mündlich oder schriftlich zu erheben und entweder bei sich zu tragen (Gegenteil des Spenderausweises) oder an einem geeigneten Ort zu hinterlegen.
  - Als geeignetster Ort dient die Hinterlegung beim Widerspruchsregister ÖBIG-TRANSPLANT, Stubenring 6, 1010 Wien Tel.: 01 – 51 561 – 0, wo auch Formulare für die Widerspruchserklärung angefordert werden können.
  - Transplantationszentren (Entnahmeteams) sind verpflichtet, bei ÖBIG-TRANSPLANT vor jeder Organentnahme anzufragen, ob ein Widerspruch vorliegt (anzugeben sind Vorname, Familienname, Geburtsdatum; wenn bekannt, auch Sozialversicherungsnummer).
  - Wird der Widerspruch vom Patienten während einer stationären Behandlung erklärt, ist er in der Krankengeschichte zu dokumentieren (§ 10 Abs. 1 Ziff 8 des Krankenanstaltengesetzes des Bundes und die entsprechenden Ausführungsbestimmungen in den Landesgesetzen).
- **Zustimmung von Angehörigen oder Verwandten** zur Organentnahme: In keinem Fall erforderlich, ausgenommen den Fall, daß der Verwandte gesetzlicher Vertreter einer minderjährigen Person (Vater, Mutter, Vormund) oder gerichtlich bestellter Sachwalter einer behinderten volljährigen Person ist. In diesen Fällen handelt der gesetzliche Vertreter durch erklärte Zustimmung oder durch Unterlassung des Widerspruches für die von ihm vertretene oder betreute Person rechtsverbindlich.

3.2 Rechtliche Regelung Österreich

Todeszeitpunkt

- **Regelung des Zeitpunktes:** Wann der Tod eingetreten ist und die Organentnahme erfolgen darf, bestimmt nicht das Gesetz, sondern die medizinische Wissenschaft mit einem festgelegten Verfahren zur Hirntodbestimmung .
- **Todesfeststellung:**
  - Gesetzlich gefordert ist lediglich die Todesfeststellung durch einen zur selbständigen Berufsausübung in Österreich berechtigten Arzt, der selbst weder an der Explantation noch an der Implantation der in Betracht kommenden Organe beteiligt sein darf. Dies ändert aber nichts am gegenwärtigen Stand der medizinischen Wissenschaft, nach welchem bestimmte Fachärzte nach bestimmten Untersuchungen die Hirntodfeststellung zu treffen haben.
  - Nachdem der österreichische Gesetzgeber offenbar bewußt die Bedingungen für die Feststellung des eingetretenen Todes nicht selbst aufstellt, sondern dies der medizinischen Wissenschaft überläßt, hat der oberste Sanitätsrat in Wien als höchste medizinische Autorität in der staatlichen Gesundheitsverwaltung am 22.11.1997 Richtlinien mit Empfehlungscharakter für Hirntod-Diagnostik erlassen. Vorher gab es schon mehrfach Zusammenstellungen aus der Literatur, von denen nur beispielsweise genannt sind die von Holczabek und Kopetzki in der Wiener Klinischen Wochenschrift Nr. 98, 1986 S. 417–420 und von Hammerle unter Berufung auf Gerstenbrand in CLINICUM Wien-Perchtoldsdorf Nr. 7–8/1997, S. 12 und 14. Als Standardwerk galt und gilt Krösl/Scherzer: Die Bestimmung des Todeszeitpunktes, Verlag Maudrich Wien, 1973.
- **Beschränkungen:** Jede rechtsgeschäftliche Disposition über Organe oder Organteile ist gesetzlich ebenso verboten wie die Organentnahme außerhalb von Krankenanstalten und die Bekanntgabe der Person oder Herkunftsfamilie des Organs an dessen Empfänger oder umgekehrt die Bekanntgabe des Organempfängers an die Herkunftsfamilie (vgl. §§ 62 a Abs. 3 und 4 und 62 b Krankenanstaltengesetz des Bundes).
- **Dokumentationspflicht** besteht für alle Vorgänge bei einer Organtransplantation in jenen Krankenanstalten, in denen Explantation und/oder Implantation des Organs vorgenommen worden sind (vgl. § 10 Abs. 1 Ziff. 6 und 8 des genannten Gesetzes als Grundsatzbestimmungen und die dazu von den Bundesländern erlassenen Ausführungsgesetze).

Lebendspende

- **Organspende von Lebenden** ist nicht expressis verbis gesetzlich geregelt. Trotzdem besteht kein Zweifel, daß die gesetzlichen Bestimmungen über die Organspende von Verstorbenen sinngemäß anzuwenden und auch die im Strafgesetzbuch gezogenen Grenzen für Eingriffe in das Leben und die körperliche Unversehrtheit von Menschen zu beachten sind (vgl. § 90 Abs. 1 Strafgesetzbuch).
- **Organentnahme bei Lebenden ist nur zulässig:**
  - Bei ausdrücklich erklärter Zustimmung des potentiellen volljährigen und zurechnungsfähigen Spenders.
  - Bei ausdrücklich erklärter und vom zuständigen Pflegschafts- oder Sachwalterschaftsgericht genehmigter Einwilligung zur Entnahme.
  - Nur dann, wenn es sich nicht um ein zum Fortleben des Spenders unbedingt notwendiges Organ handelt.

- **Bei Kindern und Jugendlichen,** denen zu Lebzeiten ein nicht lebenswichtiges Organ zum Zwecke der Transplantation entnommen werden soll, ist folgendes zu beachten:
  - Es handelt sich um einen gravierenden, nicht durch die Interessen des Kindes oder Jugendlichen selbst gebotenen Eingriff, daher ist nicht nur die Zustimmung des oder der Erziehungsberechtigten, sondern auch die Genehmigung des zuständigen Pflegschaftsgerichtes erforderlich (§§ 146, 176 ABGB).
  - Der Jugendliche, dem das Organ entnommen werden soll, muß nach entsprechender Aufklärung ebenfalls die Zustimmung erteilen, wenn er in seiner Entwicklung eine derartige Entscheidungsfähigkeit erreicht hat. In der Regel gilt das für Kinder ab dem 10.–12. Lebensjahr. Dies geht über die (antiquierten) Bestimmungen der Krankenanstaltengesetze von Bund und Ländern hinaus, nach denen bei Patienten vor Vollendung des 18. Lebensjahres die Eltern oder gesetzlichen Vertreter allein die Zustimmung zu operativen Eingriffen/besonderen Heilbehandlungen erteilen können.
  - Pflegschaftsgerichte sind nicht zu Unrecht mit solchen Bewilligungen zurückhaltend und lassen meist nur die Lebendspende zugunsten naher Verwandter zu. Das Recht auf körperliche Unversehrtheit des Kindes gehört zu den „angeborenen Rechten der Person“, über die in der Regel Dritte nicht verfügen dürfen (vgl. § 16 ABGB).
- **Beschränkungen:** Rechtsgeschäfte über Organüberlassung zu Zwecken der Transplantation sind auch bei der sogenannten Lebendspende verboten und nichtig (Sittenwidrigkeit nach § 879 Abs. 1 ABGB = Allgemeines Bürgerliches Gesetzbuch), was selbstverständlich auch für eine Beteiligung an einem Handel mit Organen ausländischer Provenienz gilt.
- **Wahrung der Anonymität:** Bei der Lebendspende besteht zwischen den Beteiligten keine Pflicht zur Wahrung der Anonymität von Organspendern und Organempfängern.

Gericht und Staatsanwaltschaft

- **Genehmigung:** Eine Verständigung des örtlich zuständigen Gerichtes oder der Staatsanwaltschaft von der beabsichtigten oder durchgeführten Organtransplantation ist im allgemeinen nicht erforderlich. Daher entfällt auch, von Ausnahmefällen abgesehen, eine Genehmigungspflicht.
- **Beschränkungen:** Besteht aber bei einem Verstorbenen der Verdacht, daß der Tod durch eine strafbare (vorsätzliche oder fahrlässige) Handlung herbeigeführt wurde, muß der Arzt an die örtlich zuständige Staatsanwaltschaft Anzeige erstatten (§ 27 Ärztegesetz). In einem solchen Fall dürfen Organe erst entnommen werden, wenn kein Widerspruch gegen die Organentnahme vorliegt und der Untersuchungsrichter die Leiche freigegeben hat.
- **Obduktion:** Wurde die gerichtliche Leichenöffnung (Obduktion) angeordnet (vgl. §§ 127 bis 129 Strafprozeßordnung) und liegt kein Widerspruch des Verstorbenen gegen die Organentnahme vor, dürfen Organe zur Transplantation entnommen werden, sobald der Untersuchungsrichter im Einvernehmen mit dem Obduzenten die betreffenden Organe zur Entnahme freigegeben hat. Die Organentnahme darf jedoch nicht zu einer die Pietät verletzenden Verunstaltung der Leiche führen (vgl. § 62 a Abs. 1 letzter Satz Krankenanstaltengesetz des Bundes).

3.2 Rechtliche Regelung Österreich

- **Kinder:** Soll einem Kind oder einem minderjährigen Jugendlichen nach seinem Tod ein Organ zur Transplantation entnommen werden, ist weder eine Genehmigung noch eine Verständigung des Gerichtes oder der Staatsanwaltschaft erforderlich. Einzige Entnahmevoraussetzung ist der Umstand, daß der erziehungsberechtigte Elternteil zu Lebzeiten des Kindes der Organentnahme nicht widersprochen hat. Ein Widerspruch des erziehungsberechtigten Elternteiles, der erst nach dem Ableben des Kindes erhoben wurde, ist rechtsunwirksam. Im Einzelfall kann der postmortale Widerspruch jedoch aus menschlichen Gründen berücksichtigt werden.

Anspruch auf ein Spenderorgan und Organallokation

- Siehe Allokation S. 48.
- **Ansprüche:** Lebendspende und Einwilligung zur Organentnahme nach dem Tode sind Maßnahmen von hohem ethischem Wert, es darf aber keine Rechtspflicht zur Organspende geben.
- **Allokation (Verteilung):**
  - Schwierig zu beantworten sind die fast täglich in den nationalen Transplantationszentren zu entscheidenden Fragen der Allokation (Zuweisung) von Spenderorganen bei je nach Organ verschieden langen Wartezeiten und Wartelisten der organbedürftigen Menschen. Im Detail hat Prim. Dr. Reinhard Kramar, Wels, in Übereinstimmung mit der Rechtslage die Problematik in den folgenden Punkten so dargestellt:
  - Verstorbene sind nicht Eigentum der Familie, der zuletzt behandelnden Klinik oder der betreuenden Ärzte. Die Zahl der zur Transplantation geeigneten Organe ist limitiert, der Bedarf ist nach wie vor steigend. Soll die Allokation von Organen von einer breiten Mehrheit als gerecht empfunden werden, sind allgemein akzeptable Kriterien erforderlich, die unseren gesetzlichen und ethischen Normvorstellungen entsprechen.
  - Bereitschaft und Zustimmung der Bevölkerung zur Organspende ist nur dann zu erreichen, wenn Gewißheit darüber besteht, daß auch der optimale Empfänger das Organ erhält. Die Auswahl eines Empfängers sollte nach folgenden Kriterien erfolgen:
    - Transparent.
    - Nachvollziehbar.
    - Gerecht.
    - Nach medizinischen Kriterien.
  - Die Frage nach dem optimalen Empfänger ist schwierig zu beantworten und hängt nicht zuletzt von der Betrachtungsweise ab:
    - Ist es ein Empfänger aus derselben Region, bei dem kurze Transportwege erwartet werden können? (Je länger die Transportwege sind, desto länger ist die Ischämiezeit mit ihrem progressiv schädigenden Einfluß auf die Organfunktion).
    - Ist es der Patient mit der längeren Wartezeit?
    - Ist es der Patient, der das Organ am dringendsten zum Überleben benötigt, unabhängig von der zu erwartenden Funktionszeit?
    - Ist es der Patient, bei dem die längst mögliche Funktion und damit der größte Nutzeffekt für die Sozialgemeinschaft zu erwarten ist?

- Allokationsentscheidungen müssen in kürzester Zeit getroffen und realisiert werden. Mit modernen EDV-Methoden wurden verschiedene Allokationssysteme entwickelt, die eine optimale Verteilung vorhandener Spenderorgane, sogar über Staatsgrenzen hinweg, gewährleisten sollen und die aufgrund der gemachten Erfahrungen laufend verbessert werden.

➤ **EU-Vorschrift:** Einer den gesamten EU-Bereich umfassenden gesetzlichen Regelung stehen derzeit noch folgende Hindernisse entgegen:
  - Das Aufkommen von Spenderorganen in den einzelnen Staaten ist der Zahl nach und auch im Verhältnis zur Bevölkerung der jeweiligen Regionen sehr unterschiedlich. Die Ursachen liegen unter anderem in verschiedenen Systemen der Organgewinnung und unterschiedlichen Standards der Transplantationszentren.
  - Die Zeit für die Ausarbeitung möglichst gerechter, funktionsfähiger und rasch realisierbarer Allokationssysteme ist noch zu kurz, ebenso die Zeitspanne für die Erprobung und Verbesserung bereits praktizierter Systeme, die auch für die einzelnen Spenderorgane verschiedene Kriterien aufweisen können.
  - Für ein einheitliches Rechtssystem müßte der Gesetzgeber nach (öffentlicher) Diskussion Grenzen bei der Organtransplantation festlegen, die durch mehrheitliche Auffassung einer bestimmten Ethik vorgegeben sind, z. B. Verbot der Embryonalproduktion nur zur Gewinnung von Spenderorganen oder die Abgrenzung zur Xenotransplantation.

➤ Derzeit fehlt eine gesetzliche Regelung sowohl innerstaatlich als auch zwischenstaatlich. Daher gibt es auch keine rechtliche Grundlage für subjektive Rechtsansprüche auf ein Spenderorgan überhaupt oder für die Zuteilung eines bestimmten Spenderorgans an einen bestimmten Empfänger. Voraussichtlich wird es noch länger so sein, daß sich vorwiegend Ärzte in den Transplantationszentren um eine möglichst gerechte Allokation bemühen.

3.3 Rechtliche Regelung Schweiz

Vorbemerkungen

- **Die rechtliche Situation in der Schweiz** ist im Begriff, sich tiefgreifend zu verändern im Sinne einer sich abzeichnenden Entwicklung.
- **Schweizerischer Föderalismus:** Bisher liegt die gesetzgeberische Kompetenz zum Sanitätswesen bei den Kantonen. Das Privatrecht ist Angelegenheit des Bundes, aber dieser Bereich ist auf die Organtransplantation nur partiell anwendbar. Aus dieser Verzweigung der Kompetenzen resultiert eine unbefriedigende gesetzgeberische Situation, welche die Prinzipien der Legalität und der Sicherheit des Rechts verletzt. Diese Prinzipien sind jedoch für einen Rechtsstaat fundamental.
- **Verfassungsänderung:** Der Bund hat nun das Projekt eines Verfassungsartikels ausgearbeitet, der unter anderem eine globale legislative Kompetenz für den Bund vorsieht.

Die kantonale Gesetzgebung

- **Die kantonale Gesetzgebung** in Transplantationsangelegenheiten ist mangelhaft und verzettelt, teilweise sogar widersprüchlich.
  - Mehrere Kantone verfügen über gar keine Regelung. Einige Kantone haben eine formelle gesetzliche Regelung erlassen. Die Mehrzahl der Kantone aber regelt nur einige Prinzipien, meistens in einem einzigen Artikel, nämlich das therapeutische Ziel der Organentnahme, die Unabhängigkeit des den Tod feststellenden Arztes und die Zustimmung des Verstorbenen oder seiner Angehörigen.
  - Keines der derzeit gültigen Gesetze ist umfassend.
  - Gewisse kantonale Vorschriften beschränken sich darauf, generell oder für spezifische Fragestellungen auf die Richtlinien der Schweizerischen Akademie der Medizinischen Wissenschaften hinzuweisen.
  - Verschiedene kantonale Gesetze oder Verordnungen zum o.g. Thema unterscheiden sich in den einzelnen Vorschriften fühlbar oder widersprechen sich (manchmal sogar innerhalb desselben Kantons). Typisches Beispiel ist die Organentnahme bei einer verstorbenen Person. Die Mehrzahl der Kantone zieht ein Widerspruchsmodell vor (Entnahme erlaubt, sofern nicht vom Verstorbenen oder seinen Angehörigen Widerspruch erhoben wird), andere ein Informationsmodell (Pflicht zur ausdrücklichen Information der Angehörigen vor der Entnahme), wieder andere schließlich ein Einwilligungsmodell (ausdrückliche Einwilligung als Voraussetzung für die Entnahme).
- **Gesetzeslücken:**
  - Es fehlen Regeln für einen Konflikt zwischen dem Willen des Spenders und demjenigen seiner Angehörigen.
  - Der Schutz der gespendeten Organe ist nicht (genügend) sichergestellt.
  - Es fehlen Kriterien für die Empfängerauswahl (diese Aufgabe wird nur durch eine Institution privatrechtlicher Natur, SWISS TRANSPLANT, wahrgenommen; sie ist im Moment nicht der Kontrolle durch den Staat unterstellt).

Das Bundesrecht

- **Die Bundesgesetzgebung** enthält keinerlei Vorschrift, die spezifisch auf die Transplantation gerichtet ist.
- **Allgemeine Regeln:** Immerhin enthalten einige allgemeine, fundamentale Regelungen das Verbot des Organhandels (vor allem Art. 20 des Obligationenrechts

[OR], der die Ungültigkeit jedes rechtswidrigen oder sittenwidrigen Vertrags stipuliert) und den Schutz des Selbstbestimmungsrechts eines Patienten (Art. 27 und 28 des Zivilgesetzbuches [ZGB]).

➤ **Kostenübernahme:** Andere Gesetze verpflichten die Krankenkassen zur Übernahme der Kosten von Transplantationen (wobei allerdings die Gesetzgebung nicht erlaubt, diese Leistungen an eine Koordination und Spezialisation der Spitäler zu binden).

➤ **Verfassungsrecht:** Die persönliche Freiheit (ungeschriebenes Verfassungsrecht), die aus der Verfassung durch die Rechtsprechung des Bundesgerichts abgeleitet ist, schützt jedes Individuum in seinem Verhältnis zu staatlichen Autoritäten. Dieses Fundamentalrecht kommt konsequenterweise auch beim Verhältnis zwischen öffentlichen Spitälern und Patienten zur Anwendung. Es schützt vor allem die physische und psychische Integrität des Individuums, sein Recht auf Selbstbestimmung und die Zustimmung des voll orientierten Patienten als Voraussetzung für jeden ärztlichen Eingriff.

Die Rechtsprechung

➤ **Genfer Gesetz:** Gestützt auf die persönliche Freiheit, hat das Schweizerische Bundesgericht die Verfassungsmäßigkeit des Genfer Gesetzes vom 17. Mai 1996 untersucht (Arrêt Himmelberger contre Grand Conseil du Canton de Genève du 16 avril 1977, Amtliche Sammlung, Band 123, 1 Teil, p. 112 ss). Das Genfer Gesetz sieht in seinem Artikel 3 vor:
- „Jede Person kann zu Lebzeiten die Entnahme von Organen oder Geweben aus dem Körper nach dem Tod untersagen. Sie kann ihren Einspruch in ein Register eintragen lassen. Nur die Ärzte einer vom Staat anerkannten Krankenanstalt können zum Register Zugang haben. Das Fehlen eines Eintrags im Register berechtigt nicht, eine Zustimmung zur Organentnahme zu vermuten."
- „Die Angehörigen eines Verstorbenen können die Entnahme innerhalb von 6 Stunden nach dem Tod verbieten. Der Tod muß nach der neuesten Fassung der Richtlinien der Schweizerischen Akademie der Medizinischen Wissenschaften festgestellt werden."

➤ **Todesfeststellung:**
- Die von Gesetzes wegen erfolgte Delegation der Todesdiagnose an die Richtlinien der Schweizerischen Akademie der Medizinischen Wissenschaften war strittig, wurde jedoch vom Bundesgericht bestätigt. Die Delegation sei genügend genau, damit der einzelne das Todesverständnis des Gesetzgebers nachvollziehen könne.
- Auf diese Richtlinien nehmen auch die Regelungen vieler anderer Kantone Bezug (z. B. Appenzell Ausserrhoden, Bern, Baselland, Luzern, Obwalden, Tessin, Zürich). Sie drücken den Konsens der Schweizerischen Ärzteschaft aus und werden durch die Mitglieder dieser Ärzteschaft sehr beachtet. Im übrigen entsprechen sie im Moment den Bedingungen des Verfassungsrechtes.

➤ **Änderungen der Praxis:** Das Bundesgericht hat allerdings einen Vorbehalt angebracht für den Fall einer wichtigen Änderung der Richtlinien. In diesem Fall könnte der Hinweis des Gesetzgebers auf Richtlinien ohne Mitwirkung der legislativen Organe zu einer fundamental anderen Praxis führen. In diesem Fall verlöre der Hinweis jedoch seine Legitimation und damit seine Gültigkeit.

3.3 Rechtliche Regelung Schweiz

- **Vermutete Zustimmung:** Bezüglich der vermuteten Zustimmung hat das Bundesgericht die Verfassungsmäßigkeit der vom Genfer Gesetzgeber geschaffenen Lösung bejaht. Es anerkennt zwar einerseits, daß vom Standpunkt des Persönlichkeitsrechts aus und vom Recht auf Selbstbestimmung über den Körper nach dem Tod die Vorschrift eines expliziten Einverständnisses befriedigender wäre, da damit jede Organentnahme mit Sicherheit verhindert werden könnte, die nicht dem Willen des Verstorbenen entspricht. Aber das Persönlichkeitsrecht der vom Tod Betroffenen darf nicht isoliert betrachtet werden; es muß den Interessen der Patienten gegenübergestellt werden, die auf ein Transplantat warten.
- **Die Forderung eines ausdrücklichen Einverständnisses** würde in praxi zu beträchtlichen Schwierigkeiten führen, wenn der Verstorbene keine Willensäußerung hinterlassen hat. Dann müßte man mit großem Aufwand die Angehörigen suchen, um von ihnen das Einverständnis zu bekommen. Die Forderung nach dem ausdrücklichen Einverständnis scheint dem Bundesgericht unter dem Gesichtspunkt des Schutzes der Persönlichkeit fragwürdig; wenn man von einem Kranken oder Sterbenden und seinen Angehörigen eine solche Erklärung verlangen würde, kann die Ankündigung des baldigen Todes sehr stark in die Privatsphäre eingreifen. Dieser Schritt könnte zu einer solchen psychischen Beanspruchung eines Menschen führen, daß er nicht mehr in der Lage wäre, eine vernünftige Entscheidung zu treffen.
- **Informationspflicht:** Damit die „Vermutung" einer Zustimmung legitim ist, ist es nach Ansicht des Bundesgerichts nötig, daß die Bevölkerung über dieses Rechtssystem wirkungsvoll orientiert wird. Die bloße Publikation des Gesetzes (und damit die Abstützung auf das Prinzip „ignorantia iuris nocet") sei ungenügend.

Der neue Verfassungsartikel

- **Artikel 24decies:** Im Juni 1998 haben die Eidgenössischen Räte einen neuen Verfassungartikel angenommen. Er verleiht dem Bund eine umfassende Kompetenz für das Gebiet der Transplantation inklusive Xenotransplantation und erlaubt die Schaffung einer einheitlichen Gesetzgebung für die ganze Schweiz:
  1. Der Bund erläßt Vorschriften auf dem Gebiet der Transplantation von Organen, Geweben und Zellen. Er sorgt dabei für den Schutz der Menschenwürde, der Persönlichkeit und der Gesundheit.
  2. Er legt insbesondere Kriterien für eine gerechte Zuteilung von Organen fest.
  3. Die Spende von menschlichen Organen, Geweben und Zellen ist unentgeltlich. Der Handel mit menschlichen Organen ist verboten.
- **Fundamentale Werte:** Die Aufzählung der Menschenwürde, der Persönlichkeit und der Gesundheit ist sicher nicht allumfassend. Sie soll aber zum Ausdruck bringen, daß der Gesetzgeber diesen Aspekten besonderes Gewicht zumessen soll, welches sogar andere Verfassungsrechte wie die Freiheit der Forschung (die vor allem auf dem Gebiet der Xenotransplantation eingeschränkt werden könnte) oder die Handelsfreiheit (hier könnte man die Möglichkeit vorsehen, die Vornahme von Transplantationen in Privatkliniken usw. zu verbieten) überwiegt.
- **Xenotransplantation:** Bis zum Inkrafttreten der neuen Gesetzgebung ist die Xenotransplantation durch eine bundesrätliche Verordnung untersagt, mit Ausnahme von klinischen Heilversuchen, die aber nach einem speziellen Verfahren bewilligt werden müssen.
- **Volksabstimmung über den neuen Artikel:** Am 7. Februar 1999 angenommen.

4.1 Ethische Probleme der Transplantation

Allgemeines

➤ In den Diskussionen um die Transplantationsmedizin wird oft behauptet, daß diese Errungenschaft auch mit ethischen Problemen zu tun habe. Hier soll diese Aussage überprüft werden, indem die ethischen Hauptdimensionen der Gesamtproblematik kurz dargestellt werden.

Lebendspende

➤ Die Lebendspende realisiert den Charakter der Gabe wesentlich realer und intensiver, als dies bei der Explantation von Organen aus Leichen der Fall ist.
➤ Damit die Gabe als echt gelten kann, soll die Garantie des aufgeklärten Konsenses durch den Spender mit großer Sorgfalt überprüft werden.
➤ Bei konsensfähigen Erwachsenen reicht in der Regel ihre qualifizierte Bekundung in einer schriftlichen Erklärung.
➤ Bei urteilsfähigen Jugendlichen erweist sich die Überprüfung des Konsenses als schwieriger. Sie gelten zu Recht als urteilsfähig, aber ihre Entscheidungsfähigkeit ist durch die Möglichkeit der psychologischen Beeinflussung durch die Eltern oder andere Personen zum Teil eingeschränkt.
➤ Hier soll die Aufmerksamkeit auf die Qualität des Konsenses gelenkt werden. Man darf erst zur Explantation schreiten, wenn keine andere Lösung anvisiert werden kann und wenn die Freiwilligkeit der Gabe mit absoluter Sicherheit feststeht.
➤ Der Hinweis auf eine bessere Verträglichkeit sowie auf relativ bessere Überlebenschancen der Lebendspende gegenüber der Organentnahme aus Leichen soll nicht direkt als medizinpolitische „Parole" zugunsten der allgemeinen Verbreitung der Lebendspende benützt werden, da die Kriterien für eine Transplantationspolitik und diejenigen, welche ethisch für eine Entscheidung im Einzelfall relevant sind, nicht immer die gleichen sein müssen.
➤ Die Möglichkeit einer Lebendspende als ein sog. belohntes Geschenk ist auszuschließen, da sonst die Organe direkt Gegenstand einer kommerziellen Transaktion werden.
➤ Unter den genannten strikten Kautelen ist aber die Lebendspende als grundsätzlich moralisch wohl begründet und als legitim zu betrachten.

Organentnahme bei Verstorbenen

➤ Die meisten Organe werden Leichen entnommen. Beim Eintritt des Hirntodes stehen wir vor einer Leiche, welche zwar Respekt genießt, aber kaum die gleichen Persönlichkeitsrechte wie ein Lebender. Es liegt nicht im Kompetenzbereich des Moralphilosophen bzw. des Moraltheologen, über die empirische Korrektheit der Definition des Hirntodes zu befinden. Seine spezifische Aufgabe besteht vielmehr darin, die anthropologische Bedeutung dieser Definition und vor allem ihre indirekten normativen Implikationen zu bedenken.
➤ Ein entscheidender Gesichtspunkt für eine ethische Bewertung der Tragweite dieser Definition ist derjenige der Irreversibilität.
➤ Sie kann in den medizinischen Wissenschaften nur mit einer methodologischen Einschränkung beurteilt werden, mit derjenigen nämlich, daß die Irreversibilität aufgrund der heutigen Erkenntnisse festgelegt wird.

4.1 Ethische Probleme der Transplantation

- Therapeutische Maßnahmen einem Moribunden gegenüber können nur so lange als Ausdruck einer moralischen Pflicht angesehen werden, als eine begründete Hoffnung auf eine Genesung oder zumindest Lebensverlängerung der kranken Person weiterhin besteht.
- Falls eine irreversible Todessituation eingetreten ist und durch eine korrekt durchgeführte Hirntoddiagnostik nachgewiesen wird, sind alle betroffenen Akteure sowohl faktisch als auch moralisch von der Verpflichtung zu weiteren therapeutischen Interventionen entlastet.

Hirntod und psychologische Wahrnehmung

- Wenn der Tod des Spenders als eine notwendige Voraussetzung für eine Explantation angesehen werden kann, bedeutet dies nicht, daß diese Voraussetzung auch gleichzeitig psychologisch ausreichend ist.
- Damit ein Organ eines Verstorbenen mit Aussicht auf Erfolg implantiert werden kann, muß eine Reihe von Abklärungen auf seiten des Spenders und des Empfängers unternommen werden. Dies verlangt strukturell eine bestimmte Quantität an Zeit, während der Verstorbene „wie ein Lebender" weiterhin sicherlich nicht „am Leben", sondern **„in seinen vegetativen Funktionen"** erhalten wird.
- Die hier sich manifestierende Unsicherheit in der Benützung der sprachlichen Ausdrücke verrät die Komplexität sowohl der Sachverhalte als auch der damit involvierten psychologischen und psychosozialen Prozesse.
- Die Pflege von Organismen klinisch Toter, welche mit hochtechnisierten Apparaturen in ihren vegetativen Funktionen erhalten werden, stellt für das betroffene Personal (vor allem Krankenschwestern und Assistenzärzte) eine psychologische Herausforderung und fast unerträgliche Belastung dar.
- Handlungen und Zeichen, die an Lebenden ihre reale und symbolische Bedeutung haben, werden hier als grotesk oder unerträglich empfunden.
- Vertreter/innen der Pflegeberufe neigen dazu, solche psychologisch unerträglichen Situationen als „unethisch" und „unverantwortlich" zu bewerten.
- Solche Unerträglichkeiten sollen aber **nicht als Mala in se** (üble Dinge in sich) bezeichnet werden, sondern als Zustände, die man möglichst verringern sollte.
- Dies ist nur möglich, indem man diese Konflikte systemisch betrachtet. Geeignete organisatorische Maßnahmen wirken hier konfliktminimierend und entlasten die Akteure von unnötigen Gewissensbissen.
- So sollte man Explantationsleichen nicht in spezialisierten Zentren konzentrieren und das für die Pflege vorgesehene Personal entsprechend oft wechseln.
- Das Warten der Angehörigen auf die Leiche des Verstorbenen, die sich im Zwischenstadium des Explantandi befindet, erweist sich nicht nur als psychologisch schwierig, sondern auch als ethisch fragwürdig. Verwandte des Verstorbenen haben eine berechtigte Erwartung auf eine bestimmte „Sichtbarkeit" seiner „Hülle", damit ein positiver Trauerprozeß eintreten kann.
- Es gibt Menschen, die ohne Verwandtschaft auf einer Intensivstation sterben. Hier wäre es möglich, den Körper für möglichst viele Explantationen zur Verfügung zu stellen (s. Rechtliche Regelungen S. 32, 35, 40).
- Die Frage ist jedoch, ob die Leiche durch eine totale Explantation zum bloßen Instrument und somit zur Sache reduziert und degradiert wird.

Einwilligung oder Konsens „e silentio"?

- Diese Problematik wird intensiv und kontrovers diskutiert. Verschiedene Rechtssysteme sehen verschiedene Lösungen vor.
- Die **Einwilligungslösung**, bei der ein Spender zu Lebzeiten in eine Organspende einwilligt, sieht eine Kontinuität zwischen der Leiche und der verstorbenen Person. Hier hat der Spender selbst eine Art Verfügungsrecht. Dieses Argument mag ethisch nicht restlos überzeugen.
- Die **Widerspruchslösung,** bei der sich der potentielle Spender zu Lebzeiten nicht geäußert hat (Konsens e silentio), betont die Dringlichkeit und Berechtigung des Anspruchs des Empfängers und seines Rechts auf Leben und Behandlung.
- Bei beiden Lösungen müssen die berechtigten Ansprüche der Angehörigen des Verstorbenen berücksichtigt werden. Sie haben kein Recht auf die Intaktheit der Leiche, wohl aber einen Anspruch auf die Möglichkeit der Trauerarbeitund auf angemessene Trauerfeierlichkeiten als Andenken an den Verstorbenen.

Zur Allokationsfrage

- Diese Frage der Organverteilung soll gleichzeitig mit den anderen und soeben erwähnten Aspekten der Gesamtproblematik beantwortet werden. Dafür gibt es bis heute keine Patentrezepte, sondern nur fragmentarische Ansätze. Die Tatsache, daß Weitergabe von Organen, wenn auch metaphorisch, eine Gabe ist, schließt per Definition sowohl das Kalkül als auch die Möglichkeit einer starren präventiven Planung der Transplantationstätigkeit aus.
- Deswegen wird zu Recht behauptet, daß in diesem Bereich **kaum von einem Recht auf Organe** geredet werden kann und darf.
- Transplantationsmedizin geschieht weder in einem Kontext von gegenseitigen Rechten und Pflichten noch in einem mit Geldleistungen durchorganisierten „Markt".
- Wie soll also unter diesen sehr speziellen Umständen eine einigermaßen faire Verteilung der bestehenden Organe geschehen? Die Frage verlangt eine mehrschichtige Antwort, welche der faktischen Strukturierung der Organisation der Transplantation angemessen ist.
- In allen „entwickelten Ländern" gilt, zuerst diejenigen Patienten als potentielle Kandidaten zu betrachten, die aufgrund einer eindeutigen **medizinischen Indikation** für eine Implantation in Frage kommen. Kompatibilitätsprobleme werden im voraus geklärt, die Kandidaten werden zuerst aufgrund der Kompatibilität ausgewählt. Eine solche medizinische Indikation ist, ethisch gesehen, ein geeignetes, ein notwendiges, aber kein ausreichendes Entscheidungskriterium.
- Aufgrund welcher Kriterien soll die Verteilung der Organe geschehen, nachdem man alle medizinischen Indikationen berücksichtigt hat und weiterhin mehr Kandidaten als Organe vorhanden sind?
- Der **Zeitfaktor** kann nicht einziges Auswahlkriterium sein. Er spielt beim Transport der Organe und bei der medizinischen Beurteilung und Behandlung der einzelnen Patienten eine zentrale Rolle; er ist also ein wichtiges, aber nicht das einzige Entscheidungskriterium.

4.1 Ethische Probleme der Transplantation

- In einigen Ländern hat man vorgeschlagen, über die medizinischen Indikationen hinaus auch **soziale Indikationen** zu berücksichtigen, wie etwa das Alter der Patienten, ihre soziale Bindung und Kompetenz usw. Aufgrund der Unsicherheit und subjektiven Färbungen solcher Bewertungen ist dieses Kriterium problematisch. Hinter einer solchen sozialen Indikation scheint eine **indirekte Bewertung der „sozialen Nützlichkeit" einer Person** zu stecken, welche der Gleichwertigkeit aller Menschen widerspricht.
- Einige Standesorganisationen schlagen vor, bei schwierigen Allokationsentscheidungen dem **Zufall durch das Los** das letzte Wort zu geben.
- Es bleibt allgemeine Pflicht, die Gerechtigkeitsdimension bei weiterem Studium dieses Problems zu berücksichtigen. Jeder Intensivierung der ethischen Sensibilität in diesem Bereich soll nicht mit Verdacht begegnet werden. Gerechtigkeitsüberlegungen haben in der Transplantationsmedizin ihre Berechtigung, auch wenn ihre Operationalisierung sich als schwierig erweist.

Ethische Aspekte der Xenotransplantation

- Die ethische Diskussion um die Xenotransplantation steckt, wie die medizinische Praxis in diesem Bereich, noch in den Kinderschuhen.
- **Tierethische Argumente und Gegenargumente:**
  - Eine erste Dimension der Diskussion um die Legitimität der Xenotransplantation ist direkt mit der sogenannten Tierrechte-Diskussion verknüpft. Viele demokratische Länder haben bereits in den 70er und 80er Jahren eine intensive Tierschutzdiskussion und eine darauffolgende Gesetzgebung erlebt.
  - In der Regel versucht man den Unterschied zwischen Mensch und Tier, als Angehörige einer anderen Spezies betrachtet, als so signifikant einzustufen, daß man mit der Berufung auf diesen Speziesunterschied – oder besser gesagt mit der Berufung auf die qualitativ anders gedeutete menschliche Existenz – zugleich auch einen anderen Schutzanspruch verbindet. Somit, so argumentieren Tierrechtler/innen, verfällt man dem Vorwurf des *Speziesismus,* also einer Form der ungerechtfertigten Diskriminierung.
  - Die mögliche künftige Praxis der Xenotransplantation würde *vitale Interessen des Menschen* angesichts heute noch fehlender, die Tiere schonender Alternativen tangieren, und insofern würde sie, auch aus der Perspektive eines Speziesismus, welcher ein gewisses Gespür für die Interessen der Tiere aufweist, immer noch ethisch vertretbar bleiben. Diese neue mögliche Errungenschaft geht sicherlich *instrumentell* mit Tieren um. Aber diese Instrumentalisierung, da sie im Kontext der vitalen Interessen des Menschen eingebettet ist, sollte rechtlich gesehen grundsätzlich nicht unbedingt anders reguliert werden als andere Instrumentalisierungen von Tieren im Dienste von vitalen menschlichen Interessen.
  - Aus tierethischen Gründen allein läßt sich also ein unbedingtes Verbot der Xenotransplantation nicht gut begründen. Es werden aber in dieser Auseinandersetzung auch noch andere Argumente angemeldet.
- **Sicherheitsargumente:** Xenotransplantationen können für den Menschen eine gewisse Gefahr darstellen, und zwar sowohl wegen der genetischen Verträglichkeit tierischer Organe als auch wegen der potentiellen, viral oder anders bedingten Infektionsgefahren.

➤ **Weitere Bedenken:**
  - Über diese Fragestellung hinaus verbleiben der ethischen Reflexion noch andere zu bedenkende Momente. Angenommen, alle Risikoprobleme seien irgend einmal angemessen beantwortet und ein Konsens in der Frage der Tierbehandlung sei erzielt worden: Wären damit auch alle ethischen Probleme bewältigt?
  - Angenommen, die Qualität der Xenotransplantation sei *ceteris paribus* (bei gleichen Ausgangsbedindungen also) immer schlechter als bei der Allotransplantation, dann stellt sich die Gerechtigkeitsfrage, nach welchen Kriterien die eine oder die andere Errungenschaft angeboten wird. Werden dann verschiedene Indikationen je nach Patientensituation formuliert werden müssen? Wird die Alternative der Kaufkraft künftiger Patienten/innen überlassen? Wird die zeitliche Dringlichkeit und die Situation des momentanen Angebotes die Frage beantworten?

➤ Fragen über Fragen, welche aber zeigen, daß die Gesamtproblematik noch der weiteren Vertiefung bedarf.

4.2 Organallokation

Vorbemerkung

- Die Allokation (Zuteilung) der Organe von Verstorbenen ist eine medizinisch-ethische Herausforderung.
- Organe von Lebendspendern stellen demgegenüber kein Allokationsproblem dar, weil in dieser Situation der Empfänger immer bekannt ist.
- Bezüglich der Organe von Verstorbenen liegt die Wichtigkeit und Dringlichkeit der Allokation darin begründet, daß die Nachfrage nach Organen von seiten der Patienten das Angebot an verfügbaren Organen regelmäßig und bedeutend übersteigt. Gerechte Allokation bedeutet also nicht, daß es ein Recht auf ein Organ gibt.

Anforderungen an die Allokation

- **Jedes Allokationssystem muß folgenden Grundanforderungen genügen:**
  - *Sachliche Richtigkeit:* Die medizinisch-fachlichen Komponenten einer Allokationslösung müssen richtig, d. h. wissenschaftlich begründet sein.
  - *Nutzenmaximierung:* Ein gespendetes Organ ist eine Gabe, mit der sorgfältig umgegangen werden muß. Die Spendenbereitschaft eines Menschen oder seiner Angehörigen impliziert die Erwartung, daß alles getan wird, damit jedes Organ seinen Zweck erfüllt. Dieser Zweck ist die Heilung von kranken Patienten.
  - *Verteilungsgerechtigkeit:* Diese ethische Maxime verlangt die Gleichbehandlung aller Fälle, den Verzicht auf Diskriminierung aufgrund von Herkunft, sozialem Status, Alter und Finanzkraft sowie eine völlige Transparenz und Offenheit der Verfahren, die keinen Raum läßt für Manipulationen.
- **Grundkonditionen einer Verteilungsgerechtigkeit:**
  - Medizinisch einwandfreie Indikation.
  - Ein für alle Patienten gleichermaßen zugängliches Gesundheitssystem, in dem die finanzielle Leistungsfähigkeit des einzelnen keine Rolle spielt.
  - Kein Organhandel.
  - Transparente Allokationskriterien.

Elemente der medizinischen Indikation

- **Ein lebenswichtiges Organ** (Lunge, Herz, Leber, Pankreas, Niere, Dünndarm) muß erkrankt und definitiv so geschädigt sein, daß der Patient in absehbarer Zeit nicht mehr ohne Organsubstitution leben könnte.
  - *Absolut* gilt dies für Lunge, Herz und Leber, da für diese Organe kein Kunstersatz zur Verfügung steht, der länger als einige Stunden oder Tage wirksam ist.
  - *Relativ* gilt diese Forderung für Pankreas, Niere und Dünndarm, da die Funktion dieser Organe durch künstliche Mittel kompensiert werden kann, allerdings unter Verschlechterung der Lebensqualität.
- **Die Transplantation muß die einzige oder beste Möglichkeit sein** (nach dem gegenwärtigen Stand der Wissenschaft), dem Patienten zu helfen. Diese Indikation ist wiederum für Lunge, Herz und Leber absoluter als für die anderen Organe.
- **Schwere medizinische Kontraindikationen**, die den Transplantationserfolg gefährden oder unmöglich machen, müssen fehlen. Ein Teil der Kontraindikationen ist allerdings durch vorherige Behandlung oder Operation abschwächbar oder eliminierbar.

- Der **psychische Zustand** muß erwarten lassen, daß der Patient nach der Transplantation die für den Erfolg entscheidenden immunsuppressiven Medikamente regelmäßig einnimmt. Diese Beurteilung ist schwierig und nicht einfach in absolut geltenden Diagnosen faßbar, sondern muß für jeden Fall individuell entschieden werden.
- **Alter:** Ist ebenfalls zu berücksichtigen, nicht per se, sondern hinsichtlich der mit zunehmendem Alter gehäuften Kontraindikationen.
- **Wohnort:** In der Regel wird ein Land die ihm zur Verfügung stehenden Organe für Patienten reservieren, die in diesem Land wohnen und behandelt werden. Ein grenzüberschreitender Transplantations-Tourismus ist nicht gerechtfertigt, da er finanziell schwache Patienten benachteiligt.
- **Aufklärung:** Es ist selbstverständlich, daß der potentielle Transplantationskandidat voll aufgeklärt sein muß über das, was ihn erwartet, über Vorteile, Risiken und alternative Behandlungsmöglichkeiten. Die Indikation zur Transplantation wird nur gestellt, wenn der Patient dies ausdrücklich wünscht (oder bei Kleinkindern die Eltern dies wünschen). Nur ein aufgeklärter Patient kann seine Wünsche in gültiger Form formulieren.

Allokationskriterien

- **Kompatible oder identische Blutgruppe**.
- **Negative Kreuzprobe** zwischen Spenderlymphozyten und Empfängerseren.
- **Keine akuten oder durchgemachten Viruserkrankungen des Spenders** (z.B. HBV, HCV, CMV), es sei denn, der Empfänger weist Antikörper gegen das betreffende Virus auf.

Beachte: Eine HIV-Infektion des Spenders ist eine absolute Kontraindikation!

- **Möglichst gute Übereinstimmung der HLA-Faktoren:** Dies gilt insbesondere für Niere, Pankreas und Dünndarm. Sie kann nicht angestrebt werden für Lunge, Herz und Leber, da die medizinische Dringlichkeit dieser Fälle und das Fehlen eines künstlichen Organersatzes es nicht gestatten, beliebig lang zu warten, bis ein HLA-kompatibles Organ zur Verfügung steht.
- **Größe und Leistungsfähigkeit** müssen ebenfalls passen. Dies gilt absolut für das Herz. Eine zu große Leber und eine zu große Lunge kann man operativ verkleinern, aber man kann nicht eine zu kleine Lunge vergrößern. Für Nieren und Pankreas spielt die Größe praktisch keine Rolle.
- **Qualität des Organtransplantats:** Ein Organ von zweifelhafter Qualität (z.B. ischämische Schädigung) wird man eher einem Patienten mit medizinischer Dringlichkeit geben als einem Patienten, der in stabilem Zustand noch länger warten kann.
- **Medizinische Dringlichkeit:** Wichtiges Allokationskriterium. Dringlichkeitist ein relativer Begriff, mit dem sorgfältig und zurückhaltend umgegangen werden muß. Hochdringlich (high urgency, super urgent) ist für Patienten in akuter Lebensgefahr reserviert, die ohne Transplantation nicht mehr als drei Tage überleben würden.
- Die Berücksichtigung einer **sozialen Dringlichkeit** (voll verdienend vs. arbeitslos, einflußreich und finanzkräftig vs. arm, Inländer vs. Ausländer, usw.) ist abzulehnen, da sie der Forderung nach Gleichbehandlung aller Patienten widerspricht.

4.2 Organallokation

- **Wartefrist:** Für den seltenen Fall, daß sich für ein bestimmtes Organtransplantat bei Beachtung aller aufgeführten Faktoren mehrere Empfänger gleich gut qualifizieren, erhält derjenige Patient das Organ, der länger auf der Warteliste stand.
- **Punktesystem:** Große Austauschorganisationen mit Hunderten von wartenden Patienten sind darauf angewiesen, die Patienten mit Punkten nach einer vorgegebenen Skala zu bewerten, damit der Computer rasch und definitiv entscheiden kann. Eine solche Punktezuteilung muß sich weitgehend auf objektive Daten wie Blutgruppe, Gewebeverträglichkeitsfaktoren, Antikörper, Virusinfektionen usw. stützen. Schon die medizinische Dringlichkeit läßt sich nur ganz grob in einige wenige Kategorien einteilen. Jeder scheut sich davor, das Alter einzubeziehen und ihm einen positiven oder negativen Wert zuzuordnen. Deswegen haben diese Systeme den Nachteil, Labordaten überzubewerten.
- **Losentscheid:** Dieser Vorschlag findet bei der Allokation keine Befürworter.
- Es ist weder möglich noch sinnvoll, die Reihenfolge und das Gewicht der einzelnen Kriterien ein für allemal starr festzulegen. Andererseits darf das im voraus festgelegte Prozedere nicht nachträglich geändert oder manipuliert werden. Das Ziel ist eine ethisch ideale und perfekte Allokation, die vielleicht nie erreicht wird, aber doch stets angestrebt werden sollte.

4.3 Psychologie des Transplantatempfängers

Allgemeines zur Wartephase

- Die Wartezeit auf ein Spenderorgan ist für die meisten Patienten und Angehörigen eine sehr belastende Zeit.
- Je nach Situation dominieren Ambivalenz gegenüber der Entscheidung zur Transplantation, Angst vor dem Tod, Schuld- und Schamgefühle gegenüber dem Spender, Ungeduld, Frustration, Anspannung und Depression.

Warten auf lebenswichtige Organe

- **Das Warten auf die Transplantation** eines für das Überleben wichtigen Organs (Herz, Lunge, Leber) beginnt aus der Sicht des Patienten bereits nach der Mitteilung der Diagnose der präterminalen Organerkrankung; aus der Sicht des Transplantationsteams beginnt das Warten, wenn der Patient definitiv für eine Transplantation in Frage kommt und auf einer Warteliste steht.
- **Das Endstadium der Krankheit ist meist schon erreicht.** Die Möglichkeit einer Substitutionsbehandlung ist nicht vorhanden, und je nach Fall besteht ein erhebliches Sterberisiko.
- **Die Dauer dieser Phase** ist unbestimmt.
- **Die Ankündigung der Transplantationsindikation** kann zu Schockreaktionen mit *Erstaunen* und *Skepsis, Orientierungslosigkeit, Mißtrauen* oder zu *extremer Angst mit Rückzug* führen.
- **Die Aufnahme als Empfänger auf eine Warteliste** führt zu Erleichterung und Hoffnung, die Ablehnung zu schwerer Depression, Frustration und Hoffnungslosigkeit.
- **Emotional** stehen die Hoffnung auf ein Weiterleben und die Angst, vor der Transplantation zu sterben, im Vordergrund.
- **Hirnorganische Beeinträchtigung durch die Grunderkrankung** ist möglich, welche die kognitive und emotionale Bewältigung der präterminalen Diagnose zusätzlich erschwert.

Beachte: Die fälschliche Interpretation einer kognitiven Beeinträchtigung als psychogene Störung kann zur ungerechtfertigten Ablehnung des Kandidaten führen.

- **Drei Bewältigungsstrategien herrschen vor:** Verleugnung, Bagatellisieren, Resignation. Der Patient bezweifelt z.B. die medizinische Notwendigkeit des Eingriffs, spielt die Risiken des Eingriffs herunter oder verneint jegliches Angstgefühl.

Beachte: In dieser Phase nimmt der Patient u.U. wesentliche Informationen trotz wiederholter Besprechung gar nicht oder nur teilweise auf. Dabei zeigt er sich affektmäßig blockiert anstatt moduliert.

- **Im weiteren Verlauf** können Schlaflosigkeit, Unruhe und Nervosität, Gereiztheit, Apathie und Alpträume bis zu schweren episodischen und andauernden Angstzuständen mit Todesängsten sowie Zwangsgedanken und Depressionen auftreten.
- **Hohe psychische Anspannung** entsteht regelmäßig durch das ständige Verfügbar-sein-Müssen.

4.3 Psychologie des Transplantatempfängers

Warten auf nicht lebenswichtige Organe

- **Der Entscheidungsprozeß** für und das Warten auf die Transplantation eines für das Überleben nicht unmittelbar wichtigen Organs (Niere, Pankreas) dauern in der Regel länger. Das Sterberisiko ist geringer. Die Substitutionsbehandlung bietet Spielraum und erlaubt Hoffnung auf das Erreichen der Transplantation.
- **Chronische Erkrankung** hat häufig bereits vor der Diskussion der Transplantation zu Einschränkungen geführt:
  - Veränderungen des Körperschemas.
  - Verlust sozialer Beziehungen und Rollenverpflichtungen.
  - Vermehrte Abhängigkeit von medizinischer Hilfe.
- **Psychische Begleiterkrankung:** Kinder und Jugendliche sowie polymorbide Patienten, beispielsweise mit einem Diabetes mellitus, haben allgemein ein erhöhtes Risiko für die Entwicklung einer psychischen Begleiterkrankung.
- **Grundkrankheit:** Sie erhöht beim Warten auf ein Spenderorgan die psychische Belastung; die Angst vor vorbereitenden Eingriffen (z. B. Nephrektomie) und anderen Faktoren, welche den Eingriff verzögern, wächst.
- **Bei längerer Wartezeit** können Zweifel über die Zuverlässigkeit des Transplantationszentrums auftreten.

Betreuung der Kandidaten in der Wartephase

- **Umfassende psychologische Betreuung und Vorbereitung des Patienten** während der Wartephase obliegt in erster Linie dem behandelnden Arzt und ist eine ebenso wichtige Aufgabe wie die sorgfältige somatische Abklärung vor der Indikationsstellung.
- **Hauptziele:**
  - *Emotionale Entlastung* und die *Aufrechterhaltung von Motivation und Compliance.*
  - Dazu ist die *wiederholte Klärung aller wichtigen Fragen des Patienten* und seiner nächsten Angehörigen, das Ansprechen der Gefühle und die Aufklärung über mögliche körperliche, psychische und soziale Folgen der Transplantation nötig.
- **Regelmäßiger (auch telefonischer) Kontakt** zum Patienten ist für dessen Durchhalten sehr wichtig. Es empfehlen sich engmaschige ambulante Konsultationstermine und fixe Anrufzeiten für Patienten und Angehörige.
- **Besuche durch das Transplantationsteam** sind bei unvorhergesehenen Hospitalisationen des Patienten während der Wartezeit unerläßlich.
- **Emotionale Unterstützung durch Familienangehörige** oder andere wichtige Bezugspersonen. Wo sie fehlt oder psychische Begleiterkrankungen bestehen, ist ggf. ein spezielles Angebot zur psychologischen Betreuung durch den Hausarzt oder eine psychiatrisch/psychotherapeutisch geschulte Fachperson (Psychiater, Psychosomatiker) erforderlich.

Allgemeine Probleme nach der Transplantation

- Das psychische Befinden hängt bei den meisten Patienten sehr stark mit dem somatischen Verlauf zusammen. Einzelne psychische Reaktionen können jedoch ähnlich wie bei anderen schweren Krisen phasenverschoben auftreten.

4.3 Psychologie des Transplantatempfängers

➤ Das psychische Befinden nach erfolgreicher Transplantation wird von den meisten Patienten als deutlich gebessert eingestuft im Vergleich zur Zeit vor der Transplantation.

Beachte: Patienten und Angehörige haben in dieser Phase oft eine Tendenz, sich in sozial erwünschter Weise darzustellen und Anpassungsprobleme zu leugnen.

Frühe postoperative Zeit

➤ **Euphorie, Erleichterung und Entspannung** über den geglückten Eingriff dominieren meist.

➤ **Labiles psychisches Gleichgewicht**.

➤ **Patienten mit vorbestehender organischer Hirnschädigung** haben vor allem ein erhöhtes Risiko für sofort oder mit zeitlicher Verzögerung auftretende Verwirrtheitszustände, Delirien und paranoid-halluzinatorische Zustandsbilder (Transplantation von Leber und Lunge bis 50%, Herz 10–20%).

➤ **Mögliche Entstehungsfaktoren eines Delirs:**
- Medikamente, v. a. Ciclosporin und Steroide bei rascher Aufsättigung, ferner Antibiotika und Virostatika.
- Infektionen (Sepsis).
- Elektrolytschwankungen, v. a. Hyponatriämie.
- Verlängerter kardiopulmonaler Bypass. Zerebrale Hypoxie.
- Fremde äußere Umgebung und die Orientierung erschwerende Maßnahmen zur Isolation (Intensivstation), Schlafumkehr.

Abstoßungskrise

➤ **Erste Abstoßungsreaktion:** Meist der Zeitpunkt der ersten *Stimmungsumkehr von der Euphorie zur Depression,* nachdem die Möglichkeit der Abstoßung bisher weitgehend geleugnet wurde.

➤ **Konfrontation** mit der Tatsache, daß man die Krankheit nicht endgültig überwunden hat, und erneute Enttäuschung über die Schwäche des eigenen Körpers.

➤ **Erneute Gefühle von Schuld**, Angst, Unsicherheit, Abhängigkeit und Entmutigung.

Postoperative stationäre Phase

➤ **Selbstvertrauen und Stolz** dominieren meist, die Patienten sind kooperativ und neigen zu Tatendrang.

➤ **Angst** vor Rückschlägen in Form von Komplikationen.

➤ **Manische Episoden:** Gelegentlich durch Steroidmedikation.

Erstes postoperatives Jahr

➤ **Neuorientierung und Veränderung von Werten** kennzeichnen diese Zeit, Adaptation an neue Möglichkeiten und Grenzen, Bewältigung neuerlicher Krisen.

➤ **Umgang mit der Veränderung des Körperbildes** und den Nebenwirkungen der Immunsuppression.

➤ **Pychisches Wohlbefinden** hängt zusammen mit dem funktionalen Status, der Zufriedenheit in Partnerschaft und Sexualität und der Akzeptanz durch das soziale und berufliche Umfeld.

4.3 Psychologie des Transplantatempfängers

- **Die subjektive Lebensqualität** wird jetzt oft durch den Patienten und seinen Lebenspartner unterschiedlich eingeschätzt: Während die Patienten sich erholen, spüren die Partner die Zeichen der Erschöpfung und erkennen die Notwendigkeit, persönliche Aufgaben und Rollen neu zu definieren.

Psychologische Nachbetreuung

- **Psychologische Nachbetreuung** ist in erster Linie die Aufgabe des behandelnden Arztes oder des Hausarztes.
- **Sämtliche psychosozialen Problembereiche** sollten bei den Routinekonsultationen angesprochen werden, insbesondere gezielt diejenigen, in welchen der Patient bereits früher Schwierigkeiten hatte. Es empfiehlt sich der Einbezug des nächststehenden Angehörigen. Fortgesetztes niederschwelliges Unterstützungs- und Hilfeangebot und gezielte Behandlung von psychiatrischen Syndromen.
- Bei entsprechender Notwendigkeit **konsiliarische Überweisung** an einen Psychiater. Dies jedoch nur nach eingehender Besprechung und immer mit dem Einverständnis des Patienten, da die erstmalige Überweisung nach der Transplantation oft als zusätzliche Kränkung erlebt wird. Patienten, die bereits während der Abklärungs- und Wartephase routinemäßig einer entsprechenden Fachperson vorgestellt wurden, akzeptieren die Überweisung meist besser.
- **Bei komplexen Verläufen** können nicht nur Patienten, sondern auch die unmittelbar in ihre Betreuung involvierten Teams die Unterstützung einer psychiatrisch-psychotherapeutisch geschulten Fachperson benötigen.

Allgemeines zu Empfängern und Lebendspendern

- Die Indikationsstellung zur Lebendspende führt in den meisten betroffenen Familien zu intensiven Auseinandersetzungen. Alle für eine Spende in Frage kommenden Personen, insbesondere Eltern oder Geschwister des Patienten, geraten dabei unter einen hohen psychologischen Druck.
- Innerhalb derselben Familie können die Einstellungen gegenüber der Organtransplantation und der Lebendspende stark variieren. Meinungsverschiedenheiten und Konflikte darüber werden aber u. U. angesichts der Bedrohung, des Drucks von außen oder von Loyalitätsverpflichtungen nicht ausgetragen.
- Der sowohl vom Spender wie vom Empfänger verbal geäußerte Wunsch zur Organentnahme und Transplantation kann nicht als sicherer Beweis dafür gelten, daß die Entscheidung vollkommen freiwillig erfolgte und die damit verbundenen psychischen Probleme bewältigt wurden.
- Gespräche sowohl einzeln mit dem Spender und dem Empfänger wie auch mit beiden gemeinsam durch einen psychotherapeutisch geschulten, vom Transplantationsteam beauftragten Arzt (Konsiliarpsychiater) können helfen, die Indikation und etwaige Kontraindikation zu überprüfen und eine realistische Einstellung zum geplanten Eingriff zu fördern.
- Bei Ambivalenz des Empfängers oder Spenders gegenüber der Entscheidung soll genügend Überlegenszeit eingeräumt, allenfalls eine erneute Evaluation nach mehreren Monaten vorgeschlagen werden. Stets soll als Alternative auch die Transplantation einer Verstorbenen-Niere in Betracht gezogen, der Patient allenfalls auf eine entsprechende Warteliste gesetzt werden.

4.3 Psychologie des Transplantatempfängers

Lebendspender

- **Life event** (Lebensereignis von besonderer Tragweite): Die Lebendorganentnahme führt in jedem Fall zu einer zumindest vorübergehenden Beeinträchtigung des Gesundheitszustandes einer zuvor gesunden und als urteilsfähig erachteten Person. Psychologisch gesehen gilt sie daher als life event.
- **Lebendspender benötigen ausreichend Bedenkzeit** und eine umfassende Aufklärung über die möglichen Konsequenzen des Eingriffs auf ihr eigenes Leben, insbesondere über die Tatsache, daß die unmittelbaren gesundheitlichen Auswirkungen der Organentnahme (Schmerzen, Komplikationen) im Einzelfall auch gravierender sein können als diejenigen der Implantation beim Empfänger.
- **Ärztliche Abklärung und Vorbereitung** sollte durch einen von demjenigen des Empfängers unabhängigen Arzt geschehen. Die persönlichen Beweggründe und die Erwartungen an den Eingriff sollten wiederholt besprochen werden.
- **Nach erfolgreicher Transplantation** können Spender in eine psychische Krise geraten, wagen aber oft nicht, fachliche Hilfe zu beanspruchen. Sorgfältige ärztliche bzw. psychologische Nachbetreuung ist hier sehr wichtig.

Empfänger einer Lebendspende

- **Bereitschaft zur Organspende einer nahestehenden Bezugsperson** bedeutet für jeden Transplantationskandidaten einen starken Beweis von Liebe und Solidarität.
- **Schuldgefühle:** Gleichzeitig stellt die Lebendspende ein Potential für eine schuldhafte Verarbeitung von Krankheit und Transplantation dar.
- **Aufklärung:** Empfänger von Lebendorganen sollten ausführlich über Vor- und Nachteile einer Lebendorgantransplantation unterrichtet werden.
- **Besonders kritische Phasen** sind die postoperative Hospitalisationsphase (Schmerzen beim Empfänger) sowie erste Abstoßungskrisen.

5.1 Immunologie und Abstoßung

Allgemeines zur Transplantatabstoßung

- Obwohl durch den Einsatz moderner immunsuppressiver Medikamente die Häufigkeit von immunologischen Transplantatabstoßungen reduziert wurde, stellt die Abstoßungsreaktion weiterhin ein Hauptproblem der klinischen Organtransplantation dar.
- **Humorale und zelluläre Abwehrkräfte** des Empfängers werden gegen die fremden Gewebeantigene des Spenders mobilisiert.
- **Abstoßungshäufigkeit nach der Transplantation von Organen eines Verstorbenen:**
  - 15% der Organe werden in den ersten 6 Monaten irreversibel abgestoßen.
  - Die Häufigkeit von akuten Abstoßungen ist nach Nieren-, Herz- und Lebertransplantation vergleichbar, nach Lungen- und Pankreastransplantation etwa 5% höher.
- **Vorderer Augenabschnitt** (Anterior Chamber Associated Immune Deviation, ACAID): Immunologisches Privileg einer aktiven Toleranz für Alloantigene; weist in Anbetracht der ausschließlich lokalen und nur während der ersten postoperativen Monate durchgeführten Immunsuppression im Vergleich zur Transplantation von parenchymatösen Organen sehr günstige Ergebnisse nach Normalrisiko-Keratoplastiken auf.

Akute humorale Abstoßung

- **Ursache:** Präformierte Antikörper in der Zirkulation des Empfängers, die gegen Lymphozytenantigene des Spenders gerichtet sind. Kann in seltenen Fällen durch endothelspezifische oder monozytenspezifische Antikörper ausgelöst werden.
- **Verlauf:**
  - Hyperakut innerhalb von Minuten bis Stunden.
  - Ausgelöst durch Antikörperbindung und Komplementaktivierung, kommt es zu Fibrinablagerung und Thrombenbildung in kleinen Gefäßen, zellulärer Infiltration und Nekrotisierung.
- **Vorkommen:**
  - Tritt heutzutage wegen der routinemäßig durchgeführten Cross-match-Untersuchung sehr selten auf.
  - Bei der Nierentransplantation seit vielen Jahren bekannt.
  - Vereinzelt beschrieben auch nach Herz- und Lebertransplantation.

Akute zelluläre Abstoßung

- **Ursache:** Gewebezerstörung durch direkte zytotoxische Wirkung von T-Zellen, massive Freisetzung von Mediatorsubstanzen und Rekrutierung weiterer immunkompetenter Zellen.
- **Verlauf:**
  - Verläuft protrahiert über Tage und weist eine typische klinische Symptomatik der Transplantatabstoßung auf.
  - Massive zelluläre Infiltration des transplantierten Organs.

- **Therapie:** Spricht in der Regel gut auf hochdosierte immunsuppressive Medikation an. Bei gleichzeitigem Auftreten einer humoralen Abstoßungskomponente (Antikörperablagerung) häufig therapieresistent. Steroidresistente akute Abstoßungen sprechen teilweise auf i. v. verabreichte monoklonale oder polyklonale Anti-Lymphozyten-Antikörper an.

Chronische Abstoßung

- **Humorale und auch zelluläre Komponenten**.
- **Verlauf:**
  - Tritt nach Monaten bis Jahren auf, verläuft langsam und im zeitlichen Ablauf sehr unterschiedlich.
  - Häufig therapieresistent.
  - Führt zum chronischen Transplantatversagen.
  - Histologisch steht die Sklerosierung des Gewebes im Vordergrund.

5.2 Gewebeantigene und Histokompatibilität

Allgemeines

- **HLA-Antigene** (Human Leukocyte Antigen):
  - Primäre Auslöser und Angriffsziele der immunologischen Abwehrreaktion gegen Organtransplantate.
  - Glykoproteinstrukturen, die an der Oberfläche der kernhaltigen Körperzellen exprimiert sind. Ihre Ausprägung wird genetisch durch Genorte am Chromosom 6 bestimmt.
  - Ein definitiver Einfluß des HLA-Systems auf den Transplantationserfolg ist bei der Nierentransplantation und Herztransplantation belegt.
- **HLA-Typisierung:**
  - *Praktisches Vorgehen:* Die HLA-A-, -B- und -DR-Antigene können entweder serologisch oder molekulargenetisch bestimmt werden. Wegen der wesentlich besseren Genauigkeit ist der molekulargenetischen DNA-Typisierung der Vorzug zu geben. Aus Sicht der technischen Durchführbarkeit und Kosten besteht bei entsprechender Ausbildung des Laborpersonals kaum ein Unterschied zwischen den zwei Methoden.
  - Bestimmung in der Regel auf weißen Blutzellen, bei Organspendern auch auf Zellen, die aus Lymphknoten oder aus der Milz gewonnen werden.

Serologische Bestimmung der HLA-Antigene

- Typisierung durch Reaktion von Zellen mit einer Batterie von Antiseren mit bekannter HLA-Spezifität. Zytotoxisches Testverfahren mit Färbung der abgetöteten Lymphozyten und Ablesung im Phasenkontrastmikroskop.
- Das HLA-System ist extrem polymorph. Mehr als 20 Antigenspezifitäten am HLA-A-Genort, 50 am HLA-B-Genort und 20 am HLA-DR-Genort sind bekannt.
- Material für die serologische HLA-Typisierung: 30 ml Heparinblut. Nicht kühlen (!), bei Raumtemperatur aufbewahren bzw. verschicken, innerhalb von 24 Stunden typisieren.
- Eine serologische HLA-Typisierung dauert etwa 4–5 Stunden.

Molekulargenetische HLA-Typisierung

- Die molekulargenetische Bestimmung ist der serologischen Typisierungsmethode an Genauigkeit überlegen und technisch ausgereift, so daß die Typisierung der HLA-A-, -B- und -DR-Antigene heute mit Hilfe von kommerziellen Testkits routinemäßig durchgeführt werden kann.
- **DNA** wird aus weißen Blutzellen oder Gewebestücken isoliert und mit synthetischen Oligonukleotiden hybridisiert. Je nach Spezifität der Oligonukleotide zeigt die Hybridisierung das Vorliegen einer bestimmten HLA-Spezifität an.
- **Vorteile:** Mit Hilfe der PCR-Reaktion reichen kleinste Mengen von Zellmaterial für eine Typisierung aus. Häufig können zusätzliche HLA-DR-Antigene bestimmt werden, die mit der serologischen Methode nicht erkannt wurden.
- **Material:** 10 ml (oder weniger) EDTA-Blut. Verschickung bei jeder Temperatur möglich (Raumtemperatur, gekühlt oder gefroren). Sterilität muß strikt eingehalten werden!
- Eine molekulargenetische Bestimmung der HLA-III-Antigene dauert mit der schnellsten Methode (PCR-SSP) etwa 3 Stunden.

Einfluß der HLA-Kompatibilität bei Nierentransplantation

➤ Bei Nierentransplantation ist in großen Studien eindeutig nachgewiesen, daß die HLA-Kompatibilität sowohl die akute als auch die chronische Transplantationsabstoßung beeinflußt (Abb. 1, 2).

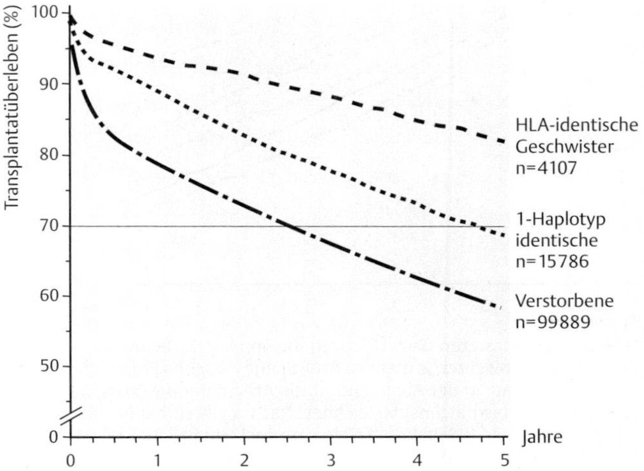

Abb. 1 Funktionsraten von Nierentransplantationen nach der Verträglichkeit für die HLA-Chromosomen. Bei HLA-identischen Geschwistern sind beide HLA-Chromosomen identisch zwischen Empfänger und Spender, bei 1-Haplotyp-identischen Verwandtentransplantationen ist ein Chromosom identisch und das zweite verschieden, bei Transplantationen von Verstorbenen sind beide HLA-Chromosomen verschieden

➤ **Funktionsraten:**
- HLA-identische Geschwisterspender (beide HLA-Chromosomen identisch): Nierenfunktionsrate nach 5 Jahren 85%.
- HLA-Haplotyp-identische Lebendtransplantationen (ein HLA-Chromosom kompatibel, das zweite inkompatibel): 72%.
- Leichennierenspender (beide HLA-Chromosomen inkompatibel): 64%.

➤ **HLA-Kompatibilität bei Nierentransplantation von verstorbenen Spendern:**
- Einfluß durch mehrere große Transplantationsregister belegt.
- *Stärke des Einflusses abnehmend* von HLA-DR zu HLA-B und HLA-A. Der Einfluß der 3 Genorte ist additiv. Für ein optimales Transplantationsergebnis ist daher Kompatibilität für alle 3 Genorte wichtig.
- Nach 5 Jahren haben Transplantationen mit 0 unverträglichen HLA-A-,–B–DR-Antigenen eine ca. 20% höhere Funktionsrate als Transplantationen mit 6 unverträglichen Antigenen. Die Erfolgsrate wird stufenweise von 0 bis 6 unverträglichen Antigenen schlechter (Abb. 2).

5.2 Gewebeantigene und Histokompatibilität

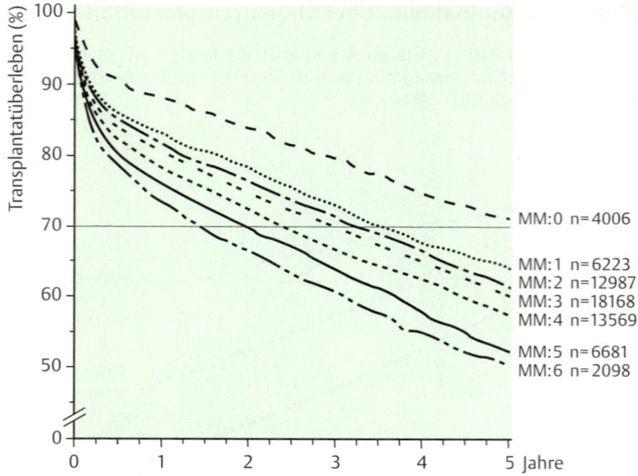

Abb. 2 Funktionsraten nach Übertragung von Verstorbenennieren. Die Erfolgsrate ist um so schlechter, je mehr HLA-Antigene zwischen Empfänger und Spender unverträglich sind; in der Abbildung ist die Anzahl der unverträglichen HLA-Antigene mit MM (mismatches) bezeichnet. Nach 5 Jahren haben Transplantationen von 0 MM eine ca. 20% höhere Erfolgsrate nach Transplantationen als mit 6 MM. Die Anzahl der ausgewerteten Transplantationen ist für jede Kurve angegeben

- *Besonders starker HLA-Einfluß:*
  - Bei Retransplantationen.
  - Bei Patienten mit präformierten lymphozytotoxischen Antikörpern.
- Transplantationen mit 0 unverträglichen Antigenen haben eine ca. 30% höhere Funktionsrate nach 3 Jahren als Transplantationen mit 6 unverträglichen Antigenen.

➤ **Problematik der Nierenverteilung:**
- Für die Erreichung einer bestmöglichen HLA-Kompatibilität ist es zweckmäßig, möglichst große Wartelisten von potentiellen Empfängern zu bilden.
- Selbst bei einer Wartelistengröße von 10.000 Patienten können allerdings nur 20% der Empfänger mit 0 inkompatiblen HLA-Antigenen transplantiert werden. Jedoch ist es möglich, Transplantationen mit 4–6 inkompatiblen Antigenen nahezu völlig zu vermeiden.

➤ **Langwarter:** Patienten mit seltenem HLA-Antigenmuster und Patienten mit hochreaktiven präformierten lymphozytotoxischen Antikörpern warten oft viele Jahre vergeblich auf eine Spenderniere. Je nach HLA-Muster sollte bei diesen Patienten nicht auf eine perfekte kompatible Niere gewartet werden.

➤ **Präsensibilisierte Patienten:**Völlig negativer Cross-match-Test ist eine unbedingte Voraussetzung für die Transplantation (s. S. 63).

HLA-Verträglichkeit bei Herztransplantation

- **Gute HLA-Kompatibilität:** Neueste Daten belegen, daß Herztransplantationen mit 0 oder 1 unverträglichem HLA-A-, -B-, -DR-Antigen eine bessere Erfolgsrate aufweisen als Transplantationen mit mehr unverträglichen Antigenen. Nach 3 Jahren haben Transplantationen mit 0–1 unverträglichen Antigenen eine um 12% höhere Erfolgsrate als solche mit 3–6 unverträglichen Antigenen.
- **Organaustausch zur Erreichung einer besseren HLA- Kompatibilität** wird wegen des kurzen Konservierungslimits bei Spenderherzen (ca. 4–5 Stunden) bisher nur in wenigen Regionen praktiziert.

HLA-Kompatibilität bei anderen Organen

- **Transplantation von Leber, Herz-Lunge und Lunge:** Bisher keine gesicherten Angaben über die Rolle der HLA-Verträglichkeit.
- **Lebertransplantation:** Es wurde sogar über einen umgekehrten Effekt berichtet, nämlich daß Organe ohne HLA-Unverträglichkeit besonders schlecht funktionieren sollen.
- **Pankreas:** Eine positive Korrelation mit der HLA-Verträglichkeit wurde festgestellt, aber nicht überzeugend bestätigt.
- **HLA-Kompatibilität bei Korneatransplantationen:**
  - Der Einfluß der HLA-Kompatibilität ist sowohl bei Normalrisiko- als auch bei Hochrisiko-Korneatransplantationen wegen sehr widersprüchlicher Ergebnisse der bisher durchgeführten Studien unklar.
  - Gründe für diese widersprüchlichen Ergebnisse sind:
    1. Bislang wurden Hochrisikotransplantationen nur durch ein erhöhtes Risiko für Immunreaktionen definiert. Beurteilungsgrundlage war nahezu ausschließlich die Wirtshornhaut-Vaskularisation. Weitere Kriterien, insbesondere ätiologische Faktoren der Hornhauttrübung, wurden nicht berücksichtigt. So macht es aber einen deutlichen Prognoseunterschied, ob bei Wirtshornhaut-Vaskularisation bei atopischer Keratitis oder bei Limbusstammzell-Insuffizienz nach Verätzung transplantiert wird.
    2. Mit Einführung der Molekulargenetik in die HLA-Typisierung wurde klar, daß zuvor angewandte serologische Techniken zu ungenau waren.
    3. Eine HLA-Typisierung post mortem ist erst seit wenigen Jahren möglich. Während zunächst nur serologisch an über mehrere Wochen (!) kultivierten retinalen Pigmentepithelzellen eine HLA-Typisierung vorgenommen werden konnte, ist mittlerweile durch die Molekulargenetik sowohl für HLA-Klasse I als auch HLA-Klasse II eine Typisierung innerhalb weniger Stunden auch aus Leichenblut möglich, das bis zu 72 Stunden nach dem Spendertod entnommem wurde (Korneatransplantate können bis zu 72 Stunden nach dem Spendertod entnommen und mit Erfolg transplantiert werden).

5.2 Gewebeantigene und Histokompatibilität

Erythrozytenantigene

- **AB0-Antigene** stellen wichtige Transplantationsantigene dar.
- **AB0-Inkompatibilität:**
  - *Nierentransplantation und Herztransplantation:* Etwa 30% niedrigere 1-Jahres-Erfolgsrate. Jedoch stoßen nicht alle Empfänger ihre Organe ab. Der Grund ist unklar. Absorption der AB0-Antikörper und Splenektomie führen nicht regelmäßig zum Erfolg; ihre Rolle ist umstritten.
  - *Lebertransplantation:* Viel geringerer Einfluß der AB0-Inkompatibilität als bei Niere und Herz. Allerdings sind Fälle von „Graft-versus-host"-Krankheit nach AB0-inkompatibler Lebertransplantation beschrieben. Immunkompetente Zellen aus dem Organ des Spenders reagieren gegen das Gewebe des Empfängers und bewirken eine hämolytische Zerstörung der Empfänger-Erythrozyten, auch bei Transplantation einer O-Leber auf A oder B.
- **Einflüsse anderer Erythrozytenantigene:** Vereinzelt beschrieben (z. B. für das Rh-System und das Lewis-System), jedoch nicht bestätigt. Mit Ausnahme der AB0-Antigene werden Erythrozytenantigene heute bei der Spenderauswahl allgemein vernachlässigt.

5.3 Präsensibilisierung und Cross-match-Test

Antikörperbestimmung

- **Lymphozytotoxische Antikörper** werden routinemäßig in allen Transplantationslabors bestimmt. Serum von Patienten, die auf eine Transplantation warten, wird gegen Lymphozyten von 30 – 60 Zellspendern ausgetestet. Als Maß für die Präsensibilisierung gilt, gegen wie viele der Zellspender das Serum positiv reagiert (Angabe in Prozent).
- **Positiver Screening-Befund:**
  - Spezifizierung der Antikörper durch Austestung gegen Zellen weiterer Spender mit bekanntem HLA-Muster.
  - Zukünftige Organspender werden ausgeschlossen, wenn sie HLA-Antigene besitzen, deren Spezifität mit den Antikörpern des potentiellen Empfängers übereinstimmt.
- **Untersuchungsmethode:** Serologischer lymphozytotoxischer Test.
- **Untersuchungsintervall:** Vor Transplantation, regelmäßig etwa alle 3 – 4 Monate.
- **Untersuchungsmaterial:** 5 ml Serum oder 10 ml Nativblut. Serum einfrieren, wenn die Untersuchung nicht am Tag der Blutentnahme durchgeführt wird.

Cross-match-Test

- Direkte Prüfung unmittelbar vor der Transplantation, ob ein potentieller Empfänger Antikörper gegen das Spenderorgan besitzt.
- Bei Nierentransplantationen ist ein Zusammenhang mit hyperakuten humoralen Transplantatabstoßungen erwiesen. Ein negativer Einfluß von präformierten lymphozytotoxischen Antikörpern auf den Transplantationserfolg ist eindeutig belegt.
- Bei extrarenalen Organen liegen keine definitiven Ergebnisse vor. Akute Abstoßungen bei positivem Cross-match wurden vereinzelt bei Herz- und Lebertransplantationen beschrieben. Jedoch wurde auch über Transplantationen mit erfolgreichem Verlauf bei positivem Cross-match-Test berichtet.

Methode

- **Serologisches lymphozytotoxisches Testverfahren**. Vorzugsweise Austestung getrennt gegen T-Zellen und B-Zellen des Organspenders.
- **Positiver Cross-match:**
  - *Positiver T-Zell-Cross-match:* Definitiv schädliche Wirkung.
  - *Positiver B-Zell-Cross-match:* Einfluß wird kontrovers diskutiert. Überwiegend wird ein negativer Einfluß angenommen, wenn die Antikörper der IgG-Klasse zugeordnet werden können. IgM-Antikörper dürften weitgehend harmlos sein.
- **Höhere Empfindlichkeit** wird durch den Einsatz der FACS-Technologie (fluorescence activated cell sorter) erreicht. Mittels Lasertechnologie können Antikörper festgestellt werden, die im herkömmlichen serologischen Verfahren unentdeckt bleiben. Nachteil: teure Apparatur, zeitaufwendig (ca. 3 Stunden).

5.4 Xenotransplantation

Allgemeines

- Der Mangel an menschlichen Spenderorganen hat zu verstärkten Anstrengungen geführt, die Verwendung von Xenotransplantaten (artfremden Organen) zu evaluieren.
- **Vorteil der Xenotransplantation** gegenüber der Allotransplantation wäre die zeitgerechte und weitgehend unlimiterte Verfügbarkeit geeigneter Spenderorgane.
- **Verschiedene Möglichkeiten** werden diskutiert und erforscht:
  - Xenotransplantate als Überbrückungsmaßnahme (z. B. bei fulminantem Leberversagen).
  - Organe von genmodifizierten Spendertieren als dauerhafter Ersatz.
  - Zelluläre, genmodifizierte Xenotransplantate (z. B. Inselzellen).
- **Vier Problemkreise** zur erfolgreichen Anwendung der Xenotransplantation in der klinischen Medizin lassen sich definieren:
  - Immunbiologische Barrieren.
  - Physiologische Inkompatibilitäten.
  - Infektiologisches Risiko.
  - Ethische und gesellschaftliche Akzeptanz.
- **Xenotransplantatarten:** Entsprechend der phylogenetischen Distanz zwischen Spender- und Empfängerspezies werden unterschieden:
  - Konkordante Xenotransplantate (z. B. Schimpanse → Mensch; Hamster → Ratte).
  - Diskordante Xenotransplantate (z. B. Schwein → Mensch; Meerschweinchen → Ratte). Bei diskordanten Kombinationen bestehen in der Regel (präformierte) xenoreaktive natürliche Antikörper gegen Spenderepitope.
  - Primär vaskularisierte Xenotransplantate (z. B. Herz, Leber, Niere, Lunge).
  - Sekundär vaskularisierte Xenotransplantate (z. B. Haut, Inselzellen).
- **Spender:** Obwohl phylogenetisch relativ weit vom Menschen entfernt, wird vor allem das Schwein als Spendertierart in Betracht gezogen (einfache Aufzucht mit kurzer Generationszeit, kompatible Größe, gesellschaftliche Akzeptanz).

Immunbiologische Barrieren

- **Xenotransplantatabstoßung:**
  - Primär vaskularisierte, diskordante Xenotransplantate (z. B. Schwein → Menschenaffe) werden innerhalb von Minuten bis Stunden durch eine hyperakute Transplantatabstoßung zerstört.
  - Xenoreaktive natürliche Antikörper (v. a. IgM-Isotyp) erkennen die unterschiedliche terminale Glykosylierung von Schweineproteinen (α1 – 3 Gal Epitope), binden an das Schweineendothel und fixieren Komplement.
  - Folge: Zerstörung des Endothels, interstitielle Blutung und Gefäßthrombosen.
  - Verstärkt wird die hyperakute Abstoßung durch Inkompatibilitäten in der Gerinnungsregulation.
  - Nach Überwinden der hyperakuten Abstoßung in experimentellen Modellen kommt es zur Aktivierung von mononukleären Zellen des Empfängers und der Endothelzellen des Transplantates (verzögerte Transplantatabstoßung). Pathogenetisch verantwortlich sind kumulative Interaktionen zwischen Endothelzellen, humoralen Faktoren, mononukleären Zellen und Plättchen.

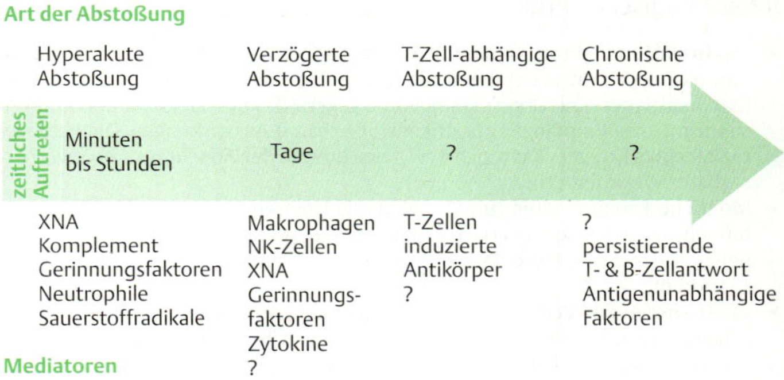

Abb. 3 Schematische Darstellung des zeitlichen Verlaufs, der Formen der Xenotransplantatabstoßung und der entsprechenden wichtigsten Mediatoren

Verstärkend wirken zudem Inkompatibilitäten zwischen Empfänger- und Spendereiweißen (v.a. bei der Thromboregulation und der Inhibition von NK-Zellen).
- In Anbetracht der limitierten Überlebenszeiten von experimentellen Schwein-zu-Primaten-Transplantaten ist die Rolle der T-Zell-vermittelten xenogenen Immunantwort nur bedingt bekannt. In-vitro-Studien zeigen, daß Schweine-Antigene sowohl direkt als auch indirekt von menschlichen T-Lymphozyten erkannt werden und proliferative und zytotoxische T-Zell-Reaktionen auslösen.
- Aufgrund von Versuchen bei konkordanten Artenkombinationen muß man auch von einer chronischen Xenotransplantatabstoßung als zusätzlichem Hindernis ausgehen.

➤ **Therapeutische Strategien:** Die meisten (experimentellen) therapeutischen Strategien zur Überwindung der Xenotransplantation beinhalten eine Kombination genetisch modifizierter Spendertiere und den Einsatz konventioneller Immunsuppressiva.

Physiologische Aspekte

➤ Inkompatibilitäten bei komplexen Steuer- und Regulationsmechanismen zur Erhaltung einer adäquaten Organfunktion. Trotz Ähnlichkeiten unter den meisten Säugetieren können Unterschiede im Detail zu Problemen führen (z.B. Orthostase nicht physiologisch für ein Schweineherz, geringe Ischämietoleranz des Schweineherzens, starke Exkretion von Harnsäure durch Schweinenieren).

➤ Molekulare Inkompatibilitäten zwischen Empfänger- und Spenderspezies können eine Dysfunktion ganzer physiologischer Regelkreise bewirken:
- Gestörte Thromboregulation (Inkompatibilitäten des Prothrombinsystems, des von-Willebrand-Faktors, der Gewebefaktorhemmung).
- Inkompatibilitäten von Hormonen und Rezeptoren (z.B. Erythropoetin).
- Bildung von antigen wirkenden Proteinen durch das Xenotransplantat.

5.4 Xenotransplantation

Infektiologisches Risiko

- Das **Infektionsrisiko**, welches mit Xenotransplantaten verbunden ist (Xenozoonosen), beherrscht zunehmend die Diskussion über die Xenotransplantation. Man befürchtet eine Übertragung von Erregern des Spenders auf den immunsupprimierten Empfänger mit unkontrollierbaren Auswirkungen. Die Pathogenizität eines Erregers kann sich bei Überschreiten der Artschranke in unvorhersagbarer Weise ändern.
- **Mögliche Erreger:** Viren (u.a. Schweine-Retroviren, Polyomavirus, Circovirus, Influenzavirus), Bakterien (u.a. Leptospiren, Bordetella bronchiseptica, Salmonellen, Pasteurella, Mycoplasmen), Parasiten (Toxoplasmen, Neospora, Cryptosporidium).
- **Maßnahmen zur Verringerung des Xenozoonose-Risikos** betreffen die Identifikation relevanter Erreger mit leistungsfähigen Testverfahren (z.B. PERT Test zur Erfassung von Retroviren), pathogenfreie Tierhaltung, epidemiologische Vorsichtsmaßnahmen und Kontrollen bei Xenotransplantatempfängern, Aufstellen international akzeptierter Standards im Umgang mit Xenotransplantaten.

Gesellschaftliche und ethische Aspekte

- **Gesellschaftlicher Diskurs:** Dreht sich hauptsächlich um eine gesetzliche Regelung der Xenotransplantation im Hinblick auf die Übertragung von Xenozoonosen (in einigen Ländern existiert ein bedingtes Moratorium). Es existieren Richtlinien und Empfehlungen verschiederer nationaler und internationaler Organisationen. Weitere Themen sind die ökonomischen Auswirkungen und die Konsequenzen auf die Spendebereitschaft für menschliche Organe.
- **Ethische Diskussion:** Umfaßt wissenschaftstheoretische Aspekte, Fragen zum Menschenbild und der personalen Identität, Fragen zur Allokation und zum Zeitpunkt klinischer Versuche, religiöse und kulturspezifische Fragen sowie tierethische Aspekte (s. auch S. 46).

Ausblick

- Primär vaskularisierte Xenotransplantate (Nieren, Herzen) von genmodifizierten Schweinen (Expression menschlicher Komplementregulatoren) befinden sich in der präklinischen Erforschung. In Kombination mit starken Immunsuppressiva beträgt das Transplantatüberleben derzeit maximal einige Wochen. Mit einem breiten klinischen Einsatz solcher Organe im Sinne einer Alternative zur Allotransplantation ist bis auf weiteres nicht zu rechnen.
- Die Entwicklung zellulärer genmodifizierter Xenotransplantate (Inselzellen, neurale Zellinien) ist weiter fortgeschritten und wird in verschiedenen klinischen Studien am Menschen bereits getestet.
- Die gesellschaftliche Regelung der Xenotransplantation (Gesetzgebung, Richtlinien, Diskurs) wird in den nächsten Jahren in den meisten Ländern einen Rahmen für die weitere Erforschung der Xenotransplantation bilden.

Allgemeines

- **Biopsie** ist ein wichtiges diagnostisches Werkzeug in der Behandlung des transplantierten Patienten. Die wichtigste Frage an den Pathologen ist dabei, ob eine Abstoßung oder eine andere Erkrankung der klinisch vorliegenden primären oder sekundären Organdysfunktion zugrunde liegt. Die histologischen Veränderungen können allerdings subtil sein, bzw. verschiedene Erkankungen können sich überlagern. Die Biopsie muß daher immer zusammen mit der Klinik beurteilt werden, und der Pathologe sollte deshalb im Transplantationsteam einen festen Platz einnehmen.
- **Spenderorgan und Nullbiopsie:** Veränderungen eines möglichen Spenderorgans werden vom Transplantationsteam beurteilt. Bei unklaren Befunden besteht die Möglichkeit, durch eine Schnellschnittuntersuchung am gefrorenen Gewebe innerhalb von 20 Minuten z. B. die Frage nach einem malignen Tumor zu beantworten. Eine intraoperativ entnommene Biopsie (die sogenannte Nullbiopsie) erlaubt es, vorbestehende Veränderungen des transplantierten Organs zu erfassen und von später aufgetretenen Organschäden abzugrenzen.
- **Explantat:** Am entnommenen Eigenorgan (v. a. bei orthotoper Transplantation) werden die Diagnose der Grundkrankheit bestätigt bzw. gestellt sowie zusätzliche Veränderungen erfaßt, welche das Risiko eines Rezidivs der Grundkrankheit beeinflussen.
- **Biopsiequalität:** Da die Gewebsentnahme aus dem transplantierten Organ schwierig sein kann, gelangen häufig nur kleine und sehr kleine Gewebsfragmente zur Untersuchung. Deshalb werden häufig die Minimalanforderungen an Größe und Qualität der entnommenen Biopsie festgelegt, mit denen noch eine ausreichende diagnostische Sicherheit erreicht werden kann.
- **Reperfusionsschaden und hyperakute Abstoßung:** Während der Organkonservierung, insbesondere durch eine verlängerte Ischämie, sowie der anschließenden Reperfusion kann es zur Organschädigung kommen (Präservierungs-/Reperfusionsschaden). Die sogenannte hyperakute Abstoßung, ausgelöst durch vorbestehende Antikörper, führt zu Fibrinablagerungen, Thrombosen und Gewebsnekrosen.
- **Diagnostische Kriterien und Gradierung der Abstoßung:** Obwohl die biologischen Grundlagen der Abstoßung wahrscheinlich dieselben sind, manifestieren sie sich histologisch in den einzelnen Organen teilweise recht unterschiedlich (vgl unten). Anfänglich verwendete jedes Zentrum eigene Kriterien zur histologischen Diagnose und Gradierung der Abstoßung. Wegen der zunehmenden Verbreitung der Transplantation wurden aber große Anstrengungen unternommen, die einzelnen Kriterien international zu standardisieren. Dies geschah und geschieht in sogenannten Konsensus-Konferenzen, von denen die Banff-Konferenz (Ort in Alberta, Kanada) wohl die bekannteste ist.
- **Akute Abstoßung:** Histologisches Hauptmerkmal ist ein primär lymphozytäres Entzündungsinfiltrat, z. T. mit aktivierten, sogenannten blastären Lymphozyten, welches zu einer zunehmenden Organschädigung führt. Eine besondere Bedeutung kommt dabei dem Angriff der Lymphozyten auf die Gefäße zu (erste Barriere), welcher zu einer „Vaskulitis“ führt. Der Schweregrad der akuten Abstoßung wird im Hinblick auf die Therapie gradiert.
- **Chronische Abstoßung:** Hauptmerkmal ist die obliterative Gefäßveränderung mit Intimaproliferation und Fibrose mit zunehmendem Verlust funktionellen Gewebes.

➤ **Weitere Veränderungen:**
- *Ischämische Organschäden.*
- *Infekte:* Zytomegalovirus und Herpesviren; Nachweis von Virus-Einschlußkörpern. Zusatzuntersuchung wie Immunhistochemie oder In-situ-Hybridisierung erhöhen die Nachweisrate. Andere Infekte: Pilze, Toxoplasma gondii.
- *Rezidiv der Grundkrankheit*, deren histologsches Bild durch die bestehende Immunsuppression verändert sein kann.
- *Lymphoproliferative Erkrankungen:* Infiltration durch atypische lymphatische Zellen (meist B-Zellen). Beweis der Monoklonalität/Oligoklonalität durch Nachweis des Immunglobulin-Rearrangements mittels Southern Blot oder PCR. Epstein-Barr-Virus-Nachweis durch In-situ-Hybridisierung.

Herztransplantation

➤ **Spenderorgan und Nullbiopsie:** Im allgemeinen wird je eine Nullbiopsie aus beiden Ventrikeln entnommen.

➤ **Explantat:** Bei den Explantaten muß auf Läsionen mit Rezidivneigung geachtet werden, insbesondere eine Amyloidose.

➤ **Biopsiequalität:** Zur Diagnose der Abstoßung werden Endomyokardbiopsien vom rechten Ventrikel entnommen. Es sind mindestens 4 Fragmente mit ausreichend Myokardgewebe für die Beurteilung notwendig, wobei narbige Veränderungen oder alte Biopsiestellen nicht berücksichtigt werden dürfen.

➤ **Akute Abstoßung** äußert sich in interstitiellen und perivaskulären lymphozytären Infiltraten (s. Abb. 4 a), die bei höherem Schweregrad ein aggressives Verhalten zeigen, d. h. zu einer Zerstörung bzw. zu Nekrosen der Myozyten führen. Bei schwerer Abstoßung treten zusätzlich vaskuläre Schäden wie Blutungen, Vaskulitis oder schweres Ödem auf.

➤ **Internationale Klassifikation der akuten Abstoßung (International Society for Lung Transplantation, ISHLT):**

0: Keine Abstoßung.
1 A: Fokale (perivaskuläre oder interstitielle) lymphozytäre Infiltrate ohne Myokardschädigung.
1 B: Diffuse (perivaskuläre oder interstitielle) lymphozytäre Infiltration ohne Myokardschädigung.
2: Ein Herd mit lymphozytärem Infiltrat und Myokardschädigung.
3 A: Mehrere Herde mit Infiltrat und Myokardschädigung.
3 B: Diffuses entzündliches Infiltrat mit Myokardnekrosen.
4: Diffuse aggressive, polymorphzellige Infiltrate (Lymphozyten, Neutrophile, Eosinophile) mit Nekrosen, evtl. Ödem, Blutungen und Vaskulitis.

➤ **Chronische Abstoßung:** Hier treten Wandverdickungen und Stenosen von epikardialen und intramuralen Koronararterienästen auf, die atherosklerotischen Veränderungen vergleichbar sind. Anhand von Endomyokardbiopsien kann die chronische Abstoßung nur indirekt beurteilt werden, da das betroffene Gefäßkaliber bei den Biopsien nicht miterfaßt wird. Hingegen wird nach den Folgen der Gefäßstenosen gesucht, nämlich nach Zeichen der chronischen Ischämie, welche sich vor allem als tubuläre Myopathie (kernhaltige Muskelzellen mit optisch leerem Zytoplasma), Myokardnekrosen und Fibroseherde äußern.

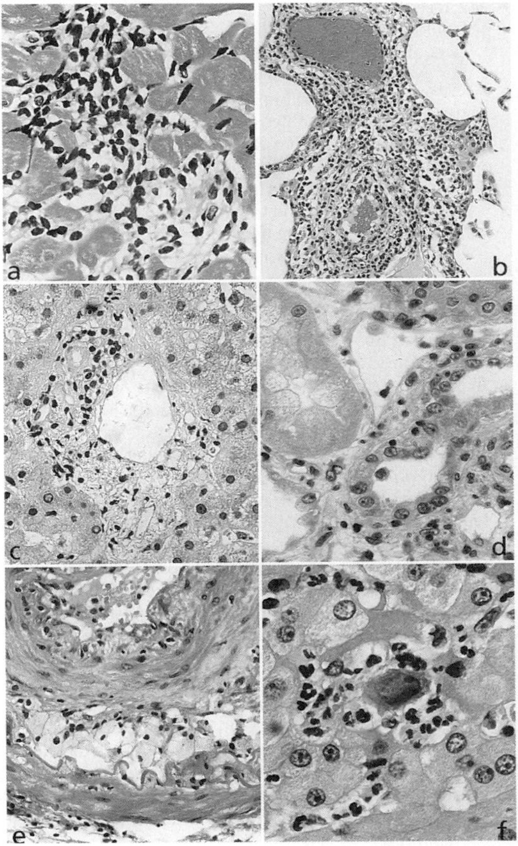

Abb. 4 a Akute Abstossung (Grad 2) des Herzens: Herd einer lymphozytären Infiltration mit Myokardschädigung.

Abb. 4 b Akute Abstossung (Grad A2) der Lunge: Perivaskuläres Entzündungsinfiltrat

Abb. 4 c Chronische Abstossung der Leber mit Gallengangsverlust: Portalfeld mit deutlich erkennbaren Venen und Arteriole aber ohne Gallengang

Abb. 4 d Akute Abstossung der Nieren: Tubulitis (Grad IA)

Abb. 4 e Schwere akute Abstossung der Nieren: Endotheliitis und Arteriitis mit intramuralen Lymphozyten

Abb. 4 f Zytomegalovirusinfekt der Leber nach Transplantation: Mikroabszeß mit zentraler zytomegaler Riesenzelle

➤ **Weitere Veränderungen:**
- *Quilty-Läsionen:*
  - Gelegentlich nachweisbare endokardiale lymphozytäre Infiltrate, die mit oder ohne Muskelschädigung auftreten können. Ihre Bedeutung ist zur Zeit noch umstritten.
  - A = *ohne* Übergreifen auf das Myokard.
  - B = *mit* Übergreifen auf das Myokard.
- *Gefäßveränderungen* wie zum Beispiel Endothelitis oder Vaskulitis.
- *Zeichen der chronischen Ischämie:* Nicht abstoßungsbedingte Myokardnekrosen oder -fibrosen und tubuläre Myopathie.
- *Zeichen einer Infektion* bei gemischtzelligem Infiltrat und/oder Erregernachweis, zum Beispiel Toxoplasma gondii oder Zytomegalievirus.

Lungentransplantation

➤ **Spenderorgan und Nullbiopsie:** Nullbiopsien werden nicht routinemäßig durchgeführt.

➤ **Explantat:** Bei den Explantaten spielt das Ausmaß von Infektionen eine Rolle, wobei vor allem bei Patienten mit entzündlichen Erkrankungen (z. B. Bronchiektasen) oder nach Steroidtherapie auf Pilze geachtet werden muß. Von Bedeutung sind ferner Krankheiten mit Rezidivneigung im Transplantat, z. B. Granulomatosen, Lymphangioleiomyomatose.

➤ **Biopsiequalität:** In der Regel werden mehrere transbronchiale Biopsien aus allen Lappen eines Lungenflügels entnommen. Es sollten insgesamt mindestens 5 Fragmente mit beurteilbarem (gefäßhaltigem) Lungengewebe zur Verfügung stehen. Diese werden in mehreren Stufenschnitten untersucht, wobei immer auch Spezialfäbungen zum Erregernachweis durchgeführt werden.

➤ **Reperfusionsschäden und hyperakute Abstoßung:** Ischämie-/Reperfusionsschäden zeichnen sich durch ein Ödem bzw. einen diffusen Alveolarwandschaden aus. Die hyperakute Abstoßung ist bis jetzt morphologisch nicht definiert.

➤ **Akute Abstoßung:**
- Manschettenartig angeordnete, perivaskuläre, vorwiegend lymphozytäre Infiltrate, die auch die Intima im Sinne einer Endothelitis infiltrieren können (s. Abb. 4b). Bei höheren Schweregraden werden die Infiltrate breiter und ausgedehnter, sie können dann auch auf benachbarte Alveolarwände übergreifen. Unabhängig davon treten lymphozytäre Infiltrate in der Wand von Bronchien und Bronchiolen auf, wo es zu Infiltration und Nekrosen des Epithels kommen kann.
- Die mononukleären Infiltrate müssen von ortsständigem, bronchusassoziiertem lymphatischem Gewebe (BALT) sowie von Infekten abgegrenzt werden.
- *Pathologisch-anatomische Beurteilung:* Die perivaskulären Infiltrate der akuten Abstoßung (bezeichnet mit A) und die lymphozytäre Bronchitis beziehungsweise Bronchiolitis (bezeichnet mit B) werden getrennt beurteilt: z. B. A2/B3.

➤ **Internationale Klassifikation der akuten Abstoßung:**

A0: Keine Abstoßung.

A1: Minimale Abstoßung: vereinzelte perivaskuläre mononukleäre Infiltrate, welche einen Ring von max. 2 – 3 Zellreihen in der perivaskulären Adventitia bilden.

A2: (I) Leichte Abstoßung: mit schwacher Vergrößerung erkennbares perivaskuläres Infiltrat, ohne Ausbreitung in benachbarte Alveolarsepten.

A3: Mäßige Abstoßung: dichtes perivaskuläres Infiltrat, mit Übergreifen auf benachbarte Alveolarsepten.

A4: Schwere Abstoßung: diffuses perivaskuläres und interstitielles Infiltrat mit Alveolarwandschaden, hyalinen Membranen, Nekrosen, Blutungen und/oder Vaskulitis.

➤ **Lymphozytäre Bronchitis/Bronchiolitis:**

B0: Keine Infiltrate.

B1: (I) Minimale Entzündung: vereinzelte mononukleäre Zellen in der Schleimhaut.

B2: (I) Leichte Entzündung: deutliches mononukleäres Infiltrat in der Submukosa, vereinzelte intraepitheliale Lymphozyten ohne Nekrosen/Apoptose.

B3: Schwere Entzündung: dichtes bandförmiges Infiltrat mit Nekrosen von Epithelzellen, Ulzera und/oder neutrophilen Infiltraten.

➤ **Chronische Abstoßung:** Bei der chronischen Abstoßung ist die Bronchiolitis obliterans von größerer Bedeutung als die chronische vaskuläre Abstoßung. Die Bronchiolitis obliterans tritt meist erst nach dem 3. Monat nach Transplantation auf. Sie äußert sich in submukösen Einlagerungen von Bindegewebe, wobei bei der aktiven Form noch mononukleäre Zellen nachweisbar sind, während es sich bei der inaktiven Form nur noch um zellarmes Narbengewebe handelt. Bei der chronisch-vaskulären Abstoßung handelt es sich, ähnlich wie bei andern Organen, um eine Verdickung der Wand durch Einlagerung von subendothelialem fibro-elastotischem Gewebe mit unterschiedlich stark ausgeprägtem lymphohistiozytärem Infiltrat.

➤ **Internationale Klassifikation der chronischen Abstoßung:**

- *Chronische Abstoßung der Luftwege (Bronchiolitis obliterans):*
  Ca (aktiv): intrabronchioläres und/oder submuköses Bindegewebe mit Infiltraten mononukleärer Zellen.
  Cb (inaktiv): Lumen verschlossen durch Narbengewebe ohne wesentliche Entzündungszellen.
- *Chronische vaskuläre Abstoßung:* Intimaverdickung von Venen und Arterien durch Fibroelastose mit mononukleären Infiltraten.

➤ **Weitere Veränderungen:**

- *Infekte:* Neben bakteriellen Infektionen vor allem Zytomegalovirus, Pilze (Aspergillus) und Pneumocystis carinii.
- *Akute alveoläre Blutungen* treten relativ häufig bei der Biopsieentnahme auf und haben dann keine diagnostische Bedeutung.
- *Alveoläre Hämosiderose* findet sich z.B. an Stellen früherer Biopsieentnahmen, kann aber auch Folge von Abstoßungsreaktionen sein.
- *Fibroseherde* wiederum können an früheren Biopsiestellen auftreten oder Folge von abgelaufenen Entzündungen sein.
- *Rezidiv der Grundkrankheit.*
- *Lymphoproliferative Erkrankung.*

Lebertransplantation

➤ **Spenderorgan und Nullbiopsie:** Das Spenderorgan sollte keine schwere Verfettung aufweisen. Zur Bestimmung des Ausmaßes der Leberparenchymverfettung und zur Abklärung unklarer Herdbefunde kann eine Schnellschnittuntersuchung durchgeführt werden. Mit der Nullbiopsie sollten vorbestehende, makroskopisch nicht erfaßte Leberveränderungen diagnostiziert werden.

5.5 Transplantationspathologie

- **Explantat:** Frischgewebe wird für eine quantitative Kupfer- und Eisenbestimmung benötigt. Außerdem müssen okkulte hepatozelluläre oder cholangiozelluläre Karzinome erfaßt werden.
- **Biopsiequalität:** Eine Biopsie sollte mindestens 4 gut beurteilbare Portalfelder enthalten. Für die Diagnoseeiner duktopenischen (chronischen) Abstoßung werden mindestens 20 Portalfelder (evtl. in konsekutiven Biopsien) gefordert.
- **Reperfusionsschäden und hyperakute Abstoßung:** Reperfusionsschäden zeigen perizentrale Ballonierung der Hepatozyen mit mehr oder weniger ausgedehnten Einzelzellnekrosen. Die hyperakute (humorale) Abstoßung ist in der Leber selten und manifestiert sich mit intravaskulären Thromben, Blutungen, eventuell mit Nekrosen und Infarkten.
- **Akute Abstoßung** (Hauptmerkmale)**:**
  1) Portalfeldentzündung, bestehend überwiegend aus Lymphozyten einschließlich blastärer (aktivierter) Lymphozyten, untermischt mit eosinophilen und neutrophilen Granulozyten.
  2) Gallengangsläsionen.
  3) Lymphozytäre Phlebitis von Zentral- und Portalvenen, sogenannte Endothelitis. Zwei dieser drei Elemente müssen für die Diagnose vorhanden sein.
- **Schweregrad der akuten Abstoßung** wird verbal und numerisch als sogenannter „Rejection activity index“ (RAI) erfaßt:
  - *Fragliche Abstoßung* (RAI: 0–2): Portales Entzündungsinfiltrat, aber nicht ausreichend für die Diagnose einer akuten Abstoßung.
  - *Leichte Abstoßung* (RAI: 3–5): Abstoßungsinfiltrat in einer Minderheit der Portalfelder ohne Verbreiterung derselben.
  - *Mäßige Abstoßung* (RAI: 6–7): Abstoßungsinfiltrat in den meisten Portalfeldern mit Verbreiterung derselben.
  - *Schwere Abstoßung* (RAI: 8–9): Abstoßungsinfiltrat in den meisten Portalfeldern mit Verbreiterung derselben; zusätzliches Übergreifen auf das periportale Läppchenareal sowie mäßige bis schwere perivenuläre Entzündung mit Übergreifen auf das Parenchym und dazugehörender perivenulärer Leberzellnekrose.
- **Chronische Abstoßung:**
  - Charakteristische Merkmale sind der zunehmende Gallengangsverlust und die obliterative Arteriopathie, die meist, aber nicht immer zusammen auftreten (s. Abb. 4c).
  - Arteriopathie, charakterisiert durch Schaumzelltransformation der Media und Intima, ist in der Nadelbiopsie selten nachweisbar.
  - Die histologische Diagnose basiert daher meist auf einem Verlust von mehr als 50% der Gallengänge.
  - Weitere Veränderungen sind perizentrale Leberzellschwellung, Venulosklerose, sinusoidale Schaumzellansammlungen und schließlich in der Spätphase eine Cholestase.
  - Unterschieden werden:
    - *Abstoßung, unsicher bezüglich Chronizität:* Fraglicher Gallengangsverlust (<50% der Gallengänge), mit und ohne lobuläre Veränderungen wie Cholestase, Venulosklerose und Leberzellnekrose.
    - *Chronische/duktopenische Abstoßung:* Gallengangsverlust (< 50% der Gallengänge) *mit* oder *ohne* lobuläre Veränderungen (Cholestase, Venulosklerose, ballonierte Hepatozyten, Leberzellnekrose) oder mit zwei oder mehr der genannten lobulären Veränderungen.

➤ **Weitere Veränderungen:**
- Gallengangsverschluß.
- Rezidiv der Grundkrankheit, insbesondere von Hepatitis B und C.
- Siehe Allgemeines S. 67.

Pankreastransplantation

➤ Bei der kombinierten Nieren-Pankreas-Transplantation wird im allgemeinen die Niere als „Indikatororgan" für den Grad der Abstoßung verwendet. Erfolgt jedoch eine isolierte Pankreastransplantation bzw. eine Pankreastransplantation nach Nierentransplanation, wird das Pankreas direkt mittels transkutaner Nadelbiopsie untersucht.

➤ **Biopsiequalität:** 2 – 3 Segmente von Parenchymläppchen mit den dazugehörigen fibrösen Septen sollten beurteilbar sein.

➤ **Akute Abstoßung:**
- Die akute Abstoßung äußert sich in überwiegend lymphozytären Entzündungsinfiltraten, gemischt mit eosinophilen und neutrophilen Granulozyten, primär nachweisbar in fibrösen Septen in einem periduktalen und perivaskulären Muster. Der Nachweis einer Endothelitis ist diagnostisch für eine akute Abstoßung.
- Mit zunehmendem Schweregrad kommt es zu einem Übergreifen der Entzündungsinfiltrate auf die Azini. Die Langerhans-Inseln werden weitgehend ausgespart.
- *Schweregrade:*

  Grad 0. *Normal:* Keine entzündlichen Infiltrate.

  Grad I. *Fragliche Abstoßung:* Vereinzelte septale Entzündungsinfiltrate.

  Grad II. *Minimale Abstoßung:* Gemischtes septales Entzündungsinfiltrat, kombiniert mit Venulitis und/oder Entzündung der Gänge und/oder Azinus-Infiltraten.

  Grad III. *Milde Abstoßung:* Wie II, zusätzlich multifokale Azinusinfiltrate mit Azinuszellschädigung oder Nekrose.

  Grad IV: *Mäßige Abstoßung:* Wie III, zusätzlich mit arterieller Endothelitis und/oder nekrotisierender Arteriitis.

  Grad V: *Schwere Abstoßung:* Ausgedehntes azinäres Entzündungsinfiltrat mit konfluierender Nekrose mit oder ohne vaskuläre und duktale Läsionen.

➤ **Chronische Abstoßung:** Zunehmender Parenchymverlust infolge zunehmender Fibrose sowie obliterative Arteriopathie. Nicht selten anfänglich Überlappung mit akuter Abstoßung (meist Grad II und III). Die Langerhans-Inseln bleiben, wie bei der chronischen Pankreatitis, am längsten erhalten.

➤ **Weitere Veränderungen:**
- Infektionen mit Zytomegalovirus (können von akuter Abstoßung schwierig abzugrenzen sein).
- Chronische Pankreatitis und peripankreatische Abszesse.
- Gefäßthrombosen.
- Rezidiv eines Diabetes mellitus I mit lymphozytärer Inselzellinfiltration.

5.5 Transplantationspathologie

Dünndarmtransplantation

- **Spenderorgan und Nullbiopsie:** Die Nullbiopsie zeigt meistens ein Ödem der Lamina propria mit herdförmig abgeledertem Oberflächenepithel ohne Entzündungsinfiltrate.
- **Reperfusionsschäden und hyperakute Abstoßung:** Herdförmige Ablederung des Oberflächenepithels mit Zeichen der Kryptenregeneration mit oder ohne Infiltration mit Granulozyten. Schweres Ödem und Blutungen werden als hyperakute Abstoßung gewertet.
- **Akute Abstoßung:** Die histologischen Merkmale beinhalten ein meist herdförmiges, primär lymphozytäres Entzündunginfiltrat, untermischt mit blastären Lymphozyten sowie vereinzelten eosinophilen Leukozyten und Granulozten, intraepithelialen Entzündungszellen (Kryptitis) und Kryptenschädigung sowie das Auftreten von Apoptose der Kryptenepithelien (sogenannte apoptotische Körper).
- **Milde Abstoßung:** Geringes, herdförmig perivenulär akzentuiertes Entzündungsinfiltrat mit degenerativen Epithelveränderungen sowie vermehrter Apoptose bei *intakter* Mukosa.
- **Mäßige Abstoßung:** Ausgedehnte Entzündungsinfiltrate der Tunica propria mit Kryptenschädigung und Kryptitis und vereinzelten Erosionen, aber *ohne* Ulzeration der Mukosa.
- **Schwere Abstoßung:** Ausgeprägte Kryptenschädigung mit Ulzera, tiefreichendem Entzündungsinfiltrat mit Übergreifen auf Nerven und Ganglienzellen und Ausbildung von entzündlichen Pseudomembranen.
- **Chronische Abstoßung:** Die primäre Veränderung ist, wie bei anderen Organtransplantaten, die obliterative Arteriopathie v. a. der größeren Arterien. Andere, weniger sichere histologische Merkmale sind Ulzera mit Zeichen von Epithelregeneration sowie apoptotische Körper. Schließlich kommt es zu einer zunehmenden Fibrose der Submukosa.
- **Weitere Veränderungen:**
  - Infekte, v. a. Zytomegalovirus (kann ein ähnliches Bild wie eine akute Abstoßung hervorrufen; entscheidend ist der Nachweis von typischen Einschlußkörpern).
  - Regenerative Epithelveränderungen und unspezifische Entzündung.

Nierentransplantation

- **Spenderorgan und Nullbiopsie:** Bei Verdacht auf Vorschädigung wie Tubulusnekrose bei Schock wird eine Nullbiopsie durchgeführt.
- **Explantat:** Die Resektion des Eigenorgans erfolgt nur in Ausnahmefällen (heterotope Transplantation), z. B. bei Infektherden, Raumproblemen bei übergroßen polyzystischen Nieren oder bei Tumoren.
- **Biopsiequalität:** Die Biopsie sollte Rinde und Mark enthalten.
- **Reperfusionsschäden und hyperakute Abstoßung:** Bei hyperakuter Abstoßung findet sich ein Endothelschaden mit Thrombosen.
- **Akute Abstoßung:** Wegen der weiten Verbreitung der Nierentransplantation ist eine Reihe von Klassifikationen gebräuchlich, wobei sich die Banff-Klassifikationauch hier zunehmend durchsetzt. Sie unterscheidet 5 Schweregrade der Abstoßung und die sogenannte „Borderline"-Veränderung. Nur die Infiltration der Tubuli durch mononukleäre Entzündungszellen, die sogenannte *Tubulitis* sowie

die *intimale Arteriitis* (im wesentlichen synonym zu „Endothelitis“) gelten als diagnostisch für eine akute Abstoßung. Die praktisch immer vorhandene interstitielle Entzündung wird zwar mitberücksichtigt, genügt aber per se nicht für die Diagnose einer akuten Abstoßung, da sie nicht mit einer Verschlechterung der Nierenfunktion einhergehen muß.

- **Akute Abstoßung (Banff-Klassifikation):**
  - *Borderline Schaden:* Fokale, milde Tubulitis (1 bis 4 mononukleäre Zellen pro tubulärem Querschnitt) ohne gleichzeitige intimale Arteriitis.
  - *Grad IA:* Signifikante interstitielle Infiltration (> 25% des Parenchyms betroffen) und fokale, mäßige Tubulitis (> 4 mononukleäre Zellen pro tubulärem Querschnitt oder 10 tubulären Zellen) (s. Abb. 4d).
  - *Grad IB:* Signifikante interstitielle Infiltration (> 25% des Parenchyms betroffen) und fokale, mäßige Tubulitis (> 10 mononukleäre Zellen pro tubulärem Querschnitt oder 10 tubulären Zellen).
  - *Grad IIA:* Signifikante interstitielle Infiltration mit milder bis mäßiger intimaler Arteriitis (V_1).
  - *Grad IIB:* Signifikante interstitielle Infiltration und mäßige intimale Arteriitis (> 25% des Gefäßlumens) (V_2).
  - *Grad III:* Transmurale Arteriitis oder fibrinoide Veränderungen und Nekrosen der glatten Muskelzellen der Media (V_3) (s. Abb. 4e).
- **Chronische Abstoßung:** Manifestiert sich histologisch als Folge einer zunehmenden Ischämie mit Glomerulopathie, tubulärer Atrophie, interstitieller Fibrose, Arterio- und Arteriolosklerose und Hyalinose.
- **Chronische Abstoßung (Banff-Klassifikation):**
  - *Grad I:* Zeichen einer geringgradigen chronischen Ischämie mit leichter Transplantat-Glomerulopathie, geringer interstitieller Fibrose und tubulärer Atrophie.
  - *Grad II:* Zeichen einer mäßigen chronischen Ischämie mit mäßiger Transplantat-Glomerulopathie, mäßiger interstitieller Fibrose und tubulärer Atrophie.
  - *Grad III:* Zeichen einer schweren chronischen Ischämie mit schwerer Transplantat-Glomerulopathie, ausgedehnter interstitieller Fibrose und tubulärer Atrophie.
- **Weitere Veränderungen:**
  - *Ciclosporinschaden* manifestiert sich entweder als persisitierende akute Tubulusnekrose ohne wesentliche Entzündungsinfiltrate oder als hyaline Arteriolosklerose (kaum abzugrenzen von Arteriolosklerose z. B. bei Diabetes mellitus). Bei akuter Ciclosporin-assoziierter Vaskulopathie können gelegentlich Gefäßveränderungen wie bei thrombotischer Mikroangiopathie (hämolytisch-urämisches Syndrom) auftreten.
  - Rezidiv der Grundkrankheit (Diabetes mellitus, Glomerulonephritits).
  - Eine *De-novo*-Glomerulonephritis kann im Transplantat auftreten, ohne daß der Patient früher an einer solchen gelitten hat.
  - Infektionen mit Polyomaviren oder Zytomegalievirus (selten) (s. Abb. 4f).
  - Lymphoproliferative Erkrankung.

5.6 Immunsuppression

Allgemeine Begriffe

- **Unterschied:** „Basisimmunsuppression" und „Abstoßungsbehandlung".
- **Unterschied: Immunsuppression** mit „chemischer Substanz" oder „antilymphozytären Antikörpern". Es gibt auch immunsuppressive Verfahrenohne chemische Substanzen oder Antikörper, z.B. „Total lymphoid irradiation" (TLI), oder sog. spenderspezifische Bluttransfusionen(Blut des Organspenders vor Transplantation) etc.
- **Unterschied: Antikörpergabe** zur „Induktionstherapie" bzw. „prophylaktisch" (beide Begriffe meinen Verabreichung ganz zu Beginn der Transplantation während Tagen bis 2 Wochen) oder „therapeutisch" (später zur Behandlung hartnäkkiger Abstoßungen).
- **Unterschied antilymphozytäre Antikörper:**
  - *Polyklonale Antikörper* (gegen viele Proteine auf der Lymphozytenmembran).
  - *Monoklonale Antikörper* (nur gegen ein Proteinmolekül auf der Lymphozytenmembran, molekulargenetisch hergestellt).
  - *Chimerisch:* Fc-Teil des Immunglobulins ersetzt durch menschliches Fc. Die beiden Fab-Fragmente behalten die ursprüngliche murine Natur (Bsp. Basiliximab; s. S. 86).
  - *Humanisiert:* Ganzes Immunglobulin mit menschlichem Fc und Fab ersetzt mit Ausnahme der antigenbindenden Sequenzen am Fab-Ende, die die ursprüngliche murine Natur behalten (Bsp. Daclizumab; s. S. 86).
- **Unterschied Nebenwirkungen:**
  - Relativ *„präparatspezifisch".*
  - *„Nichtpräparatspezifisch":* Siehe S. 88, 90, 97.
  - *Generelle Überimmunsuppression:* Bei langer oder zu hoher Dosis einer oder mehrerer Substanzen.

Prednison

- **Wirkung:** Entzündungsdrosselnd und immunsuppressiv, u.a. durch Suppression der Interleukin-1-Produktion. Die Symptomatologie entzündlicher Prozesse wird gedrosselt, z.B. schmerzloser Wundabszeß (unerwünscht) oder Abnahme vorbestehender degenerativer Skelettbeschwerden bei älteren Menschen (erwünscht).
- **Nebenwirkungen:**
  - *Cushingoider Habitus:* Vollmondgesicht, Muskelatrophie, Fettverlagerung von den Extremitäten weg und hin zum Stamm, Mediastinum, Nacken und Gesicht (reduzierbar durch kohlenhydratarme und eiweißreiche Diät, besonders initial nach Transplantation zum Zeitpunkt hoher Steroiddosierungen).
  - *Adipositas* infolge Appetitstimulation.
  - *Wundheilung* verzögert.
  - *Hautveränderungen:* Atrophie des subkutanen Fettgewebes an den Extremitäten und der Epidermis, Gefäßkapillarbrüchigkeit (Hautblutungen nach Mikrotraumata), Striae, Neigung zu Akne.
  - *Ossär:* Aseptische Knochennekrosen (vor allem der Femurköpfe, aber gelegentlich auch an den Kondylen und am Humeruskopf), Osteoporose (Zusatzrisiko bei Frauen in der Menopause) mit Frakturen der Wirbelsäule (spontan oder nach Mikrotraumata), verzögertes Wachstum bei Kindern.
  - *Sehnen:* Degeneration der Achillessehne mit Spontanrupturen.

- *Okulär:* Katarakt und Tendenz zu erhöhtem intraokulärem Druck.
- *Kohlenhydratstoffwechsel:* Diabetogener Effekt von variabler Intensität (Hyperglykämie und Glukosurie nur passager nach Verabreichung intravenöser Gramm- oder Halbgrammstöße bis hin zu insulinabhängigem Diabetes mellitus, letzteres vor allem bei vorbestehendem latentem Diabetes mellitus Typ II), erhöhter Insulinbedarf bei vorbestehendem insulinabhängigem Diabetes mellitus.
- *Fettstoffwechsel:* Hyperlipidämie.
- *Hämatologisch:* Leukozytose ohne Linksverschiebung (vor allem durch intravenöse Gramm- und Halbgrammstöße oder durch orale Prednisondosierung ≥ 100 mg/d). Dieses Phänomen ist nicht Folge einer stimulierten Leukopoese, sondern einer Mobilisation bereits gebildeter Granulozyten in die Zirkulation. Eosinopenie (Eosinophilen-Zahl im peripheren Blutbild > 3% ist ungewöhnlich unter Steroiddosierungen über 30 mg/d, weshalb nach auslösenden Ursachen gesucht werden muß, falls vorhanden, z. B. einer beginnenden Abstoßung).

➤ **Indikationen:**
- *Basisimmunsuppression:*
  - Bei Azathioprin ohne oder anstelle von Ciclosporin A zur Basisimmunsuppression ist Prednison als Begleitmedikation (zu Azathioprin) obligat (Ausnahme: probeweise bei HLA-identischen Geschwisternieren nach einjährigem perfektem Verlauf). Unter Ciclosporin-A-Basisimmunsuppression, kombiniert mit Azathioprin, kann auf Prednison verzichtet werden (Ausnahme: progrediente chronische Abstoßung).
  - Ciclosporin allein ohne Prednison (sog. Ciclosporin-A-Monotherapie) wird nur von rund 40 – 50% der Leichennierenempfänger toleriert (deshalb Vorsicht beim Ausschleichversuch: P-Kreatinin-Kontrollen mindestens 14tägig in den ersten 3 Monaten nach sistiertem Prednison).
- *Akute Abstoßung:* Erste Therapie der Wahl bei Verdacht auf akute Abstoßung. Bei Wirkungslosigkeit trotz genügender Dosierung (in der Regel nach 3 – 6 Gaben von mindestens 500 mg Methylprednisolon/Tag i. v. innerhalb von 6 Tagen) spricht man von *„steroidresistenter"* oder *„steroidrefraktärer Abstoßung"*.
- *Chronische Abstoßung:* Vor allem bei akutem Schub einer chronischen Abstoßung oder bei Auftreten einer chronischen Abstoßung nach Sistieren bzw. zu tiefer Senkung von Prednison.

➤ **Dosierungen:**
- *Basisimmunsuppression:* Initial unter Ciclosporin A genügen per os 0,5 mg/kg/Tag. Die meisten Zentren verabreichen aber intraoperativ anläßlich Transplantation einen i. v. Gramm-oder Halbgrammstoß von Methylprednisolon und geben für die ersten Tage oral oder i. v. mehr als 0,5 mg/kg/Tag. Schrittweiser Abbau der Dosierung auf eine Erhaltungsdosis von rund 0,1 mg/kg/Tag (i.d.R. 7,5 – 10 mg/Tag) innerhalb von rund 2 – 4 Monaten.
- *Therapie der akuten Abstoßung:* 0,5 – 1,0 g Methylprednisolon i. v. (verdünnt in 100 ml 0,9%iger NaCl-Lösung und verabreicht als Kurzinfusion über 30 Min.; sog. i. v. Stoßtherapie) an drei konsekutiven Tagen, falls nötig, gefolgt von 3 weiteren solchen Stößen weiterhin täglich oder an jedem 2. Tag. Bei fehlendem Effekt nach 6 Stößen in 6 Tagen ist spätestens ein zusätzliches Medikament (z. B. ATG oder OKT 3) bzw. eine Reevaluation der Diagnose indiziert.

5.6 Immunsuppression

- *Therapie der chronischen Abstoßung:* Erhöhung oder Wiedereinsetzen der Prednisongabe bei dokumentierter progredienter chronischer Abstoßung auf maximal 15 mg/Tag (höhere Dosierungen zur Langzeittherapie nicht empfehlenswert wegen Nebenwirkungen).

➤ **Dosierungskontrollen:** Periodische Evaluation (mindestens einmal jährlich), ob *Prednison reduziert oder ausgeschlichen* werden kann oder wieder eingesetzt oder erhöht werden muß.

Azathioprin (Imurek)

➤ **Wirkung:** Drosselung der Purinsynthese (DNA und RNA in allen Körperzellen) und dadurch Verzögerung der Lymphozytenproliferation nach Stimulation durch Fremdantigen.

➤ **Nebenwirkungen:**
- *Hämatologisch:*
  a) Leukopenie (am häufigsten), vor allem wenn kombiniert mit Allopurinol (Reduktion der Azathioprindosierung auf 1/4 notwendig, sonst Gefahr einer lebensbedrohlichen Leukopenie!);
  b) Makrozytose (häufig), gelegentlich makrozytäre Anämie (vor allem in Kombination mit ACEH);
  c) Thrombopenie (selten und nur in Kombination mit dominierender Leukopenie ± Anämie).
- *Haut:* Alopezie (selten).
- *Hepatisch:* Cholostatische Hepatose („Peliosis hepatis", sehr selten).
- *Pankreas:* Fragliche Risikosteigerung für akute Pankreatitis (sehr selten).
- *Lunge:* Fibrosierende Alveolitis (sehr selten).

Cave:
- Allopurinolgabe ohne Reduktion der Azathioprindosierung ist ein Kunstfehler!
- Virusinfekte (vor allem Zytomegalie) können passager die Azathioprintoleranz senken.

➤ **Indikationen:**
- *Basisimmunsuppression:*
  - Kombiniert mit Prednison (bei Ciclosporin-A-Intoleranz: siehe Ciclosporin A).
  - Kombiniert mit Ciclosporin A allein ohne Prednison (bei unerwünschter Prednisongabe: Kinder im Wachstum, Diabetes mellitus, Adipositas, dokumentierte aseptische Knochennekrose, ausgeprägte Steroid-Haut-/-Augen-Nebenwirkungen etc.).
  - Dauernde Dreierkombination (sog. Tripeltherapie) von Azathioprin, Ciclosporin A und Prednison ist nur indiziert bei Transplantation mit hohem immunologischem Risiko (Abstoßung eines früheren Transplantats innerhalb von 12 Monaten oder zytotoxische Anti-HLA-Antikörper im Serum von Transplantatierten gegen 80% unausgewählter Blutspender), bei chronischer Abstoßung oder bei chronischer Ciclosporin-A- Nephrotoxizität (siehe unten).
- *Chronische Abstoßung:* Als Zugabe bei dokumentierter chronisch progredienter Abstoßung trotz hochdosiertem Ciclosporin A (≥ 250 ng/ml im 12-Stunden-Nüchternvollblut gemessen mit monoklonalen Antikörpern) und Prednisontherapie (= 7,5 – 10 mg/Tag, hochdosierte Tripeltherapie).

- *Chronische Ciclosporin-Nephrotoxizität:* Zur risikoabdeckenden Begleitung einer Senkung der Ciclosporindosis auf niedrige Spiegel (50 – 100 ng/ml, niederdosierte Tripeltherapie).

➤ **Dosierungen:**
- 2 mg/kg/Tag per os oder i. v. (Dosierungsäquivalenz i.G.z. Ciclosporin A) und absolut nicht über 200 mg/Tag.
- Dosisanpassung an Leukozytenzahl (≥ 3500 ml).
- Azathiopringabe passager aussetzen, wenn Leukozytenzahl sinkt, trotz Gabe von 0,5 – 1,0 g Methylprednisolon i. v. am Vortag.
- Dosissenkung um rund $^2/_3$ bis $^3/_4$ bei Zugabe von Allopurinol.

➤ **Dosierungskontrollen:**
- Initial tägliche Blutbestimmungen bis zum Bekanntwerden der individuell tolerierten Menge. Dies ist erneut nötig, wenn neu Allopurinol eingesetzt werden sollte oder Verdacht auf eine floride Zytomegalie besteht.
- Periodische Evaluation (mindestens einmal jährlich), ob bei Ciclosporin-A-Basistherapie Azathioprin im individuellen Fall ausgeschlichen werden darf.

Mycophenolat Mofetil (CellCept)

➤ **Wirkung:** Selektive Drosselung der Purinsynthese in Lymphozyten durch Blokkade der Inosin-Mono-Phosphat-Dehydrogenase, weil die Purinsynthese in Lymphozyten von diesem Enzym abhängt, im Gegensatz zu den anderen Körperzellen.

➤ **Nebenwirkungen:**
- *Hämatologisch:* Leukopenie, Anämie, Thrombopenie.
- *Intestinal:* Nausea, Erbrechen, Magenschmerzen, Diarrhöe.

➤ **Indikationen:**
- *Basisimmunsuppression:*
  - Kombiniert mit Ciclosporin-Neoral oder Tacrolimus und Prednison anstelle von Azathioprin (signifikant weniger Abstoßungen).
  - Nach 6 Monaten kann auch eine Dualtherapie mit Sandimmun-Neoral (ohne Prednison) verabreicht werden mit den gleichen Indikationen wie Sandimmun, kombiniert mit Azathioprin (siehe Azathioprin). In Erprobung steht ferner die Kombination mit Tacrolimus (anstelle von Ciclosporin A und Azathioprin).
  - Kombination von Mycophenolat mit Tacrolimus bewirkt häufig Durchfall.
- *Therapie der Abstoßung:* Bei steroidresistenter interstitiell-zellulärer akuter Abstoßung (Tubulitis) sowie probeweise auch bei chronischer Abstoßung anstelle von Azathioprin (Nutzen noch nicht bewiesen).

➤ **Präparate:**
Für perorale Medikation CellCept Tabletten (zu 500 mg) und Kapseln (zu 250 mg), für i. v. Medikation CellCept Pulver (zu 500 mg) zur Herstellung eines Infusionslösungskonzentrats.

➤ **Dosierungen:**
- 2 × 1000 mg täglich per os, bei Personen > 100 kg 2 × 1500 mg, bei Personen < 50 kg 2 × 750 mg.
- Passagere Dosisreduktion auf 2 × 250 mg/d bei schweren gastrointestinalen Nebenwirkungen, dann langsamer Aufbau auf alte Dosierung.
- Dosisanpassung an Leukozytenzahl (≥ 3500).
- Mycophenolat passager aussetzen, wenn Leukozytenzahl sinkt am Tag nach 0,5 – 1,0 g Methylprednisolon i. v.

- **Dosierungskontrollen:**
  - Regelmäßige Blutbild-Kontrollen.
  - Bestimmung des Mycophenolat 12-h-Nüchternspiegels. Zielspiegel noch in Erprobungsphase (1,5 – 4,0 ng/ml). Notwendigkeit und Vorteil solcher Spiegelbestimmungen noch umstritten.
  - Tacrolimus interferiert mit Mycophenolat-Kinetik. Mycophenolat-Dosierung senken, wenn kombiniert gegeben mit Tacrolimus.

Ciclosporin A (Sandimmun)

- **Wirkung:**
  - Potente Immunsuppression durch Inhibition der Interleukin-2-Produktion auf Ebene der m-RNA-Bildung in T-Lymphozyten (Ciclosporin A bindet intrazellulär mit Cyclophilin und blockiert Calcineurin, das an der Aktivation der m-RNA-Produktion für Interleukin-2 beteiligt ist). Keine Hemmung der Interleukin-1-Produktion in Makrophagen.
  - Präparate: Für i. v. Medikation Sandimmun-Ampullen, für perorale Medikation Sandimmun Neoral (in Deutschland Sandimmun Optoral).
- **Nebenwirkungen:**
  - *Renal:*
    a) *Funktionelle Senkung der glomerulären Filtration,* dosisabhängig durch Tonuserhöhung im Vas afferens (Anstieg des p-Kreatinins um rund 10%) (ohne morphologischen Effekt, voll reversibel).
    b) *Funktionelle tubuläre Effekte,* betreffend Kaliumsekretion (Hyperkaliämie) und Magnesiumrückresorption (Hypomagnesiämie).
    c) *Akute Nephrotoxizität* (dosisabhängig mit reversibler, morphologisch faßbarer Tubulotoxizität: isometrische Vakuolen, Megamitochondrien und Mikroverkalkungen in proximal tubulären Epithelien sowie Abfall der glomerulären Filtration von 30% bis > 50%, entspricht Bild des akuten Nierenversagens).
    d) *Chronische Nephrotoxizität* (mit typischer Arteriolopathie, bestehend in Myozytennekrosen und plumpen Proteinniederschlägen in einzelnen Vasa afferentia mit nachfolgender irreversibler tubulärer Atrophie der zugehörigen hypoperfundierten Nephrone und streifenförmiger interstitieller Fibrose in deren Umgebung: irreversibel).
    e) Als Seltenheit kann es zu einem Ciclosporin-A-induzierten *hämolytisch-urämischen Syndrom* kommen. Die Klinik ist wie die einfache akute Nephrotoxizität ein akutes Nierenversagen, aber kombiniert mit einer hämolytischen Anämie (Hämoglobin- und Haptoglobinabfall, LDH massiv und freies Hämoglobin leicht erhöht), einem Thrombozytensturz und dem Auftreten von Fragmentozyten im roten Blutbild.
  - *Kutan:* Hypertrichose im Gesicht, in Ohren und an den Extremitäten (bei Frauen störend: Behandlung mit Epilationscrème, Wachs-Enthaarungsmethoden oder Rasieren).
  - *Zahnfleisch:* Gingivahyperplasie, vor allem bei schlecht versorgtem oder schlecht gepflegtem Gebiß (Plaque). Therapie: Plaque-Entfernung, seltenerweise operative Gingivaentfernung; Metronidazol (noch wenig dokumentiert).
  - *Leber:* Hyperbilirubinämie bei hohen Ciclosporinspiegeln, diskreter, passagerer Anstieg der Leberenzyme (dosisabhängig in den ersten Wochen; verschwindet spontan nach Initialphase).

- *ZNS:* Häufig Tremor.
- *Peripheres Nervensystem:* Parästhesien (Kribbeln in Fingern, kaltes Wasser als heiß empfinden und vice versa etc.); Rarität: schmerzhafte Polyneuropathie (stechender Schmerz bei oberflächlicher Berührung und Quadrizeps-Schwäche).
- *Glatte Muskulatur der peripheren Arteriolen:* Konstriktion → *Hypertonie* (unklar, ob direkter lokaler vasokonstriktiver Effekt oder/und gesteigerter Sympathikotonus). Die Hypertonie spricht gut an auf Calcium-Channel-Blocker. Die Ciclosporininduzierte Hypertonie läßt sich aber auch gut mit Betablokkern, ACEH und anderen Antihypertensiva behandeln.
  Cave: Verapamil oder Diltiazem wirken verzögernd auf den hepatischen Ciclosporinabbau und müssen von einer Senkung der Ciclosporindosierung begleitet werden. Dies ist nicht der Fall für Nifedipin, Amlodipin und Isradipin.
- *Quergestreifte Skelettmuskulatur:* Bei hoher Dosierung Schwäche in unteren Extremitäten (Quadrizeps), Rarität; unabhängig von Hyperkaliämie.
- *Ossär:* Anstieg der alkalischen Phosphatase (der ossären) ohne negative Folgen auf den Knochen (gesteigerter Turnover, keine Osteopenie).
- *Kohlenhydratstoffwechsel:* Leichter diabetogener Effekt (klinisch ohne Relevanz).
- *Lipidstoffwechsel:* Leichte Erhöhung des Plasmacholesterins (vor allem, wenn gleichzeitig mit Steroiden verabreicht; umstritten, ob unter Ciclosporin-Monotherapie Cholesterin ebenfalls erhöht ist).
- *Harnsäurestoffwechsel:* Hyperurikämie (kein tubulärer Effekt, sondern niedrigere Harnsäure-Clearance infolge reduzierter glomerulärer Filtration), gelegentlich Gichtanfälle. Bei akuten Anfällen kurzfristige Steroiderhöhung (25 mg/Tag), weil nichtsteroidale Entzündungshemmer die glomeruläre Filtration unter Ciclosporin-A-Therapie deutlich verschlechtern; anschließend Korrektur der Hyperurikämie mit Urikosurika, wie Benzbromaron (wirkungsvoll trotz erniedrigter Nierenfunktion bis zu einem p-Kreatinin von 250 μmol/l) oder Allopurinol (bei p-Kreatinin > 250 μmol/l).
- *Elektrolyte:* Hyperkaliämie, Hypomagnesiämie.

➤ **Indikationen:**

- *Basisimmunsuppression:* Primäre Methode der Wahl für Nieren-, Nieren-Pankreas-, Herz- und Lungentransplantation. Initial kombiniert mit Prednison und Azathioprin oder Mycophenolat oder nur mit Prednison. Vielerorts wird Ciclosporin A erst einige Tage nach Leichennierentransplantation eingesetzt unter ATG-Schutz, wenn sich die initiale ischämische Komponente erholt hat (weil ischämisches Nierengewebe besonders empfindlich für Ciclosporin-Nephrotoxizität ist).
- *Akute Abstoßung:* Nur indiziert als akute Abstoßungstherapie bei Organtransplantationen, die unter Azathioprin und Prednison (ohne Ciclosporin A) eine steroidresistente akute Abstoßung entwickelt haben.
- *Chronische Abstoßung:* Zugabe von Ciclosporin A indiziert bei chronischer Abstoßung, die sich unter Azathioprin und Prednison (ohne Ciclosporin) entwickelt hat, sofern nicht bereits zu weit fortgeschritten (p-Kreatinin-Erhöhung von > 400 μmol/l).

5.6 Immunsuppression

- **Dosierungen:**
  - *Basisimmunsuppression:* Je nach zusätzlicher Gabe anderer Immunsuppressiva unterschiedlich. Bei Ciclosporin-Monotherapie: 15 – 17 mg/kg/Tag; bei Kombinationstherapie mit Prednison allein: 10 – 12 mg/kg/Tag; bei Kombination mit Azathioprin und Prednison (Tripeltherapie): 6 – 8 mg/kg/Tag. Bei zusätzlicher Verstärkung der Tripeltherapie mit einer antilymphozytären Substanz (sog. initiale Quadrupeltherapie; s. antilymphozytäre Antikörper S. 84): 3 – 6 mg/kg/Tag. Das initiale „mg/kg/Tag-Dosierungskonzept" hat den Nachteil, mageren Personen zu wenig und dicken Patienten zu viel zu verabreichen. Bewährt hat sich initial bei Quadrupeltherapie eine gewichtsunabhängige Gabe von 2 × 200 mg pro Tag (per os) mit nachfolgender Anpassung der Dosierung aufgrund von Blutspiegelmessungen an die gewünschten Zielspiegel (Tab. 9, sog. ***spiegeladaptierte Dosierung***).

Tabelle 9 Ciclosporin-A-Zielspiegel (ng/ml) (Richtlinien für Nierentransplantat ohne Abstoßung)

Immunologische Risikoklasse	Zeitpunkt nach Transplantation			
	0 – 3 Mt	**4 – 12 Mt.**	**12 – 24 Mt.**	**24 Mt.**
Durchschnitt	250 – 350	150 – 250	100 – 200	100 – 200
Hoch (hyperimmunis. Raschabstoßer früherer Transplantate)	250 – 350	250 – 350	200 – 250	150 – 200
Niedrig (HLA-ident. Geschwister)	150 – 200	100 – 150	80 – 120	80 – 120

Maßnahmen: ± 10 % toleriert; ± 20 % beobachtet, evtl. korrigiert; ≥ 30 % korrigiert.
Die Werte in der Tabelle beziehen sich auf 12-Stunden-Nüchtern-Vollblutspiegel, gemessen mit monoklonalen spezifischen Antikörpern und TDX-Methode (Abbott). Regelmäßig wird mit spiegeladaptierter Dosierung die verabreichte Menge nach einigen Wochen kleiner und liegt schließlich im Durchschnitt bei 3 – 4 mg/kg/Tag mit einer Spannbreite von 2 – 7 mg/kg/Tag. Wie in der Tab. ersichtlich, sind die Zielspiegel-Richtwerte der immunologischen Risikosituation angepaßt, erfordern zusätzlich aber eine Anpassung an die individuelle Situation (Bedarf, renale Verträglichkeit etc.).

  - *Chronische Abstoßung:* Bei histologisch dokumentierter chronisch-vaskulärer Abstoßung mit progredienter Nierenfunktionsverschlechterung empfiehlt sich eine hochdosierte Ciclosporin-A-Tripeltherapie (mit Azathioprin und Prednison). Der Ciclosporin-A-Spiegel sollte etwa im Bereich von 250 – 350 ng/mgl liegen. Die dadurch möglicherweise induzierte/verstärkte chronische Ciclosporin-A-Nephrotoxizität (superponiert auf die chronische Abstoßung) ist in Kauf zu nehmen, weil sie langsamer progredient ist als die chronisch vaskuläre Abstoßung. Die Dosierung zur Erreichung solch hoher Spiegel ist individuell sehr unterschiedlich und schwankt zwischen 2,8 und 9,0 mg/kg/Tag, im Mittel (Median) 5,9 mg/kg/Tag.

- *Akute Ciclosporin-Nephrotoxizität:* Reduktion der Ciclosporindosierung in kleinen Schritten (um 2×25 mg/Tag), bis normaler Zielspiegel erreicht ist (Tab. 9). Die Nierenfunktion sollte sich dabei verbessern, andernfalls hoher Verdacht auf akute Nierentransplantatabstoßung (akute Nephrotoxizität = Fehldiagnose).
- *Chronische Ciclosporin-Nephrotoxizität:*
  - Senkung der Ciclosporindosierung, falls nötig bis zur Erreichung des Niederspiegelbereichs (50 – 100 ng/ml). Dann mindestens ein zusätzliches Medikament: Prednison (7,5 mg/Tag) oder Azathioprin (normal dosiert: s. oben) zur Abdeckung des Risikos für „zu wenig Immunsuppression".
  - Niedrigdosierte Tripeltherapie: Zeigt die Biopsie des Nierentransplantats eine Mischung aus chronischer Ciclosporin-A-Nephrotoxizität mit Arteriolopathie, aber zusätzlich auch eine chronische interstitielle Abstoßung, empfiehlt sich Ciclosporin A im Spiegelbereich 50 – 100 ng/ml, Azathioprin normal dosiert und Prednison (5 – 10 mg/Tag). Die Dosierung für diesen Ciclosporin-Niedrigspiegelbereich ist individuell unterschiedlich, variiert von 0,9 bis 4,7 mg/kg/Tag, im Mittel (Medianwert) 2,4 mg/kg/Tag. Für Ciclosporin A in neuer galenischer Form (Neoral, Optoral) gelten die gleichen Zielspiegel.

➤ **Dosierungskontrollen:**
- In den ersten Wochen sind zur Dosierungsadaptation mehrmals pro Woche reguläre Blutspiegelbestimmungen empfehlenswert. Nach Erreichen des Zielspiegelbereichs und dokumentierter Stabilität genügen Spiegelbestimmungen 3 – 4 × jährlich. Bei Patienten, die nur alle 1 – 4 Monate ambulant erscheinen, ist eine Blutspiegelbestimmung bei jeder Kontrolle hilfreich (Compliance-Überprüfung, Interferenz mit unbekanntem Medikament, das der Patient von einem anderen Arzt erhielt ohne Mitteilung, etc.).
- Zusätzliche Blutspiegelbestimmungen sind immer nötig bei verschlechterter Nierenfunktion oder wenn Medikamente neu eingenommen werden, die mit dem Metabolismus von Ciclosporin A interferieren.
- *Medikamente, die den Sandimmunspiegel senken* und deshalb durch spiegelkontrollierte Dosiserhöhungen begleitet werden müssen: Antiepileptika, besonders Phenytoin (neurologische oder kardiale Indikation), Barbiturate, Carbamazepin (Tegretol), viele Tuberkulostatika (Rifampicin, Ethambutol und Isoniacid; Rifampicin wird neuerdings häufig verabreicht mit anderer Indikation als Tbc), Griseofulvin.
- *Medikamente, die den Sandimmunspiegel erhöhen* und deshalb zu einer Dosierungssenkung zwingen: Ketoconazol und Derivate, Verapamil, Diltiazem, Tetracycline und Makrolide (Erythromycin, Clarithromycin).

Tacrolimus (Prograf)

➤ **Wirkung:** Calcineurin-Inhibitor analog Ciclosporin A (s. S. 80). Einziger Unterschied zu Ciclosporin A: Keine Aktivierung von TGFβ.

➤ **Nebenwirkungen:**
- *Renal:* Analog der Ciclosporin A-Nephrotoxizitat (s. S. 80, renal a – e).
- *Intestinal:* Nausea, Obstipation, Diarrhöe (seltener als mit Mycophenolat).
- *ZNS:* Tremor (stärker als mit Ciclosporin A), Kopfschmerzen, Schlafstörungen, Wahrnehmungsstörungen.
- *Herz-Kreislauf:* Hypertonie (weniger als mit Ciclosporin A), sehr selten Ventrikelhypertrophie, Rhythmusstörungen.

- *Lipidstoffwechsel:* Erhöhung von Cholesterin und Triglyzerid (weniger als mit Ciclosporin A).
- *Kohlenhydratstoffwechsel:* Hyperglykämien bis de novo Insulin-abhängiger Diabetes mellitus (insulotoxischer als Ciclosporin A).
- *Haut:* Alopezie.

➤ **Indikationen:**
- *Basisimmunsuppression:* Kombiniert mit Azathioprin oder Mycophenolat und Prednison analog Ciclosporin A (s. S. 82), aber etwas potenter. Die Möglichkeit zum Steroidentzug ist noch größer als mit Ciclosporin A. Bei Lebertransplantation vielerorts als Basisimmunsuppression bevorzugt.
- *Therapie der akuten Abstoßung:* Transplantatrettung bei steroidresistenter schwerer Abstoßung unter Ciclosporin-A-Therapie auch bei vaskulärer Abstoßung (ca. 75% Rettungserfolg).
- *Therapie der chronischen Abstoßung:* Analog Ciclosporin A. Erfolg bzw. Indikation noch ungenügend dokumentiert.
- *Zum Ersatz von Ciclosporin A* bei schwerster Gingivahyperplasie oder unzumutbar starker Hypertrichose bei Frauen.

  Cave:
  1) Vorsicht bei Ersatz von Ciclosporin A bei latentem Diabetes mellitus, der noch nicht insulinabhängig ist.
  2) Die Kombination Tacrolimus und Mycophenolat mit Prednison ist sehr immunsuppressiv und sollte eher für immunologische Risikokonstellationen als für den Normalfall eingesetzt werden. Die Kombination führt sehr häufig zu gastrointestinalen Nebenerscheinungen (besonders Durchfall).

➤ **Dosierung:**
- *Basisimmunsuppression:* 0,3 mg/kg/d, geteilt in 2 Dosen, dann langsamer Abbau, gerichtet auf Zielspiegelerreichung. Zielspiegel in den ersten 2 Monaten: 10 – 15 ng/ml, ab 3. Monat 8 – 12 ng/ml und nach 12 Monaten bei guter Transplantatfunktion 5 – 10 ng/ml.
- *Rescue-Therapie bei resistenter akuter Abstoßung:* 0,3 mg/kg/d mit Zielspiegel initial bei 15 – 20 ng/ml.
- *Chronische Abstoßung:* Gleiche Spiegel wie bei akuter Abstoßung.
- *Nephrotoxizität oder schwere Neurotoxizität:* Vorsichtige Senkung, schrittweise um 2×1 mg/kg/d (nicht häufiger als 2 × pro Woche).

➤ **Dosierungskontrollen:**
- Nüchternblutspiegelmessungen analog Ciclosporin A (s. S. 82).
- Zusätzliche Blutspiegelmessungen, wenn sich die Nierenfunktion verschlechtert oder Medikamente eingenommen werden, die mit der Tacrolimuskinetik interferieren. Grundsätzlich handelt es sich um dieselben Medikamente, welche auch Ciclosporin-A-Spiegel heben oder senken (s. S. 83). Der Effekt bei Tacrolimus ist eher stärker; 50 mg Diflucan, das noch keinen Effekt auf den Ciclosporin-A-Spiegel aufweist, kann jenen von Tacrolimus bereits anheben.

Anti-T-Lymphozyten-Globulin (ATG)

➤ **Wirkung:** Wirksame Immunsuppression durch Zerstörung von T-Lymphozyten. Wegen der *Polyklonalität der Antikörper* sind verschiedene Proteine auf der Lymphozytenmembran betroffen, welche auch auf Granulozyten und Thrombozyten zu finden sind (Kreuzreaktion).

➤ **Nebenwirkungen:**
- *Allgemein:* Subfebrilität bis Febrilität am 1. – 2. Tag der Gabe.
- *Hämatologisch:*
  a) Thrombopenie.
  b) „Periphere" Leukopenie.
- *Immunisierung:* Gegen Pferde- oder Kaninchen-Proteine (je nach Art des ATG). Als Folge davon: Immunelimination und dadurch Inaktivierung des ATG (weitere Gabe trotz Immunisierung ist nicht sinnvoll, aber keine subjektiven Nebenwirkungen; Zeitverlust in kritischer Phase).
- *Wiederholte Gabe:*
  a) Erhöhtes Infektionsrisiko (CMV, Pneumocystis, Pilze).
  b) Erhöhte Inzidenz von monoklonalen Gammopathien.
  c) Erhöhtes Lymphomrisiko.

➤ **Indikationen:**
- *Initiale Induktionstherapie* (= „prophylaktische" Anwendung) in den ersten 7 – 14 Tagen einer Transplantation (erste Gabe unmittelbar vor Transplantation). Empfehlenswerte Behandlung bei Patienten mit hohem immunologischem Abstoßungsrisiko (= früheres Transplantat innerhalb von 12 Monaten abgestoßen oder zytotoxische Anti-HLA-Antikörper gegen Lymphozyten von ≥ 80 % unausgewählter Blutspender).
- *Steroidresistente Abstoßung* und jede vaskulär proliferative Abstoßung („therapeutische" Anwendung). Der „zweite Einsatz" von ATG (z. B. bei steroidresistenter Abstoßung nach bereits initial erfolgter Induktionstherapie mit ATG) ist problemlos nach Ausschluß von inzwischen gebildeten Anti-Kaninchen- oder Anti-Pferde-Antikörpern. Der „dritte Einsatz" hingegen (z. B. zur Behandlung einer zweiten steroidresistenten Abstoßung beim gleichen Patienten) muß gut überlegt sein wegen Infekt- und Lymphomrisiko und wegen ohnehin schlechter Prognose bei zwei steroidresistenten Abstoßungen.
- *Ciclosporin-A-induziertes hämolytisch-urämisches Syndrom:* ATG während 7 – 10 Tagen, um das passagere Absetzen von Ciclosporin abzudecken.

➤ **Dosierung:**
- *Kaninchen-Globulin:* 3 – 4 mg/kg/Tag, gelöst in 250 – 500 ml 0,9 % NaCl und infundiert über 4 Stunden während 7, maximal 14 Tagen hintereinander.
- *Pferde-Globulin:* 10 – 15 mg/kg/Tag in 500 – 1000 ml 0,9 % NaCl, appliziert wie Kaninchen-Globulin während 7 – 14 Tagen.

➤ **Dosierungskontrollen:**
- Ausschluß von Anti-Kaninchen-/Anti-Pferd-Antikörpern vor Therapie/Retherapie.
- Messung der T-Lymphozyten in der Zirkulation zur Titration der Dosierung. Kann gemacht werden, ist aber sehr aufwendig.

Anti-CD3-Antikörper (OKT 3)

➤ **Wirkung:**
- Potente Immunsuppression durch Inaktivierung des T-Zell-Rezeptors (teils Überschichtung, teils Modulation = Einstülpung ins Zellinnere, teils ganze Lympholyse).
- Monoklonaler, gentechnisch hergestellter Antikörper (Mäuseprotein).

- **Nebenwirkungen:**
  - *Allgemein:*
    - First dose reaction („cytokine release syndrome“), die bis zur dritten Gabe persistieren kann, bestehend aus Fieber mit Schüttelfrost (wesentlich stärker als mit ATG), Kopfweh mit Meningismus, Nausea und Bauchweh, Lungenödem (Überwässerung und Prälungenödem vor erstem OKT-3-Einsatz ist Kontraindikation zur OKT-3-Gabe).
    - Ursache: Effekt von Tumor-Nekrose-Faktor-Ausschüttung in Zirkulation, ausgelöst durch initiale CD3-Stimulation (vor anschließender Inaktivierung).
    - Kann reduziert (nicht verhindert) werden durch 0,5 – 1,0 g Methylprednisolon i. v. Vorgabe (warten mit OKT-3-Gabe bis 60 Min. nach Ende der Methylprednisolongabe).
  - *Hämatologisch:* Leichte Thrombopenie (Mechanismus unklar).
  - *Immunisierung gegen Mäuseprotein:* Unterscheidung zwischen der Bildung von isotypischen Antikörpern (gegen Mäuseprotein generell: weniger relevant) und idiotypischen Antikörpern (spezifisch für das Mäuse-Immunglobulin gegen CD3 sehr relevant). Konsequenz wie bei ATG (s. oben), d. h. Ausweichen auf ein antilymphozytäres Globulin einer anderen Spezies.
  - *Erhöhtes Infektrisiko:* Monoklonale Gammopathie und Lymphom, vor allem bei wiederholter Gabe und kumulativer Dosierung > 75 mg.
- **Indikationen:** Steroidresistente Abstoßung und Ciclosporin-A-induziertes hämolytisch-urämisches Syndrom analog ATG (s. oben), hingegen nicht empfehlenswert zur initialen Induktionstherapie.
- **Dosierung:** 5 mg (1 Ampulle) täglich in einer peripheren Vene als Bolus (Vorteil gegenüber ATG) während 7, maximal 14 Tagen. Retherapie möglich, aber Indikation gut überdenken, bevor die kumulative Dosis von 75 mg überschritten wird (Lymphom-Risiko).
- **Dosierungskontrollen:**
  - Ausschluß von idiotypischen Anti-Mäuse-Antikörpern.
  - Messung von T-Lymphozyten zur Dosierungstitration (analog ATG) möglich, aber nicht nötig.

Anti-Interleukin-2-Rezeptor-Antikörper (Simulect, Zenapax)

- **Wirkung:** Rekombinanter, chimärischer oder humanisierter, monoklonaler Antikörper, der als Interleukin-2-(IL-2-)Rezeptorantagonist wirkt. Bindung an die Alpha-Kette (CD25-Antigen), die auf der Oberfläche von T-Lymphozyten nach antigenem Stimulus exprimiert wird. Durch diese Bindung wird das Interleukin-2-Signal zur T-Zell-Proliferation unterbunden.
- **Nebenwirkungen:**
  - Im Prinzip die allgemeinen und bekannten Nebenwirkungen der immunsuppressiven Therapie.
  - Präparatspezifische Nebenwirkungen sind (noch) nicht bekannt.
  - Studien an schwangeren oder stillenden Müttern liegen noch nicht vor, so daß hier bei der Anwendung Vorsicht geboten ist. Als Immunglobulin tritt das Präparat in die Milch über.
  - Nebenwirkungen durch Kombination mit anderen gebräuchlichen Immunsuppressiva, insbesondere Azathioprin, Mycophenolat, Mofetil, Ciclosporin, Tacrolimus; ATG und OKT 3 wurden bisher nicht nachgewiesen. Mögliche Überimmunsuppression ist aber zu beachten.

➤ **Indikation:**
- Bestandteil der Basisimmunsuppression, insbesondere Induktionstherapie.
- Studien liegen erst über die Nierentransplantation vor.

➤ **Dosierung:**
- *Simulect (Basiliximab):* Pulver, eine Ampulle 20 mg, in 5 ml Aqua dest. aufzulösen. Totaldosis 40 mg, und zwar 20 mg innerhalb von 2 Stunden vor der Transplantation und 20 mg vier Tage nach Transplantation. Applikation als langsame (20 bis 30 Minuten) intravenöse Kurzinfusion in NaCl 0,9% oder Glukose 5%. Bei Kindern unter 40 kg Körpergewicht Halbierung der Dosis empfohlen.
- *Zenapax (Daclizumab):* Lösung mit 25 mg/Ampulle. Einzeldosis 1 mg pro kg Körpergewicht. Erste Dosis innerhalb von 24 Stunden vor der Transplantation, nächste sowie weitere Dosen im Abstand von jeweils 14 Tagen. Der Standardtherapiezyklus besteht aus insgesamt fünf Dosen. Applikation als langsame intravenöse Infusion (15 Min.) in 50 ml NaCl 0,9%.

➤ **Dosierungskontrollen:**
- Nicht nötig, da mit den angegebenen Dosen keine Überdosierung erreichbar ist.

Weitere Immunsuppressiva

➤ Diese Immunsuppressiva sind noch nicht im Handel.

➤ **OKT 4:** Muriner monoklonaler Antikörper gegen CD4-Molekül mit humanisiertem Fragment des Antikörpers (weniger Immunisierung). Man verspricht sich von OKT 4 besondere Fähigkeiten zur Toleranzinduktion.

➤ **Anti-LFA1-(CD 11 a)** und **Anti-ICAM-Antikörper (Enlimomab):** Humanisierte monoklonale Antikörper gegen Adhäsionsmoleküle auf Lymphozytenmembranen. Klinische Ergebnisse sind erst in der Erhebungsphase.

➤ **Bredinin (Mizoribin):** Purinsynthesehemmung, vergleichbar mit Azathioprin. In mehreren japanischen Kliniken anstelle von Azathioprin (mit gleicher Indikation) eingesetzt. Soll weniger hämatologische Nebenwirkungen haben.

➤ **Brequinar:** Pyrimidinsynthese-Inhibitor. Klinische Erfahrung steckt in den Anfängen.

➤ **Deoxyspergualin:** Onkologisches Chemotherapeutikum von guanidinähnlicher Struktur, nur parenteral verabreichbar. Synergistischer Effekt mit Methylprednisolon. Klinische Indikation dürften steroidresistente Abstoßungen sein (Alternative zu antilymphozytären Ak).

➤ **FTY 720:** Struktur unveröffentlicht. Induziert Apoptose von Lymphozyten. Noch keine klinische Erfahrung.

➤ **Malononitritamid** (Derivat von Leflunomid): Hemmt die Pyrinidonsynthese und die Thyrosinkinase. Möglicher künftiger Einsatz: Basisimmunsuppression, chronische Abstoßung, Xenotransplantation.

➤ **RAD:** Analog von Rapamycin (siehe dort).

➤ **Rapamycin (Sirolimus):** Makrolid mit ähnlicher Struktur wie Tacrolimus, aber anderem Wirkungsmechanismus. Synergistischer Effekt mit Ciclosporin oder Tacrolismus. In klinischer Prüfung als Rapamune und als vollsynthetisches Präparat RapamycinRAD sowohl zur Initialtherapie als auch bei chronischer Abstoßung.

6.1 Infektionen allgemein

Ursachen und Erreger

➤ **Begünstigende Faktoren beim Empfänger:**
  - Primäre Erkrankung (z.B. Diabetes mellitus), medikamentöse Therapie der Primärerkrankung (z.B. Zytostatika, Prednison), Art der Transplantation, Operationstrauma, Regime der Immunsuppression, Abstoßungskrisen, Graft-versus-host-Reaktion.
  - Infekthäufigkeit nach Lebertransplantation unter Tacrolimus geringer als mit herkömmlicher Immunsuppression.
  - Mycophenolat zeigt im Tierversuch eine Anti-Pneumocystis-carinii-Wirkung und reduziert bei HCV-Infekt nach Lebertransplantation die Virusreplikation.

➤ **Häufigste Erreger:**
  - Gramnegative Bakterien (Escherichia coli, Enterobacter, Klebsiella, Pseudomonas, Acinetobacter, Serratia u.a.)
  - Grampositive Bakterien (Staphylococcus aureus, Staphylococcus epidermidis, Streptococcus, Enterococcus, Pneumococcus, Haemophilus influenzae, Listeria monocytogenes, Legionella).
  - Anaerobe Bakterien (Bacteroides, Clostridium, Nocardia u.a.).
  - Pilze (Candida albicans, Aspergillus, Mucor, Cryptococcus).
  - Viren (Zytomegalievirus [CMV]), Herpes simplex, Herpes zoster, Epstein-Barr-Virus (EBV), Adenoviren, Rotaviren, Papovaviren.
  - Parasiten (Pneumocystis carinii, Toxoplasma gondii, Mycoplasma hominis).

Bakterielle Infekte allgemein

➤ **Lokalisierte bakterielle Infekte:** Reduktion der Immunsuppression ist in der Regel nicht indiziert.

➤ **Generalisierte Infekte:** Azathioprin und Steroide sollten gekürzt werden, während Ciclosporin in voller Dosis beibehalten wird.

➤ **Sepsis:** Die Immunsuppression sollte mit Ausnahme einer Erhaltungsdosis Prednison abgesetzt werden.

Zeitliches Auftreten der Infektionen

➤ **Erster postoperativer Monat:** Infekte sind meist bedingt durch Erreger, die vor der Transplantation akquiriert bzw. mit dem Transplantat übertragen wurden oder die normalerweise postoperative Infekte verursachen. Opportunistische Infekte sind selten.

➤ **Zweiter bis sechster Monat:** Das Infektionsrisiko ist am größten. Dauer der Immunsuppression und tägliche Dosierung begünstigen opportunistische Infekte. Die Dauer der Inkubationszeit der wichtigsten Viruserkrankungen fällt in diese Phase.

➤ **Nach dem ersten Halbjahr** nimmt bei guter Transplantatfunktion die Infekthäufigkeit ab und gleicht sichn zusammen mit Erregerspektrum und Infektlokalisation, derjenigen der Normalbevölkerung an. Patienten mit schlechter Transplantatfunktion infolge wiederholter oder chronischer Abstoßungen leiden oft an chronischen viralen Infektionen.

Diagnostik

- **Präoperatives, serologisches Screening** (CMV, EBV, HIV, Hepatitis B/C, Herpes simplex, Herpes zoster, Toxoplasmose, Legionella, Mycoplasma, Lues): Urinkultur, Sputumkultur und Tuberkulintest.
- **Postoperatives Screening:** Wöchentliche Kulturen von Urin, Sputum/Trachealsekret, Drainagesekreten. Serologie für CMV (IgG, IgM und „immediate early antigen") sowie Toxoplasmose.
- **Bei Infektionsverdacht:** Röntgen-Thorax, Kulturen von Blut und Drainagesekreten, Urin und Bronchialsekret auf Bakterien und Pilze, Leukozytenzahl und -differenzierung, C-reaktives Protein, Virusserologie und Lokalisationsdiagnostik.
- **Spezielle Diagnostik Lunge:** Bronchoalveoläre Lavage, transbronchiale Aspiration, Aspiration von Kaverneninhalt, Lungenbiopsie transbronchial oder offen.

Impfungen

- **Grippeimpfung** bei Leber-, Lungen-, Herztransplantierten jeden Herbst.
- **Pneumovac-23-Impfung** bei Aufnahme auf die Transplantationsliste bei allen Transplantationen angezeigt.
- **Hepatitis-B-Impfung** HBsAG-negativer Kandidaten vor der Transplantation.

Beachte: Impfungen mit attenuierten Virenstämmen nach der Transplantation sind verboten! Gefahr der generalisierten Infektion unter Immunsuppression.

- **Tetanus:** Die Immunantwort auf das Tetanusantigen der Impfung ist nach Nierentransplantation schlechter als unter Dialyse. Die Intervalle zwischen Boosterinjektionen sollten daher verkürzt werden.
- **Diphtherie:** Die Immunantwort auf das Diphtherieantigen ist nach Nierentransplantation gleich oder besser als unter Dialyse.

Prophylaxe

- **Perioperative Antibiotikaprophylaxe bei Transplantationen** wird (im Gegensatz zur üblichen „Single-shot"-Prophylaxe) über 5 – 10 Tage weitergeführt. Anwendung vor allem von Penicillinen (z. B. Amoxicillin/Clavulansäure 1 – 2 × 1,2 g tgl.) oder Cephalosporinen (z. B. Ceftriaxon 1 × 2 g tgl.).
- **Isolation:**
  - Die Patienten, bei denen eine Transplantation durchgeführt wurde, werden unmittelbar postoperativ zur Senkung des Infektionsrisikos isoliert.
  - Die Isolation dauert höchstens 2 – 3 Tage für Leber- und Lungenempfänger und 3 – 5 Tage für Herz- und Herz-Lungen-Empfänger.
  - Bei Nieren- und Nieren-Pankreas-Empfängern reicht ein Aufenthalt in der aseptischen Intensivstation.
- **Abstoßungsbehandlung** mit Anti-Lymphozyten-Antikörpern kann ebenfalls Grund für eine Isolationsbehandlung ein.
- **Schutz vor Candidainfekten des Oropharyngealbereichs:** Ab 1. postoperativen Tag eine Prophylaxe mit Amphomoronal-Mundspülungen 4 × tgl. für 4 – 6 Wochen.
- **Prophylaxe gegen opportunistische Erreger** beginnt ca. 3 Wochen nach der Operation. Sie umfaßt je nach transplantiertem Organ Maßnahmen gegen Pneumocystis carinii (s. S. 96), Herpes simplex (s. S. 92), Zytomegalievirus bei Abstoßungsbehandlung (s. S. 90) und Toxoplasma gondii (s. S. 96).

6.2 Spezielle Infekte

Zytomegalievirus-Infekt (CMV)

- **Häufigkeit und Infektrisiko:**
  - Häufigster Infekterreger nach Transplantationen mit 60–96% klinischem oder serologischem Infektnachweis. Seronegative Nierenempfänger machen in 58–90% serologisch, in 48–60% klinisch einen Infekt durch, seropositive Empfänger in 50–80% bzw. 20–40%. Die Infektraten für die anderen Transplantationen sind vergleichbar.
  - Die CMV-Hepatitis ist mit 50–59% Inzidenz die häufigste Hepatitis nach Lebertransplantation. Die Letalität beträgt 22%.
  - 25–28% der CMV-Infekte nach Herztransplantation enden tödlich.
  - Anti-Lymphozyten-Antikörper (ALG, ATG, Atgam, OKT 3) stellen von seiten der Immunsuppression das größte Risiko für eine CMV-Infektion dar (Inzidenz 5fach erhöht). Deshalb sollten bei deren Einsatz die anderen Immunsuppressiva reduziert oder eine CMV-Prophylaxe betrieben werden.
  - 90% der CMV-Infekte treten zwischen 3 Wochen und 4 Monaten nach Transplantation auf. Der Häufigkeitsgipfel liegt bei 6–8 Wochen für Herz- und Nierentransplantationen, bei 4–6 Wochen für Lebertransplantationen.
  - CMV-Infekte sind nach Lebertransplantationen seltener unter Immunsuppression mit Tacrolimus als unter herkömmlichen Regimen.
- **Übertragung:**
  - Primärinfektion durch Übertragung mit dem Transplantat oder Bluttransfusionen bei seropositivem Spender und seronegativem Empfänger, häufig symptomatisch schwerer Verlauf.
  - Seropositive Empfänger können durch Reaktivierung eigener, latenter Viren einen Reinfekt erleben, welcher sich durch erneutes Auftreten von Anti-CMV- IgM manifestiert.
  - CMV-positive Transfusionen oder Transplantate können bei seropositiven Empfängern zu einem CMV-Superinfekt mit Viren des Spenders führen.
  - Im Blut Übertragung von CMV in inaktiver Form in T-Zellen und Monozyten. Am infektiösesten sind Blutkonserven IgM-positiver Spender. Inzidenz transfusionsbedingter CMV-Infektion bei seronegativen Empfängern seronegativer Organe 0–33%.
  - In Transplantaten ist CMV in Passenger-Leukozyten und Endothelzellen zu finden.
- **Symptomatik:**
  - *Prodromi:* Mononukleoseähnliches Bild mit Fieber, Krankheitsgefühl, Leukopenie und Myalgie.
  - *Interstitielle Pneumonie:* In ca. einem Drittel der Fälle, trockener Husten und zunehmende Dyspnoe.
  - *CMV-Hepatitis* mit Transaminasenanstieg in 25–50% der Fälle.
  - *Gastrointestinaler Befall:* Ulzera mit Blutungen im Ösophagus, Duodenum, Zäkum und rechtsseitigen Kolon, meist einhergehend mit Anorexie, Nausea, Gewichtsverlust, Erbrechen und Diarrhö.
  - *CMV-Enzephalitis* (selten): Bewußtseinstrübung, Krampfanfälle und Meningismus.
  - *CMV-Chorioretinitis* tritt getrennt von den obigen Krankheitsbildern 4–8 Monate nach Transplantation auf und führt ohne Therapie rasch zum Erblinden.

- *Leukopenie und Verschiebung des T-Helfer-/T-Suppressor-Zellverhältnisses* von normal 1,5 auf 0,1 – 0,5 als zusätzliche Immunsuppression. Dadurch werden Superinfekte mit opportunistischen Keimen wie Listeria monocytogenes, Aspergillus, Candida und Pneumocystis carinii begünstigt.
- *Chronische, schlecht therapierbare Abstoßungsreaktionen* durch Interferenz mit der Immunsuppression auf verschiedenen Stufen scheinen bei CMV-Infekten vermehrt aufzutreten („Vanishing-bile-duct"-Syndrom bei Lebertransplantierten), daher verringertes Transplantat-Überleben nach CMV-Infekt.
- *CMV-Infekte sind evtl. ein pathogenetischer Faktor* des Kaposi-Sarkoms.

➤ **Diagnose:**
- *Serologische Methoden:* „Immediate-early-antigen"-Bestimmung (IEA) als erstes Anzeichen einer CMV-Infektion in bis zu 98 % positiv. Anti-CMV-IgG- und IgM Bestimmung mit verschiedenen Methoden. Nachweis von CMV-DNA mittels Polymerase-Kettenreaktion (PCR) in Leukozyten und Plasma als sensitivste Methode.
- *Direkter Virusnachweis* (DNA-Nachweis) in Biopsien befallener Organe.
- *Viruskultur* in Fibroblastenkulturen.

➤ **Prophylaxe:**
- Periodisches, präoperatives Screening und Zurückstellung IgM-positiver Transplantationskandidaten bis zum Abklingen der aktuellen Infektion.
- Präoperative Impfung mit attenuiertem CMV reduziert die Schwere postoperativer Infekte, verhindert sie aber nicht. Verbessertes Transplantat-Überleben nach Impfung.
- Seronegative Empfänger erhalten nach Möglichkeit ein seronegatives Organ.
- Alle seronegativen Empfänger von seronegativen Organtransplantaten bekommen nur gefilterte, leukozytenarme oder seronegative Bluttransfusionen.
- 2 × wöchentliches CMV-Monitoring mit IEA-, Antikörperbestimmung und Kulturen aus evtl. Organbiopsien bei seronegativen Nierenempfängern seropositiver Organe, bei Behandlung mit Anti-Lymphozyten-Antikörpern, bei allen Leber-, Lungen-, Pankreas- und Herztransplantierten während der ganzen Hospitalisation, bis 4 Wochen über eine Abstoßungsbehandlung hinaus bzw. bis 3 Monate nach letzteren Transplantationen.
- Ganciclovir 5 mg/kg i.v. 12 stdl. nur unter Abstoßungstherapie mit OKT 3 oder ATG (kein signifikanter Unterschied in der Wirkung einer Prophylaxe mit Ganciclovir bzw. Aciclovir). Die Prophylaxe mit antiviralen Mitteln reduziert das Risiko eines symptomatischen Infektes um 50%. Das Überleben von Transplantat und Patient und die Häufigkeit der akuten Abstoßungen wird nicht beeinflußt.
- Bisher keine wirksame Prophylaxe bei seronegativen Herz-, Lungen- und Leberempfängern möglich.

➤ **Therapie:**
- Reduktion der Immunsuppression, insbesondere OKT 3 und ATG, bei schweren Infekten evtl. sogar Sistieren der Immunsuppression. Unter Ganciclovir muß die Azathioprindosis wegen drohender Leukopenie reduziert werden.
- *Lokalisierte leichtere Infekte:* Ganciclovir (Cymevene) 5 mg/kg i.v. 12 stdl. für 2 – 3 Wochen.
- *Disseminierter CMV-Befall:* Kombinationstherapie von Ganciclovir und Hyperimmunglobulin 4 mg/kg in 50 ml NaCl über 1 Std. i.v. tgl. am 1., 2., 3., und 7. Tag.

6.2 Spezielle Infekte

Epstein-Barr-Virus (EBV)

- **Allgemeines:** Das größte Risiko einer EBV-induzierten lymphoproliferativen Erkrankung besteht bei seronegativen Empfängern mit Primärinfekt innerhalb 3 Monaten nach Transplantation. Lymphome sind bei Lebertransplantierten am häufigsten, insbesondere bei Kindern (10% innerhalb 2 Jahren).
- **Symptomatik:** Mononukleoseähnliches Bild mit Fieber, Krankheitsgefühl und Myalgie. Später Auftreten tumoröser, lymphomatöser B-Zell-Infiltrate in parenchymatösen Organen und Tumormassen in GI-Trakt, ZNS, Nasopharynx, Leber, Herz und Transplantat.
- **Diagnostik:** Serologischer Nachweis von EBV-Antigenen und Anti-EBV-Antikörpern. Nachweis des EBV-Genoms in Tumorzellen durch DNA-Hybridisierung und Immunhistochemie. Voraussetzung für Diagnose von EBV-assoziierten Lymphomen: Erhöhte Antikörper in alten oder rezenten Seren, EBV-Kernantigene oder EBV-DNA in Biopsien.
- **Therapie:** Reduktion der Immunsuppression kann Infektionsfolgen mildern und Tumoren in permanente oder temporäre Remission bringen. Meist aber Zytostatikatherapie erforderlich.

Herpes simplex (HSV)

- **Allgemeines:**
  - 50% der Transplantierten entwickeln 2–5 Wochen postoperativ mukokutane Läsionen durch HSV. Besonders gefährdet sind Patienten unter ATG oder OKT 3. Häufigste Hepatitis im ersten Monat nach Transplantation.
  - Infekt durch Virus-Reaktivierung bei seropositiven Empfängern, seltener durch Transplantat bei seronegativem Empfänger (dann allerdings schwerer Verlauf).
- **Symptomatik:**
  - Ausgedehnte Bläschen und Ulzera im Mund-Rachen-Raum (HSV 1), Ösophagus (Magensonde), anogenitale Ulzera (HSV 2).
  - Bronchopneumonie bei Intubierten. Transaminasenanstieg bei Hepatitis.
  - Virämie: Zeichen einer fulminanten, letalen Erkrankung.
  - Bewußtseinstrübung, Krämpfe bei Enzephalitis.
- **Diagnostik:** Serologischer Nachweis von Anti-HSV-Antikörpern. Immunhistochemie und Kultur aus Bläscheninhalt und Biopsiematerial.
- **Prophylaxe:** Aciclovir 3 × 200 mg tgl. für 4–6 Wochen bei Herztransplantation.
- **Therapie:** Aciclovir (Zovirax) 3 × 5 mg/kg i.v. für 7–10 Tage bei generalisierter Infektion; 5 × 200 mg tgl. p.o. bei milderen Infekten. Bei Enzephalitis 3 × 10 mg/kg für 10 Tage.

Herpes zoster (HZV)

- **Allgemeines:** Auftreten bei 15–30% der Transplantierten innerhalb des ersten Halbjahres. Reaktivierung des HZV bei seropositiven Patienten in 10–15%. Zeichen einer fulminanten, letalen Erkrankung, insbesondere bei Primärinfekt seronegativer Empfänger.
- **Symptomatik:**
  - Gürtelrose als Sekundärinfekt.
  - Primärinfekt fulminant mit Pneumonie, blutenden Ulzera im GI-Trakt, Enzephalitis und disseminierter intravasaler Gerinnung.
  - Virämie häufig.

- **Diagnostik:** Serologischer Nachweis von Anti-HZV-Antikörpern. Virusnachweis in Bläscheninhalt.
- **Prophylaxe:** Seronegative Empfänger müssen innerhalb 96 Std. nach Kontakt mit Varizellen-Kranken passiv immunisiert werden.
- **Therapie:** Aciclovir 3 × 10 mg/kg tgl. i. v. für 7 Tage bei systemischer Infektion, 5 × 200 mg p. o. oder nur lokale Therapie bei Gürtelrose.

Hepatitis B (HBV)

- **Allgemeines:** Risiko bei Transfusion großer Blutmengen. Häufig schon vor Transplantation akquiriert (Hämodialyse). HBsAG-positive Lebertransplantierte mit präoperativer Virusreplikation haben eine Rezidivrate von 80 – 90 %, solche ohne Replikation 40 – 50 % im ersten Jahr.
- **Symptomatik:** Leichter Transaminasenanstieg bei HBsAG-positiven Empfängern in den ersten 6 – 24 Monaten. Dann schnell auftretende Symptome der Zirrhose und evtl. hepatozelluläres Karzinom.
- **Diagnostik:** Serologischer Nachweis der HBV-Antigene und Antikörper. Nachweis der Virusreplikation durch PCR (RNA).
- **Prophylaxe:** Hepatitis-B-Impfung vor Transplantation.

Hepatitis C (HCV)

- **Allgemeines:** Die Prävalenz bei Nierentransplantationspatienten liegt zwischen 3 % und 29 %, die Häufigkeit der Erstinfektion durch das Transplantat (Niere, Leber) bei 3 – 10 %. In 10 – 15 % der Fälle entwickelt sich ein chronischer Verlauf mit Leberzirrhose (Indikation zur Lebertransplantation s. S. 143).
- **Symptomatik:**
  - 16 % der infizierten Patienten werden zu symptomfreien Trägern.
  - 50 – 60 % weisen Transaminasenerhöhungen, 25 % weisen chronische Leberveränderungen auf.
  - HCV wird assoziiert mit einer membranoproliferativen oder membranösen Glomerulonephritis im Nierentransplantat. Die Serokonversion nach Infekt durch das Nierentransplantat tritt innerhalb eines Jahres auf und in 90 % der Fälle kann eine Replikation nachgewiesen werden (RNS).
  - Rezidivinfekte nach Lebertransplantation treten zu 89 % innerhalb von 3 Monaten und zu 98 % innerhalb von 4 Jahren auf. Die Virusreplikation kann in 75 % nach 3 Monaten und in 85 % nach 4 Jahren nachgewiesen werden.
- **Verlauf:** Bei Nierentransplantierten mit Erstinfekt durch das Transplantat wird weder das Transplantat noch das Patienten-Überleben beeinflußt; bei Nierentransplantierten mit vorbestehendem HCV-Infekt ist das Patienten-Überleben verkürzt, das Transplantat-Überleben normal (die erhöhte Infekt- und Sepsisrate ist für 50 % der Todesfälle verantwortlich). Lebertransplantierte weisen ein normales Patienten-Überleben auf.
- **Therapie:** Die Behandlung mit α-Interferon führt in 15 – 30 % der Fälle zum Verlust des Nierentransplantates.

Harnwegsinfekte

- **Allgemeines:** Am häufigsten nach Nierentransplantation, bei fehlender Antibiotikaprophylaxe Auftreten in 35 – 79 % der Fälle. Bei anderen Transplantationen untergeordnetes Problem im Zusammenhang mit Dauerkathetern.

6.2 Spezielle Infekte

- **Schwere Frühform** in den ersten Monaten nach Nierentransplantation mit Pyelonephritis, Bakteriämie und hoher Rezidivquote. Begünstigende Faktoren sind Dauerkatheter, hochdosierte Immunsuppression, urologische Komplikationen, Operationstrauma des Transplantats.
- **Spätform:** Tritt nach dem ersten Halbjahr auf, ist viel unproblematischer und entspricht dem Bild des Harnwegsinfekts bei der Normalbevölkerung.
- **Prophylaxe:** Antibiotika (z.B. Amoxicillin/Clavulansäure) für die Verweildauer des Blasenkatheters.
- **Therapie:** Resistenzgerechte Antibiotikatherapie. Bei Frühform nach Nierentransplantation für bis zu 6 Wochen, bei der Spätform und nach anderen Transplantationen für 7–14 Tage. Kontrollkultur 2–3 Tage nach Absetzen der Therapie. Rezidive werden für 4–6 Wochen therapiert.

Katheterinfekte

- **Allgemeines:** Meist verursacht durch Staphylococcus aureus, Staphylococcus epidermidis und gramnegative Stäbchen.
- **Therapie:** Entfernung des vermutlich infizierten Katheters und Untersuchen der Spitze durch Gram-Färbung und Kultur. Resistenzgerechte Antibiotikatherapie, bei Staphylokokken mit Vancomycin oder Teicoplanin.

Gastrointestinale Infekte

- **Allgemeines:** Die häufigsten nach Transplantation auftretenden gastrointestinalen Infekte sind bedingt durch Perforation von gastroduodenalen Ulzera oder Sigmadivertikeln. Bei Leber- und Pankreastransplantation Infekte durch lokale Fistelbildung. Höchstes Infektrisiko bei Lebertransplantation mit bis zu 80% Infektrate.
- **Erreger:** Ganze Darmflora, meist Mischflora aus gramnegativen Stäbchen und Anaerobiern.
- **Therapie:** Operative Herdsanierung oder perkutane Drainage. Breitspektrum-Antibiotikatherapie beginnen (z.B. Piperacillin/Tazobactam, Imipenem, Cefotaxim+Metronidazol) und sobald möglich resistenzgerecht fortsetzen.

Wundinfekte

- **Allgemeines:** Auftreten nach Nierentransplantation in 2–4%, wobei tiefe Wundinfekte mit einer Mortalität von 30% und einer Nephrektomierate von 70% behaftet sind. Nach Herz- und Herz-Lungen-Transplantation beträgt die Infektrate 8–9% (doppelt soviel wie bei Thorakotomien ohne Immunsuppression).
- **Therapie:** Chirurgische Herdsanierung und resistenzgerechte Antibiotikatherapie für 7–10 Tage bei oberflächlichen und 4–6 Wochen bei tiefen, insbesondere bei thorakalen Infekten.

Pneumonie

- **Allgemeines:** Im ersten postoperativen Monat meist bakterielle Erreger, insbesondere gramnegative Stäbchen. Ein bis sechs Monate nach Transplantation vor allem opportunistische Keime und Protozoen vorherrschend. Im weiteren Verlauf sind zunehmend „Community-acquired"-Keime involviert (z.B. Klebsellia pneumoniae, H. influenzae).

- **Diagnostik:** Schnellstmögliche Gewinnung von Sputum oder Bronchialsekret für Kultur, evtl. durch bronchioalveoläre Lavage oder Biopsie.
- **Prophylaxe:** S. organspezifische Nachbehandlung S. 131.
- **Therapie:** Resistenzgerechte Chemotherapie je nach Erreger (siehe auch Pneumocystis carinii, Nocardia, CMV), unterstützende Physiotherapie, evtl. Reduktion der Immunsuppression.

Listeriose

- **Allgemeines:** Infektion in der Regel mehr als einen Monat nach Transplantation durch Einnahme kontaminierter Speisen.
- **Symptomatik:** Eitrige, akute bis subakute Meningitis und fokale Enzephalitis mit Kopfschmerzen, Nausea, Erbrechen, Bewußtseinstrübung, Nackensteife und Krampfanfällen.
- **Diagnostik:** Liquorkultur.
- **Prophylaxe:** Co-trimoxazol 1 – 2 Tbl. tgl.
- **Therapie:** Ampicillin 4 × 2 – 3 g i. v. für mindestens 4 – 6 Wochen.

Nocardiose

- **Klinik:** Auftreten von Pneumonie oder fokaler Hirnläsion meist 1 – 4 Monate postoperativ.
- **Symptomatik:** Fieber, Nachtschweiß, Inappetenz, Gewichtsverlust und produktiver Husten. Unspezifisches Thoraxröntgenbild.
- **Diagnostik:** Sputum nur in 30% diagnostisch, deshalb häufig bronchioalveoläre Lavage oder transbronchiale Biopsie nötig.
- **Prophylaxe:** Co-trimoxazol 1 – 2 Tbl. tgl.
- **Therapie:** Co-trimoxazol 2 × 4 Tbl. tgl für 6 Monate, dann Erhaltungstherapie mit 1 Tbl. tgl. Wegen der hohen Rezidivrate muß die Behandlung über Jahre weitergeführt werden.

Candida albicans

- **Klinik:** Häufigster Pilzinfekt nach Transplantationen. Meist benigner Verlauf.
- **Symptomatik:**
  - Weißliche Beläge mit brennenden Schmerzen oder Dysphagie bei Befall des Oropharynx und des Ösophagus.
  - Trockener Reizhusten bei Pneumonie.
  - Septische Temperaturen bei Pilzsepsis wegen Katheterinfekt.
- **Diagnostik:** Kultur von Sputum, Blut oder Biopsiematerial auf Pilze.
- **Prophylaxe:** Ampho-Moronal-Mundspülung viermal tgl. für 4 – 6 Wochen.
- **Therapie:** Bei leichten Infekten Fluconazol 200 mg tgl. für vier Wochen. Bei systemischen Infekten Amphotericin B bis 0,6 mg/kg tgl. i. v. über 4 – 6 Std., kombiniert mit Flucytosin 4 × 37,5 mg/kg i. v. bis zum Verschwinden der Symptome. Anpassung der Dosis bei Niereninsuffizienz.

Aspergillosis

- **Allgemeines:** Auftreten bei 6 – 14% der Transplantierten mit durchschnittlicher Latenz von 2 Monaten. Letalität 64 – 90%, im ersten Monat praktisch 100%. Prognostisch schlechte Faktoren: gleichzeitige CMV-Infektion, Befall mehrerer Organe.

- **Symptomatik:**
  - Pleurale, atemsynchrone Schmerzen, trockener Husten, Fieber, Pleurareiben, fleckige Infiltration bis kavernöser Zerfall der Lunge im Thoraxröntgenbild.
  - Fokale Krämpfe und fokale Funktionsausfälle bei Streuherden im Gehirn.
- **Diagnostik:**
  - Sputumuntersuchung nur in 30% positiv.
  - Bronchioalveoläre Lavage (BAL) bringt Erregernachweis in 60%.
  - Aspergillus-Serologie in Serum, Urin und BAL in 90%.
  - Bei zerebralem Befall Darstellung mit CT. Lumbalpunktion praktisch immer ohne direkten Erregernachweis.
- **Prophylaxe:** Kontakt mit Zimmerpflanzen, Kompost und Baustellen vermeiden. Luftfilter in Wohnräumen. Amphotericin-B-Inhalationen bei lungentransplantierten Mukoviszidose-Patienten.
- **Therapie:** Amphotericin B bis 0,6 mg/kg tgl. i.v. über 4 – 6 Std., kombiniert mit Flucytosin 4 × 37,5 mg/kg i.v. bis zum Verschwinden der Symptome. Anpassung der Dosis bei Niereninsuffizienz. Therapie mit Amphotericin B auch bei Erregernachweis im Sputum ohne Infektzeichen.

Pneumocystis carinii

- **Allgemeines:** Auftreten einer Pneumonie in 5 – 10% meist mehr als 2 Monate postoperativ.
- **Symptomatik:** Dyspnoe, Fieber und unproduktiver Husten. Interstitielles Infiltrat.
- **Diagnostik:** Bronchoskopie und BAL (90% Erregernachweis).
- **Prophylaxe:** Co-trimoxazol 1 Tbl. tgl. oder 2 Tbl. 3 × wöchentlich für 6 Wochen nach Nieren-, für 12 Monate nach Herz- und Lungentransplantation. Indikation auch bei Patienten mit CMV-Infekt. Alternative: Inhalation mit Pentamidin.
- **Therapie:** Co-trimoxazol 4 × 4 – 5 mg/kg i.v. für 2 Wochen. Bei fehlendem Ansprechen innerhalb 4 Tagen umstellen auf Pentamidin.

Toxoplasma gondii

- **Allgemeines:** Infekt am häufigsten durch infiziertes Transplantat bei seronegativen Herzempfängern (57 – 75%) mit 50% Letalität.
- **Symptomatik:** Diffuse oder fokale Hirnschädigung, Myokarditis oder Chorioretinitis.
- **Diagnostik:**
  - Nachweis der Serokonversion oder 4facher Anstieg der Antikörpertiter. Titeranstiege durch Bluttransfusion geringer und nach 4 Wochen abgeklungen.
  - Lumbalpunktion selten diagnostisch (erhöhte Zellzahl, erhöhtes Protein und normale Glucose).
  - Multiple diffuse oder einzelne Raumforderung in CT und MRI.
  - Erregernachweis in Endomyokardbiopsie.
- **Prophylaxe:** Bei seronegativen Empfängern eines seropositiven Herzens mit Pyrimethamin 25 mg für 4 – 12 Wochen.
- **Therapie:** Sulfadiazin 4 g, dann 4 × 1,5 – 2 g tgl. und Pyrimethamin 100 mg, dann 25 – 75 mg/Tag bis mindestens 4 – 6 Wochen nach Verschwinden der letzten Symptome.

Allgemeines

- Exzessive Häufung von Hauttumoren, Lymphomen, Kaposi-Sarkom, Vulva- und Zervixkarzinom. Keine proportionale Vermehrung von generell häufigen Malignomen.
- **Vermutliche Ursachen:** Fehlende Zerstörung maligner Zellen durch das supprimierte Immunsystem, unkontrollierte Proliferation lymphoider Zellen durch chronische Stimulation mit Antigenen (Infekte, Transplantat, ATG), Sensibilisierung auf äußere Kanzerogene durch Immunsuppressiva, onkogene Viren (EBV, Herpes, Papova).
- **Häufigkeiten:**
  - Durchschnittliches Auftreten bei 6% der Patienten. Inzidenz 3% nach einem Jahr, 14–25% nach 5 Jahren, 49% nach 14 Jahren. Keine Häufung unter Ciclosporin gegenüber konventioneller Immunsuppression, jedoch vermehrt hypernephroide Karzinome.
  - Malignome verantwortlich für 5–8% der Mortalität nach Transplantationen.
  - Karzinome sind nach Lebertransplantation (3%) seltener als nach Nierentransplantation (6%).
  - Keine signifikanten Differenzen in der Karzinomhäufigkeit unter verchiedenen Immunsuppressions-Protokollen, mit Ausnahme der Häufung von Non-Hodgkin-Lymphomen unter ATG und OKT 3 (siehe unten).
- Maligne Tumoren sind eine Kontraindikation für Transplantation, da trotz primär kurativer Therapie in 25% postoperative Rezidive.

Hauttumoren

- Bei Transplantierten 4–7mal häufiger in sonnenarmen und 21mal häufiger in sonnenreichen Gegenden. 40% der postoperativen Malignome (unter Ciclosporin 21%).
- Basaliome (38%) im Gegensatz zur Normalbevölkerung weniger häufig als Spinaliome (52%). Melanome mit 5% 2–5mal häufiger. 43% der Karzinome sind multipel.
- Betroffene Empfänger im Schnitt 30 Jahre jünger als Patienten der Normalbevölkerung. Mortalität an Hauttumoren gegenüber Kontrollgruppe zehnfach erhöht.

Lymphome

- 28–50mal häufiger als bei der Normalbevölkerung. 14–20% der Malignome nach Nieren-, 51% nach Herztransplantation. Auftreten im Schnitt nach 45 Monaten, unter Ciclosporin nach 12 Monaten. Besonders hohes Risiko bei wiederholter OKT-3-Therapie.
- 93% der Lymphome sind Non-Hodgkin-Lymphome, 89% B-Zell-Lymphome. Bei 78% extranodaler Befall gegenüber 24–48% bei Kontrollgruppe. ZNS-Befall häufig (39%).
- Verteilung des Organbefalls unter Ciclosporin ähnelt eher der Normalbevölkerung mit Befall des ZNS in 13%, der Lymphknoten in 44% und des Darms in 24%.
- Prognose unter Ciclosporin besser wegen vermehrtem Ansprechen auf Zytostatika. Komplette Remissionsrate unter verschiedenen Therapien 35%. Partielle und komplette Remissionen durch alleinige Reduktion der Immunsuppression bekannt.

6.3 Malignome

- Bei Kombination von OKT 3 und Tacrolimus als Abstoßungstherapie ist die Inzidenz von Lymphomen bei EBV-positiven Patienten nach Lebertransplantation erhöht.

Kaposi-Sarkom

- Nach Transplantationen 400–500mal häufiger. 5% der postoperativen Malignome unter konventioneller und 14% unter Ciclosporintherapie sind Kaposi-Sarkome. Auftreten im Schnitt 24 Monate postoperativ, unter Ciclosporin nach 12 Monaten.
- In 66% nur Befall von Haut, Konjunktiva und Oropharynx, dann auch in 21% der Fälle komplette Remissionen unter reduzierter Immunsuppression (53% insgesamt). In 33% disseminierter Befall innerer Organe, insbesondere des Gastrointestinaltraktes, dann nur 16% komplette Remissionen unter maximaler Tumortherapie.

Antikonzeption

- Nach erfolgreicher Nierentransplantation erneute weibliche Fertilität innerhalb von 2–3, nach Lebertransplantation innerhalb 10 Monaten.

Beachte: Antikonzeption frühzeitig einleiten!

- **Kontrazeptiva** sind ohne Einfluß auf Prednison und Azathioprin, jedoch auf den Ciclosporinspiegel. Wegen Erhöhung der Thromboseneigung, Hypertonie und Ödembildung bei Lebertransplantation kontraindiziert, bei anderen Transplantationen nicht empfohlen. In geeigneten Fällen Einsatz niedrigdosierter Gestagene (Minipille) möglich.
- **Intrauterinpessare (IUD):** Wegen der Infektgefahr unter Immunsuppression nicht geeignet.
- **Tubenligatur:** Bei fehlendem Kinderwunsch die beste Methode.
- **Diaphragmen und Kondome:** Bei kinderlosen Empfängerinnen mit Kinderwunsch trotz des geringen Wirkungsgrades die ungefährlichste Antikonzeption zur Überbrückung.

Schwangerschaft

- Schwangerschaften nach Nierentransplantationen sind heute häufig; nach Herz-, Leber-, Pankreas- und Lungentransplantation sind nur einzelne Berichte vorhanden.
- **Voraussetzungen:** Gute Transplantatfunktion, Intervall von 2 Jahren nach Transplantation, Fehlen von Hypertonie und Proteinurie, einwandfreier Harnabfluß und blander Zervikalabstrich. Bei Herztransplantierten Sicherung guter Funktion durch Koronarangiographie und Echokardiographie. Screening für Rh-Immunisierung Rh-negativer Empfängerinnen durch Rh-positives Transplantat.

Beachte: Nur geplante Schwangerschaften!

- **Informationsgespräch** über Langzeitprognose nach Transplantation, Überlebenschancen der Mutter nach der Geburt, zusätzliche Risiken für Mutter und Kind. Genetische Beratung bei Patientinnen mit erblicher Grunderkrankung.
- **Schwangerschaftsuntersuchung:**
  - 2mal monatlich durch Gynäkologen und Spezialisten für transplantiertes Organ.
  - Untersuchung umfaßt geburtshilflichen Status, Serumkreatinin, Urinstatus (Protein), Ciclosporinspiegel, Urinkultur, Monitoring für CMV, Hepatitis, Toxoplasmose und vaginale Infekte, Sonographie und Blutdruck.
- **Komplikationen:**
  - EPH-Gestose ist häufiger (30–35%) als im Kontrollkollektiv.
  - Häufigste Ursachen für eingeschränkte Funktion des Nierentransplantats: akute Abstoßung, Exazerbation der Grunderkrankung, Ciclosporintoxizität oder Präeklampsie.
  - Nach Lebertransplantation treten Hypertonie, Anämie und Hyperbilirubinämie als Komplikationen der Schwangerschaft auf.
- **Fehlbildungen:**
  - Azathioprin und Prednison erhöhen nach bisherigen Erkenntnissen die Fehlbildungsrate nicht, insbesondere bei Tagesdosen unter 15 mg.
  - Ciclosporin in pharmakologischen Dosen ist fetotoxisch für Mäuse. Bisher jedoch kein Nachweis einer Korrelation von Ciclosporin und Fehlbildungen beim Menschen.

- Eine Spontanabortrate von 10 – 16% nach Transplantationen entspricht der Abortrate der Normalbevölkerung.
- **Immunsuppression** wird während der Schwangerschaft unverändert weitergeführt.

Beachte: Lungenreifetherapie mit Betamethason oder Dexamethason ist großzügig zu indizieren, um dem reifehemmenden Einfluß der permanenten Prednisontherapie entgegenzuwirken.

Geburt

- Freiwilliger Schwangerschaftsabbruch wird von 22% der Patientinnen wegen fetaler Mißbildungen oder Furcht vor Verschlechterung der Transplantatfunktion gewünscht.

Beachte: Spontanabortrate ist nicht erhöht!

- **Frühgeburten:** Unter Immunsuppression erhöhte Frühgeburtenrate (38 – 70%) und größere Anzahl wachstumsretardierter Babys (8 – 45%). Ein Drittel der Geburten wird aus medizinischen Gründen frühzeitig eingeleitet (vorzeitiger Blasensprung unter Steroiden).
- **Vaginale Geburt** wird angestrebt, in 20 – 60% der Fälle jedoch Geburt durch Sectio erforderlich.
- **Prophylaxe:**
  - Erhöhung der täglichen Steroiddosis peripartal als Streßprophylaxe.
  - Antibiotikaprophylaxe ab Blasensprung bzw. Narkoseeinleitung bei Sectio bis zum Ende der Peripartalphase.
- **Monitoring:** Bei Patientinnen nach Herztransplantation während der Geburt kardiales Monitoring mit Pulmonaliskatheter und EKG.

Postpartalphase

- **Stillen** ist wegen der Immunsuppression nicht indiziert.
- **Postpartale Depression:** Gute psychologische Führung wegen Verstärkung der Depression durch Steroide dringend nötig.
- **Nierenfunktion:** Die meisten während der Schwangerschaft beobachteten Veränderungen der Nierenfunktion sind postpartal reversibel. Eine bleibende Verschlechterung besteht in 10%, eine erneute Dialysepflicht in 5% der Fälle.
- **Impfungen:** Kinder von HBsAG-positiven Müttern müssen zur Verhinderung einer Infektion innerhalb von 24 Std. nach Geburt mit 0,5 ml Hepatitis-B-Immunglobulin abgeschirmt und mit HBsAG aktiv geimpft werden. Wiederholung der aktiven Impfung nach 1 Monat und nach 6 Monaten.

Männliche Geschlechtsfunktion

- Impotenz und Infertilität persistieren bei 20 – 40% der nierentransplantierten Männer.
- Die Fruchtbarkeit wird durch Ciclosporin und Prednison kaum beeinflußt. Azathioprin kann zur Oligo- oder Azoospermie führen, die nach Transplantation nötigen Dosen sind aber ohne Einfluß.

7.1 Lebenschance Organtransplantation

Vorbemerkung

- Auszug aus dem TRIAS-Buch Lebenschance Organtransplantation. Stuttgart: Thieme, Hippokrates, Enke 1991.

Heilung durch Organtransplantation?

- Immer mehr Menschen hoffen auf Heilung ihrer Krankheit durch eine Organtransplantation.
- Die Organtransplantation hat in den letzten Jahren nicht nur rasche und erfolgreiche Verbreitung gefunden; sie hat auch eine Reihe von neuen Fragen mit sich gebracht. Die Weitergabe von Organen nach dem eigenen Tod an andere Menschen – wenngleich schon ein jahrhundertelanger Traum – mußte nicht nur neu durchdacht, sondern auch in unseren Gefühlen verarbeitet werden. Diese Gedanken gehen nicht die nur auf ein Organ wartenden Erkrankten, sondern letztlich uns alle an; jeder kann Patient werden; jeder ist auch potentieller Organspender.
- Dieser Abschnitt des Buches wendet sich an Menschen, welche vor der Frage einer Organtransplantation stehen; sie sollen die wichtigsten Informationen über das, was sie erwartet, erhalten. Darüber hinaus soll es einem breiten Leserkreis ermöglichen, Kenntnisse über das Gebiet der Organtransplantation zu erwerben und sich über neue Entwicklungen der Medizin zu informieren.

Ein Menschheitstraum wird wahr

- Daß Organverpflanzungen heute überhaupt gelingen können und damit den Patienten ein weitgehend normales Weiterleben ermöglichen, ist eine Errungenschaft der modernen Medizin. Noch bis Mitte der 50er Jahre unseres Jahrhunderts scheiterten alle Versuche, Patienten mit einem Nierenversagen durch die Übertragung einer gesunden Niere zu retten. Auch die „künstliche Niere" war damals erst am Beginn ihrer Entwicklung; das Schicksal von Patienten mit Nierenversagen war somit besiegelt.
- Erst 1954 gelang die erste erfolgreiche Nierentransplantation. Das Besondere bei dieser Operation war, daß Spender und Empfänger der Niere eineiige Zwillinge (also genetisch identisch) waren. Die beiden Zwillingsbrüder sind noch heute am Leben und gesund.
- Inzwischen war in grundlegenden Untersuchungen erkannt worden, daß bei jeder Organübertragung, außer bei voller genetischer Übereinstimmung, das Phänomen der Abstoßung auftritt. Als Ursache der Abstoßungwurden immunologische Reaktionen (körpereigene Abwehrmechanismen) gefunden. Diese ließen sich zu der damaligen Zeit noch nicht unterdrücken.
- Um auch Patienten ohne genetisch identischen Spender zu helfen, begann eine intensive Suche nach Möglichkeiten, den Immunvorgang gegen ein fremdes Organ weiter zu erforschen und ihn zu beeinflussen.
- Erst 1958 gelang es mit dem ersten „immunsuppressiv" wirkenden Medikament, dem Methotrexat, die Abstoßungsreaktion zu unterdrücken, jedoch auch mit erheblichen Gefahren.

7.1 Lebenschance Organtransplantation

- Neben dem geglückten Erfolg stehen auch auf die vielen Gedanken, Sorgen und Ängste eines „Transplantationskandidaten" oder eines „Transplantierten". Diese reichen von der Frage „Werde ich überhaupt für eine Transplantation ausgewählt?" über „Werde ich die Chance eines neuen Organs bekommen?", „Darf ich auf das tragische Schicksal eines anderen Menschen hoffen?" bis zur Auseinandersetzung mit den vielfältigen Komplikationsmöglichkeiten nach einer geglückten Organtransplantation.

Das rettende Organ, eine Zukunftsperspektive

- Im Vordergrund stehen auch die Fragen der Organspende, die die entscheidende Voraussetzung für eine Transplantation darstellt. Eine „normale" Operation kann stets durchgeführt werden, eine Transplantation dagegen nur, wenn ein anderer Mensch das Organ „spendet". Die Medizin kann heute eine solche Organspende einem kranken Patienten zum Nutzen werden lassen und diese Hilfe vermitteln.
- Das Verständnis und die prinzipielle Bereitschaft zur Organspende nach dem Tod ist in unserer Bevölkerung heute weit verbreitet. Trotzdem stehen viel zu wenige Organe für wartende Patienten zur Verfügung. Dieser Mangel an Organen hat viele Ursachen:
  - Zunächst machen die Todesursachen, die Voraussetzung für eine Organentnahme sind (Entwicklung des Hirntodes nach plötzlichen Ereignissen mit schwerer Gehirnschädigung), nur einen sehr kleinen Teil aller Todesursachen aus.
  - Weiter besteht doch noch eine verbreitete Scheu vor einem Gespräch mit den Angehörigen in einer solchen Situation. Es ist oft eine große Enttäuschung für Ärzte und Pflegepersonal, das tödliche Schicksal eines Verletzten nicht abwenden zu können; für alle Beteiligten ist es dann auch eine Überwindung, nach Versagen der Rettungsmaßnahmen für den Verstorbenen zu bedenken, daß hieraus eine Aufgabe für andere, ihnen meist nicht bekannte Patienten erwächst.
- Es könnte also mehr Menschen geholfen werden, als derzeit wegen Organknappheit möglich ist.
- Patienten mit Nierenversagen können durch eine Form der künstlichen Niere (Dialyse) behandelt werden. In Deutschland leben zur Zeit über 20000 Patienten an der Dialyse; etwa 2500 bis 3000 kommen jährlich neu dazu. Für sie bedeutet die lange Wartezeit auf die Transplantation von durchschnittlich 2–3 Jahren, in Einzelfällen von 5 und mehr Jahren, eine große körperliche und seelische Belastung.
- Bei der Leber- und Herztransplantation kann es keine lange Warteliste geben, da diese Patienten nicht die Chance haben, ein schweres Organversagen langfristig durch künstliche Maßnahmen zu überstehen.
- Vielleicht kann niemals allen, die auf ein Transplantat hoffen, diese Chance geboten werden, was leicht dazu verleiten könnte, dieses Problem als unlösbar anzusehen. Für die Bereitschaft zur Organspende nach dem eigenen Tod und für die Verpflichtung, eine solche Spendebereitschaft zu realisieren, sollte aber stets der Gedanke motivieren, einem oder einigen Kranken unmittelbar und entscheidend zu helfen.

7.2 Allgemeine Information zur Transplantation

Voraussetzungen

- Für eine Transplantation kommen Patienten in Frage, die ein schweres Organversagen haben, das mit anderen Mitteln nicht mehr zu heilen ist.
- Zu den transplantierbaren Organen gehören Herz, Lunge, Leber, Darm, Bauchspeicheldrüse und Niere.
- Zu den transplantierbaren Geweben gehören Gehörknöchelchen und die Hornhaut des Auges.
- Einen Sonderfall stellt das Knochenmark dar, das ebenfalls transplantierbar ist, auf das in diesem Buch jedoch nicht speziell eingegangen wird, da sich das Verfahren in vielen Punkten grundlegend von den anderen Verfahren unterscheidet.
- Niere, Leber und Knochenmark können auch von lebenden Menschen gespendet werden, die übrigen Organe ausschließlich von Verstorbenen.

Entscheidung zur Transplantation

- Die Entscheidung zur Transplantation treffen der Patient (evtl. Angehörige) und die behandelnden Ärzte gemeinsam.
- Der Patient wird ausführlich über die Transplantation informiert, und es sollte die Möglichkeit angeboten werden, mit schon Transplantierten zu sprechen.
- Sehr wichtig ist auch die persönliche Einstellung des Patienten, denn nur bei einer positiven Sicht des Betroffenen ist eine Transplantation sinnvoll.

Vorbereitung auf die Transplantation

- **Wartezeit:**
  - Ist die Entscheidung für eine Transplantation getroffen, kommt der Patient auf eine Warteliste für das benötigte Organ, es sei denn, es ergibt sich die Möglichkeit einer Lebendspende.
  - Um ein passendes Organ zu finden, müssen beim Patienten verschiedene Eigenschaften von Blut und Gewebe untersucht werden, die mit dem Spenderorgan möglichst übereinstimmen sollten. (Dies nennt man auch HLA-Typisierung.)
  - Die Wartezeit für ein passendes Spenderorgan kann ein paar Tage bis einige Monate (für die Niere einige Jahre) betragen. Während dieser Zeit sollte der Patient stets erreichbar sein. Wenn ein passendes Organ gefunden ist, muß die Transplantation innerhalb von wenigen Stunden beginnen, da ein Organ nicht lange konserviert werden kann. (Eine Ausnahme stellt hier die Hornhaut im Auge dar, sie kann bis zu sechs Wochen aufbewahrt werden.)
  - Mit einem Piepser muß der Patient sich nicht ständig in der Nähe des Telefons aufhalten, ist aber dennoch für das Transplantationsteam erreichbar. Der Patient sollte innerhalb von ein bis zwei Stunden nach der Benachrichtigung im Krankenhaus sein.
- **Zur Transplantation ins Krankenhaus:**
  - Die Koordinatonsstelle der zuständigen Klinik organisiert meistens den Transport ins Krankenhaus. Angehörige können den Patienten selbstverständlich begleiten, allerdings übernimmt die Krankenkasse hier nicht immer die Transportkosten.

7.2 Allgemeine Information zur Transplantation

- Persönliche Sachen, die der Patient mitbringen sollte: Medikamente, die er regelmäßig einnimmt, Dokumente und Bilder zur bisherigen Krankengeschichte, Toilettenartikel, Unterwäsche, Schlafanzug, Morgenmantel, Hausschuhe (bitte keine größeren Geldbeträge oder Wertsachen!).

Beachte: Ab diesem Zeitpunkt sollte der Patient nichts mehr essen und nichts mehr trinken!

- **Stationäre Aufnahme:**
  - Nach der stationären Aufnahme sind noch einige Untersuchungen zur Verträglichkeit mit dem Spenderorgan und zur Operationsvorbereitung nötig (z. B. Blutuntersuchungen, Röntgen der Lunge und ein Elektrokardiogramm). Am Unterarm wird ein Venenkatheter für eine Infusion gelegt.
  - Ein Mitglied des Transplantationsteams oder der Koordinationsstelle informiert den Patienten über den zeitlichen Ablauf. Der Dienstarzt der Chirurgie und der Narkosearzt untersuchen den Patienten.
  - Wenn alles in Ordnung ist, wird der Patient von der zuständigen Pflegeperson in den Operationssaal gebracht.
  - Wir empfehlen den Angehörigen, dann nach Hause zu gehen und nicht im Krankenhaus auf das Ende der Operation zu warten. Der zuständige Arzt wird die Angehörigen nach Beendigung der Transplantation über den Verlauf der Operation und über den besten Zeitpunkt des ersten Besuches auf der Intensivstation informieren.

Beachte: Es kommt vor, daß die Transplantation im letzten Moment abgesagt werden muß. Dafür sind Unverträglichkeiten mit dem Spenderorgan oder der schlechte Zustand des Spenderorganes verantwortlich. Dies passiert sehr selten, es ist jedoch wichtig für den Patienten zu wissen, daß vom Transplantationsteam in dieser Situation kein Risiko eingegangen wird.

Operationsrisiken

- Wie jede Operation ist auch die Transplantation mit einigen Operationsrisiken verbunden:
  - Nachblutung aus der Wunde.
  - Infektion und Entzündung der Operationswunde.
  - Unverträglichkeiten bei der Narkose.
- Diese Komplikationen sind jedoch selten.
- Häufiger ist dagegen das spätere Risiko einer Abstoßung des transplantierten Organs, dazu s. S. 105.

Auf der Intensivstation nach der Transplantation

- Nach der Operation kommt der Patient auf die Intensivstation, wo er mit Hilfe verschiedener Geräte überwacht werden kann.
- Die nächsten Angehörigen können den Patienten besuchen, sobald er wach und ansprechbar ist.
- In den ersten Tagen ist die Bewegungsfreiheit des Patienten durch zahlreiche Schläuche eingeschränkt, die der Zuleitung von Infusionen und der Ableitung von Ausscheidungen dienen.
- Schmerzen sind nach einem solchen Eingriff normal; wir sind hier auf die Rückmeldung des Patienten angewiesen, um sie ggf. lindern zu können.
- Nach dem Aufenthalt auf der Intensivstation wird der Patient auf die normale chirurgische Station verlegt.

7.2 Allgemeine Information zur Transplantation

Abstoßungsreaktion

- **Ursache:** Das transplantierte Organ stellt für den Körper und sein Immunsystem einen Fremdkörper dar. Bei einer Abstoßungskrise werden Zellen, die sonst nur gegen Bakterien oder andere Fremdstoffe auftreten, gegen das transplantierte Organ mobilisiert und schädigen es.
- **Anzeichen für eine Abstoßungskrise:**
  - Von Organ zu Organ sehr verschieden.
  - Nach Nierentransplantation: Anstieg der Nierenwerte (Harnstoff und Kreatinin) und Rückgang der Ausscheidung.
- **Kontrolle:** Viele Symptome, die auf eine Abstoßungsreaktion hinweisen, können auch durch andere Komplikationen hervorgerufen werden. Es ist nicht immer möglich, aufgrund von körperlichen Symptomen, Blutuntersuchungen und bildgebenden Verfahren eine sichere Diagnose zu stellen. Um eine Abstoßungskrise rechtzeitig erkennen zu können, werden Kontrollen mit Entnahme von Gewebeproben aus dem Transplantat durchgeführt. Dieser Vorgang heißt *Biopsie*.
- **Maßnahmen:**
  - Falls eine Abstoßung frühzeitig festgestellt wird, kann sie fast immer mit Medikamenten beherrscht werden, welche die körpereigene Abwehrreaktion unterdrücken (Immunsuppression).
  - Nach der Transplantation muß der Patient lebenslang Medikamente zur Vermeidung einer Abstoßung des transplantierten Organs einnehmen.
- Es gelingt nicht immer, den Abstoßungsvorgang gegen ein fremdes Organ aufzuhalten, weil man die Medikamente wegen ihrer dämpfenden Wirkung auf die natürlichen Abwehrfunktionen nicht beliebig hoch dosieren kann; das transplantierte Organ kann zugrunde gehen, es wird „abgestoßen". Im Falle einer Nierentransplantation kann der Patient wieder durch die künstliche Niere überleben. Bei Herz oder Leber kann eventuell nur eine zweite erfolgreiche Transplantation helfen.

Medikamente zur Immunsuppression

- Es gibt heute mehrere Medikamente zur Immunsuppression, die auch kombiniert werden können:
  - *Cyclosporin A* (Sandimmun Neoral).
  - *Kortison* (Prednison).
  - *Azathioprin* (Imurek).
  - *Immunantiseren* bzw. Antikörper.
  - In speziellen Fällen kommen noch weitere Medikamente, z.B. Tacrolimus (Prograf) zum Einsatz.
- Unmittelbar vor der Transplantation wird mit der Immunsuppression begonnen, indem diese Medikamente über eine Infusion zugeführt werden. Wenn der Patient wieder essen kann, wird er auf Tabletten oder Lösung umgestellt.
- **Nebenwirkungen:**
  - Auch heute ist die medikamentöse Immunsuppression noch mit Gefahren verbunden. Der Abstoßungsvorgang gegen ein fremdes Organ ist eng gekoppelt mit dem natürlichen Abwehrvorgang gegen alle Infektionen, denen unser Körper täglich ausgesetzt ist. Die Unterdrückung des Immunvorgangs schwächt somit stets die Abwehrkräfte gegen Viren oder Bakterien.
  - Auch das Risiko, an Krebs zu erkranken, steigt etwas an.
  - Die Knochenbrüchigkeit nimmt ebenfalls zu.

7.2 Allgemeine Information zur Transplantation

- **Richtlinien für die Medikamenteneinnahme:**
  - Bei der Einnahme der Medikamente müssen Zeitpunkt und Dosierung genau stimmen:
    - Es darf keine Dosis ausgelassen werden. Wurde eine Dosis vergessen, und dies innerhalb weniger Stunden bemerkt, dann sollte diese Dosis sofort eingenommen werden. Falls es bereits Zeit für die nächste Dosis ist, sollte der Patient dem normalen Plan folgen und sich beim behandelnden Arzt melden.
    - *Eine vergessene Dosis darf nie mit der nächsten Dosis eingenommen werden!*
  - Der Arzt muß informiert werden, falls der Patient nach der Einnahme erbricht oder häufiger als 2 × pro Tag Durchfall hat.
  - Jedes Medikament kann ein anderes in seiner Wirkung beeinflussen. Daher sollte der Patient keine frei verkäuflichen Medikamente (Grippemittel, Schmerztabletten) ohne Absprache mit dem Arzt einnehmen.
  - Weitere Medikamente können je nach Gesundheitszustand erforderlich sein.

Beachte: Medikamente sollten zuhause nur in der Originalverpackung aufbewahrt werden, auf der Medikamentenname, Dosierung und Verfallsdatum angeschrieben sind. So werden Irrtümer vermieden.

Infektionen

- Durch die Unterdrückung des Abwehrsystems ist das **Infektionsrisiko** erhöht.
- **Anzeichen für eine Infektion:** Fieber, Erkältung, Müdigkeit, Verschlechterung des Allgemeinbefindens, Entzündung im Wundgebiet, Husten und Auswurf (gelb oder grün), Brennen beim Wasserlassen, Zahn- oder Zahnfleischschmerzen.
- Bei solchen Symptomen sollte sich der Patient sofort beim behandelnden Arzt vorstellen, damit eine Infektion sofort und gezielt behandelt werden kann.

Weitere Hygienemaßnahmen

- Auf intensive Hygiene achten (Händedesinfektion).
- In den ersten drei Monaten Menschenansammlungen (z. B. Schwimmbad) meiden. Bei Kontakten mit Infektionskrankheiten Mundschutz tragen. Meidung von Kindern mit Kinderkrankheiten.
- Keine Haustiere und keine Pflanzen mit Blumenerde, stattdessen wird Hydrokultur empfohlen.
- Essen: Keine rohen tierischen Produkte (Fleisch, Eier, Milchprodukte), Salate gut waschen.
- Keine Impfung mit Lebendimpfstoffen, weitere Schutzimpfungen nach Rücksprache.

8.1 Patienteninformation zur Herztransplantation

Gründe für die Herztransplantation und Vorbereitung

- S. allgemeine Information S. 103.
- Die Indikation zur Herztransplantation besteht bei einem fortgeschrittenen Herzversagen, das durch andere Maßnahmen nicht mehr zu bessern ist.
- Die Funktion des Herzens muß mit Herzkatheter bewertet werden. Entzündungen und Tumorerkrankungen sowie bedeutsame Begleiterkrankungen müssen im Rahmen eines ausgedehnten Untersuchungsprotokolls ausgeschlossen werden.

Die Transplantation

- Die Operation dauert 3–4 Stunden, wobei neben der Funktion der linken Herzkammer insbesondere die Pumpfunktion der rechten Herzkammer von Bedeutung ist.

Herzbiopsie

- Um eine Abstoßungsreaktion des Körpers gegen das neue Herz erfassen zu können, muß eine Herzbiopsie (Endomyokardbiopsie = EMB) durchgeführt werden. Dabei werden aus dem Innenraum der rechten Herzkammer winzige Gewebeteilchen entnommen und unter dem Mikroskop untersucht.
- Im Untersuchungsraum muß der Patient den Oberkörper freimachen und sich auf einen Röntgentisch legen. Die Einstichstelle am Hals wird mit einem Medikament unempfindlich gemacht. Dies ist der unangenehmste Teil, da das Medikament etwas brennen kann. Sobald das Medikament wirkt, punktiert der Arzt die Halsvene.

Dauer des Krankenhausaufenthaltes und Nachkontrollen

- Bei unkompliziertem Verlauf dauert der Krankenhausaufenthalt nach der Transplantation in der Regel 3 Wochen.
- Nachkontrollen mit Kontrolle der Medikamentenspiegel im Blut, Entnahme von Gewebeproben (Herzbiopsie) und Ultraschalluntersuchungen erfolgen am Anfang wöchentlich. Die Beobachtungsintervalle werden konsekutiv bis auf drei Monate verlängert. In einigen Institutionen wird später auf die Durchführung von Biopsien weitgehend verzichtet.
- Alle 1–2 Jahre werden die Herzkranzgefäße mittels Herzkatheter dargestellt, um die Entwicklung einer chronischen Abstoßung zu erfassen.

Maßnahmen nach der Transplantation

- S. allgemeine Information S. 105.
- Tägliche Blutdruck- und Puls- sowie Gewichtskontrolle.
- Im Rahmen der Rehabilitation erfolgt eine Ernährungsschulung zur Einübung eines gesundheitsbewußten Lebensstils, eine berufliche und soziale Wiedereingliederung wird angestrebt.
- Vermeidung der Risikofaktoren Nikotin, Übergewicht, zu hoher Cholesterinwerte sowie Alkohol.
- Vorbeugung einer Herzklappenentzündung mit Antibiotika bei invasiven Eingriffen (z. B. Zahnbehandlung, Operationen).

8.1 Patienteninformation zur Herztransplantation

- Das Ausmaß der körperlichen Aktivität wird durch das individuelle Befinden bestimmt. Prinzipiell ist jede Sportart möglich. Ausdauersport wird empfohlen, von Leistungssport wird abgeraten. Allerdings sollten in den ersten 3–6 Monaten größere Menschenmengen und Schwimmbäder (abhängig von der Keimzahl) gemieden werden.
- Gegen das Führen eines PKW ist nichts einzuwenden.

8.2 Patienteninformation zur Lungentransplantation

Gründe für eine Transplantation und Vorbereitung

- S. allgemeine Information S. 103.
- Die Lungentransplantation wird seit mehr als zehn Jahren durchgeführt.
- Nach Ausschöpfung aller medikamentösen und chirurgischen Behandlungsmöglichkeiten ist sie die letzte lebensrettende Therapie bei einer Reihe von Lungenerkrankungen, z. B. Mukoviszidose.
- Andere Gründe für eine Transplantation: Eine rasch fortschreitende Krankheit, Abhängigkeit von einem Sauerstoffgerät und zunehmende Unbeweglichkeit, immer häufigere und längere Krankenhausaufenthalte, zunehmende soziale Isolation, der Verlust an Lebensqualität und sehr eingeschränkte Lebenserwartung.
- **Einseitige Lungentransplantation:**
  - Z.B. bei Lungenfibrose.
  - Einfacher durchzuführen als die beidseitige Transplantation. Eine einzige gut funktionierende Lungenhälfte kann schon eine ausreichende Lebensqualität garantieren.
- **Beidseitige Lungentransplantation:**
  - Bei Lungenerkrankungen erforderlich, bei denen die gesamte Lungenstrombahn ersetzt werden muß.
  - Bei chronischen Infekten, da sonst die belassene Lunge ein Keimreservoir darstellt und zu wiederholten Infektionen der einseitig transplantierten Lunge führt.
- **Wartezeit:** Der Patient sollte versuchen, sich während der Wartezeit fit zu halten, um so die Muskeln zu stärken und die Muskelmasse beizubehalten. Benötigt er ein Sauerstoffgerät, so kann beim Training ruhig mehr Sauerstoff verwendet werden, prinzipiell sollte sich der Patient jedoch nicht erschöpfen oder überfordern.

Die Transplantation

- Die Transplantation dauert in der Regel 3 – 6 Stunden.

Nach der Transplantation

- Nach der Transplantation liegt der Patient normalerweise 2–5 Tage auf der Intensivstation und ist an eine Beatmungsmaschine angeschlossen. Beim Erwachen nach der Operation kann er den Beatmungsschlauch (Tubus) spüren, der gelegentlich ein unangenehmes Würgegefühl auslöst. Sobald der Patient ganz wach, der Kreislauf stabil und die Lungenfunktion in Ordnung ist, kommt der Beatmungsschlauch aus der Luftröhre, und er kann bald wieder sprechen.

Krankenhausaufenthalt und Nachkontrollen

- S. allgemeine Informationen, S. 105.
- Nach der Intensivstation werden Sie auf eine normale Bettenstation verlegt. Wenn keine Komplikationen auftreten, dauert der gesamte Aufenthalt im Krankenhaus etwa drei Wochen.

8.2 Patienteninformation zur Lungentransplantation

Abstoßung und Bronchoskopie

- Um eine Abstoßung rechtzeitig erkennen zu können, werden als Kontrollmöglichkeiten Bronchoskopie und Biopsie eingesetzt.
- **Ablauf einer Bronchoskopie:**
  - Bei einer Bronchoskopie (= Spiegelung der Atemwege) wird in örtlicher Betäubung oder in Narkose das optische Instrument (Bronchoskop) durch den Mund oder durch die Nase in die Luftröhre eingeführt und in die Bronchien vorgeschoben. Mit biegsamen Instrumenten lassen sich auch die kleineren Bronchien der Lungenlappen unter Röntgenkontrolle untersuchen.
  - Über das Bronchoskop können auch noch verschiedene Instrumente eingeführt werden, um Schleim zu entfernen, Pilze herauszuspülen, oder eine Biopsiezange zur Entnahme von Gewebeteilchen zur feingeweblichen Beurteilung.

Nach der Transplantation

- S. allgemeine Information, S. 105.
- **Essen und Trinken:** Häufig nehmen transplantierte Patienten innerhalb weniger Monate viele Kilos zu, zum Teil wegen der Medikamente (Kortison). Daher sollten Sie im Sinne einer ausgewogenen und möglichst fettfreien Mischkost auf die Ernährung achten.
- **Rauchen:** Rauchen ist grundsätzlich gesundheitsschädigend, und aufgrund der Lungentransplantation sollten/dürfen Sie nicht rauchen!

8.3 Patienteninformation zur Lebertransplantation

Gründe für die Lebertransplantation und Vorbereitung

- S. allgemeine Information, S. 103.

Die Transplantation

- Die Operation dauert 6—8 Stunden.

Krankenhausaufenthalt und Nachkontrollen

- Der zuständige Stationsarzt wird den Patienten täglich besuchen, evtl. zusammen mit dem Oberarzt und dem Hepatologen.
- Das Personal ist auf die Rückmeldung des Patienten bezüglich seiner Beobachtungen und Bedürfnisse angewiesen, um darauf eingehen zu können.
- Die Ernährungsberaterin unterstützt den Patienten bei Problemen mit den Mahlzeiten.
- Die Dauer des Krankenhausaufenthaltes hängt davon ab, ob im postoperativen Verlauf Probleme auftreten, die behoben werden müssen. Bei einem unproblematischen Verlauf kann der Patient nach 2 – 3 Wochen nach Hause oder in einen Erholungsurlaub entlassen werden.
- Die Einnahme der verschriebenen Medikamente wird dem Patienten durch Stationsarzt und Pflegepersonal im Detail erklärt, und er erhält ggf. einen Medikamentenplan für zu Hause.
- Je nach klinischem Zustand und Laborbefunden finden die Nachkontrollen dann zuerst wöchentlich und zweiwöchentlich, später 1 – 2mal im Jahr statt.

Abstoßung und Biopsie

- Eine Entnahme einer Gewebeprobe (Leberbiopsie) wird bei Verdacht auf eine Abstoßungsreaktion oder bei unklarer Verschlechterung der Transplantatfunktion vorgenommen. Durch feingewebliche Untersuchung des entfernten Lebergewebes kann mit großer Sicherheit eine Diagnose gestellt werden, welche die weitere Therapie beeinflußt.
- **Ablauf der Biopsie:**
  - Die Untersuchung findet mit einer 1 mm dünnen Nadel statt, welche einen dünnen Gewebezylinder aus der Leber entfernt.
  - Mit dem Ultraschallgerät wird eine geeignete Stelle zur Punktion ausgesucht.
  - Anschließend wird die Stelle desinfiziert, mit sterilen Tüchern abgedeckt und mit einer Spritze lokal betäubt.
  - Unter Ultraschallkontrolle erfolgt die eigentliche Punktion mit der Biopsienadel.
  - Das gewonnene Gewebe wird sofort zur Untersuchung weggeschickt, damit das Resultat baldmöglichst eine Anpassung der Therapie erlaubt.

8.4 Patienteninformation zur Pankreastransplantation

Gründe für die Pankreastransplantation und Vorbereitung

- S. allgemeine Information, S. 103.
- Indikation für die Pankreastransplantation ist der insulinpflichtige Diabetes (Diabetes mellitus Typ I) mit durch die Zuckerkrankheit bedingtem Nierenversagen. Deshalb erfolgt in der Regel die kombinierte Transplantation von Pankreas und Niere.
- Ideal wäre die isolierte Pankreastransplantation, bevor die Nierenschädigung eintritt. Sie wird aber von der Krankenversicherung nicht übernommen.
- Die Transplantation von isolierten Pankreasinseln (insulinproduzierende Teile der Bauchspeicheldrüse) wäre ein wenig belastender Eingriff, aber die Erfolgsaussichten und Langzeitresultate sind heute noch schlechter als bei der Verpflanzung eines kompletten intakten Pankreas.
- Wichtigste Vorbereitung auf den Eingriff ist eine regelmäßige und gute Dialyse sowie eine exakte Blutzuckerkontrolle.
- Die Insulininjektionen sollten bei der Einbestellung zur Transplantation gestoppt werden. Der Patient muß für die Narkose und Operation nüchtern sein, eine fortgeführte Insulintherapie in dieser Phase würde daher die Gefahr von schweren Hypoglykämien mit sich bringen.

Die Transplantation

- Das Pankreas wird auf der einen Körperseite an die Blutgefäße des Beckens angehängt, die Niere auf der anderen Seite. Dies bedingt einen Bauchdeckenschnitt im rechten und linken Unterbauchbereich. Manche Zentren bevorzugen einen großen Schnitt in der Mittellinie, durch den sie dann beide Transplantationen vornehmen.
- Das Pankreas beginnt noch während der Operation mit seiner Insulinproduktion. In der Regel sind daher ab dem Zeitpunkt der stationären Aufnahme keine Insulinspritzen mehr notwendig.
- Die kombinierte Transplantation von Pankreas und Niere dauert länger als eine Nierentransplantation, meist etwa 4–5 Stunden.

Krankenhausaufenthalt und Nachkontrollen

- Die Pankreastransplantation zieht häufiger Wundheilungsstörungen nach sich, daher dauert der Krankenhausaufenthalt im Durchschnitt 3–4 Wochen (meist länger als nach Nierentransplantation).
- Regelmäßige Kontrolle im Transplantationszentrum, evtl. kombiniert mit Kontrollen durch den Hausarzt, wobei je nach Transplantatfunktion und Blutwerten die immunsuppressiven Medikamente angepaßt werden.
- Die Nachkontrollen entsprechen denen der Nierentransplantation (s. S. 173). Ergänzt werden sie durch regelmäßige Blutzuckerkontrollen und Amylasebestimmungen im Blut und im Urin.

8.4 Patienteninformation zur Pankreastransplantation

Abstoßung und Biopsie

- Zur Vermeidung einer Abstoßung der transplantierten Organe ist die Einnahme von immunsuppressiven Medikamenten nötig (s. S. 105).
- Nach einer kombinierten Pankreas- und Nierentransplantation ist aber keine stärkere Immunsuppression nötig als nach einer isolierten Nierentransplantation.
- Trotz korrekt durchgeführter Immunsuppression kann es zu einer Abstoßungskrise kommen. Sie äußert sich mit Fieber, Anstieg der Amylase im Blut und Absinken der Amylase im Urin, sowie durch Verschlechterung der Funktion des Nierentransplantates.
- Die Abstoßungskrise kann durch eine Biopsie (Gewebeentnahme) festgestellt werden. Wegen ihrer technisch einfachen Durchführung und der zuverlässigen Aussagekraft wird eine Nierenbiopsie durchgeführt (s. S. 115).
- Im Langzeitverlauf ist eine chronische Abstoßungsreaktion mit Verlust des Transplantates möglich. Aber bereits heute leben viele Patienten mehr als zehn Jahre mit gut funktionierenden Pankreas- und Nierentransplantaten.

Nach der Transplantation

- S. allgemeine Information, S. 105.
- Bei normaler Pankreas- und Nierenfunktion sind keine Einschränkungen in der Ernährung und Flüssigkeitszufuhr und auch keine Diabetesdiät mehr nötig. Übergang auf normale Kost ist ohne Einschränkungen möglich, Kohlenhydrate und Süßigkeiten sind wieder unbeschränkt erlaubt.
- Tägliche Einnahme der immunsuppressiven Medikamente ist unbedingt notwendig.
- Die körperliche Betätigung ist nicht eingeschränkt, allerdings sollten Schläge in die Bauchregion (z. B. durch Sturz beim Skifahren) vermieden werden.
- Bei anhaltend guter Funktion des Pankreastransplantates kommen durch den Diabetes verursachte Augenveränderungen zum Stillstand.

8.5 Patienteninformation zur Nierentransplantation

Vorbereitung zur Nierentransplantation

- Siehe allgemeine Information S. 103.
- Falls der Patient Peritonealdialyse macht, muß er Material für zwei Dialysen mitbringen, um bei möglichen Wartezeiten im Krankenhaus noch dialysieren zu können.
- Falls der Patient Hämodialyse durchführt, ist es in Abhängigkeit von den Blutwerten manchmal noch notwendig, vor der Transplantation eine Dialyse durchzuführen.

Die Transplantation

- Die Nierentransplantation wird in Vollnarkose durchgeführt und dauert ungefähr 2–4 Stunden.
- Die „neue" Niere wird im rechten oder linken Unterbauch eingepflanzt. Es wird dafür ein ca. 10–15 cm langer Hautschnitt gemacht.
- Es wird immer nur eine Niere transplantiert; die alten Nieren werden in der Regel an ihrem Platz belassen.

Krankenhausaufenthalt und Nachkontrollen

- Am 1. postoperativen Tag darf der Patient sich bereits auf die Seite drehen und am folgenden Tag aufstehen.
- Im Wundgebiet sind Drains (Wundschläuche) eingelegt. Sie werden entfernt, sobald die Sekretion nachläßt.
- In den ersten Tagen hat der Patient zusätzlich einen Katheter in der Harnblase, mit dem die Harnausscheidung stündlich gemessen wird.
- Der Patient bleibt bei komplikationslosem Verlauf durchschnittlich 3 Tage auf der Intensivstation.
- Der Krankenhausaufenthalt nach einer Nierentransplantation dauert im Durchschnitt 14 Tage. Wenn alle Wunden gut verheilt sind und eine stabile Organfunktion erreicht ist, kann der Patient entlassen werden.
- Es ist jedoch wichtig, daß weiterhin in regelmäßigen Abständen ambulante Kontrollen im Krankenhaus stattfinden, um Probleme, die nach den ersten paar Krankenhaustagen noch auftreten können, rechzeitig erkennen und behandeln zu können. Die Kontrollen müssen im Interesse des Patienten weitergeführt werden, auch bei langjährig stabiler Transplantatfunktion.

Abstoßungsreaktion und Biopsie

- Der Körper erkennt die neue Niere als Fremdorgan und reagiert mit einer Abwehrreaktion des Immunsystems. Diese Abwehrbereitschaft kann durch Medikamente unterdrückt werden (s. S. 105).
- **Anzeichen für eine Abstoßung**:
  - Rückgang der Ausscheidung, Fieber, Abgeschlagenheit, Gewichtszunahme, Schmerzen oder Druckgefühl in der Transplantatgegend.
  - Anstieg der Nierenwerte im Blut (Harnstoff und Kreatinin).

8.5 Patienteninformation zur Nierentransplantation

- **Zeitpunkt:**
  - Es kann vor allem in der postoperativen Phase (direkt nach der Operation) zu Abstoßungsreaktionen kommen.
  - Im Langzeitverlauf ist eine chronische Abstoßung möglich. Aber viele Patienten leben heute bereits seit zwanzig Jahren mit einem gut funktionierenden Nierentransplantat.
- **Nierenbiopsie:** Die Entnahme von Nierengewebe ist ein kleiner Eingriff in lokaler Betäubung; in der Regel wird sie durch einen Chirurgen oder Radiologen durchgeführt. Mit Ultraschall läßt sich das Transplantat leicht und exakt unter der Haut lokalisieren und mit einer Nadel kann gezielt eine winzige Gewebeprobe entnommen werden.

Nach der Transplantation

- Siehe allgemeine Information, S. 105, und Maßnahmen nach Pankreas- und Nierentransplantation S. 173.

8.6 Patienteninformationen zur Lebendnierenspende

Gründe für die Lebendnierenspende und Vorbereitung

- **Definition:** Spende der Niere eines lebenden Menschen zur Transplantation. Im Gegensatz dazu steht die Niere eines Verstorbenen.
- **Gründe für eine Lebendnierenspende:**
  - Der Mangel an Nieren von Verstorbenen ist zu groß. Die Wartezeit auf eine Transplantation dauert für viele Patienten zu lang.
  - Besonders schwierig ist es, eine passende Niere für Patienten zu finden, die durch eine Schwangerschaft, durch Bluttransfusionen oder frühere Transplantate immunisiert (sensibel) sind gegen fremde Gewebeverträglichkeits-Eiweiße (HLA-Antigene). Sie haben gegen den Spender Antikörper gebildet, die das Transplantat zerstören würden.
  - Mit einer Lebendniere läßt sich bei rechtzeitiger Planung die Wartezeit an der Dialyse verkürzen oder im besten Fall gar umgehen. Für Immunisierte ist die Transplantation zwischen Geschwistern die schnellste und beste Lösung.
- **Vorteile der Lebendnierenspende:**
  - Erfahrungsgemäß stehen die Chancen für das Funktionieren eines Transplantates bei Lebendnierenspenden besser als bei Nieren Verstorbener.
  - Die ersparten Jahre des Wartens an der Hämodialyse (Blutreinigung) oder CAPD (ambulante Bauchdialyse) sind mehr als kostbar. Nachteile der Dialyse: Meistens eine Reduktion der Arbeitsfähigkeit um etwa 50%; die einschneidende, salzarme Diät mit minimaler Flüssigkeitszufuhr; eingeschränkte Reise- und Ferienmöglichkeiten; Partnerschaftsprobleme durch sexuelle Probleme. Kurz: Lebensqualität und Lebensfreude sind erheblich geschmälert.
  - Lebendspenden sind erfolgreicher. Dabei gilt: Je näher die Blutsverwandtschaft, desto besser das Resultat. Doch auch Lebendnierenspenden von nicht blutsverwandten Lebenspartnern weisen überraschenderweise eine hohe Erfolgsquote auf.

Eignung zum Lebendnierenspender

- Die Spende soll selbstverständlich freiwillig sein und ausschließlich von Zuneigung, Familienzusammenhalt oder Freundschaft motiviert sein.
- Die altersmäßige Begrenzung liegt zwischen 20 und 75 Jahren.
- Die Blutgruppe von Spender und Empfänger muß übereinstimmen, es sei denn, der Spender hat die Gruppe 0 (Universalspender für alle anderen).
- Der Rhesusfaktor spielt keine Rolle. Hingegen muß die sogenannte Kreuzprobe der Blutflüssigkeit (Serum) des Empfängers mit den weißen Blutkörperchen (Lymphozyten) des Spenders negativ ausfallen. Das heißt, die Antikörper des Empfängers dürfen den Lymphozyten des Spenders nichts antun. Bei der Kreuzprobe sind die weißen Blutkörperchen des Spenders stellvertretend für die zu spendende Niere.
- Gesundheitszustand des Spenders:
  - Er muß zwei normal funktionierende Nieren besitzen.
  - Kein Diabetes oder Herzerkrankungen.
  - Keine Drogen- oder Alkoholabhängigkeit.
  - Keine schwere Depressionen oder andere Gründe für eine psychiatrische Behandlung.
  - Normaler Blutdruck (der obere < 150, der untere < 90 mmHg); oder der Blutdruck liegt mit maximal zwei blutdrucksenkenden Mitteln im genannten Normbereich.

- Keine bösartige Geschwulst in der Vergangenheit, bzw. in den letzten fünf Jahren nachweisbare Tumorfreiheit.
- Körpergewicht: Normgewicht (Körpergröße in cm minus 100 = Anzahl Kilogramm) plus höchstens 15%. Übergewichtige Spendewillige können spenden, wenn sie ihr Übergewicht reduziert haben.

Spende an Verwandte

- **Nierenspende an das eigene Kind:** Kein Problem bei Erfüllung der genannten Bedingungen. Die Spende für das eigene Kind liegt nahe, und Erfahrungen zeigen sehr gute Ergebnisse.
- **Nierenspende an einen Elternteil:** Diese Möglichkeit wurde bis heute abgelehnt. Sie stellt die „natürliche Richtung der Weitergabe" in der Familie auf den Kopf. Zudem ist die Motivation aufgrund einer gewissen Abhängigkeit der Kinder zu ihren Eltern evtl. fragwürdig.
- **Spende zwischen Geschwistern:** Aus Gründen der natürlichen Vererbungsvorgänge besteht eine Chance von 25%, daß Geschwister hinsichtlich der Gewebeverträglichkeits-Antigene (HLA-Antigene) vollständig identisch sind. Dies führt zu den besten Transplantationsergebnissen und bedeutet für immunisierte Nierenkranke (s. S. 63) die optimale Lösung. Nur eineiige Zwillinge stellen eine noch bessere Konstellation dar. Die Chance, daß Geschwister bei der Gewebeverträglichkeit halbidentisch sind, was der Eltern-Kind-Beziehung entspricht, liegt bei 50%.
- **Nierenspende von Großeltern:** Kein Problem, vorausgesetzt, sie erfüllen die oben genannten Bedingungen. Unter den gesunden, rüstigen und oft noch sportlichen Großeltern würden sich viele ausgezeichnet als Spender eignen.

Spende zwischen Lebenspartnern (nicht Verwandten)

- Außer bei der Spende eines Elternteils an ein Kind dürfte die Motivation nirgendwo so stark und einleuchtend sein wie zwischen Lebenspartnern. Sie leben Tag für Tag zusammen und teilen so auch ihre Lebensqualität. Wenn sich der eine Partner schlecht fühlt, betrifft das auch den anderen. Nach der Nierenspende kommt die verbesserte Lebensqualität Empfänger und Spender zugute.
- Anfängliche Zweifel hinsichtlich der meist nicht übereinstimmenden Gewebeverträglichkeit (HLA-Antigene) sind von den guten Resultaten verdrängt worden. Heute funktionieren etwa 90% der Partnerspenden. Dabei dürfen wir nicht vergessen, daß den 90% Erfolgreichen 10% Versager gegenüberstehen. Zum Glück verarbeiten die betroffenen Paare diese Situation relativ gut. Die bewiesene Spendebereitschaft des Partners (der höchstmögliche Beweis von Liebe und Solidarität überhaupt) hilft, enttäuschte Hoffnungen zu überwinden.
- Gelegentlich führen starke Motivationen beim Spender wie beim Empfänger dazu, daß offenkundige körperliche Gründe gegen eine Spende ignoriert werden. Hier muß das Transplantationsteam eine nüchterne Risiko-/Chancen-Analyse durchführen und die Eingriffe gegebenenfalls ablehnen.
- Nierenpatientinnen, die von ihrem spendewilligen Partner ein Kind geboren haben, müssen testen lassen, ob sie nicht während der Schwangerschaft Antikörper gegen ihn gebildet haben.

8.6 Patienteninformationen zur Lebendnierenspende

- Die Spende für einen Lebenspartner setzt eine starke und stabile Beziehung voraus, die sich seit vielen Jahren bewährt hat. Eine Spende ist nicht zu empfehlen, wenn damit eine Ehekrise gelöst, eine schlechte Beziehung gerettet oder in einer jungen Bekanntschaft ein Liebesbeweis erbracht werden soll. In gar keinem Fall darf die Abhängigkeit eines Partners ausgenützt werden.

Risiko des Spenders

- **Seltene Frühkomplikationen** (wie übrigens bei jeder Operation): Wundinfekte, Harnwegsinfekte, Venenentzündungen, vereinzelt auch Lungenembolien oder Wundblutungen.
- **Risiko, an der Folge der Nierenentnahme zu sterben:** Sehr gering und liegt bei 0,03 – 0,6%. Eine größere Untersuchung in den USA nennt fünf Todesfälle auf 19 368 Lebendspenden.
- **Spätkomplikation** können Narbenprobleme, das heißt Gefühllosigkeit, selten auch Schmerzen im Narbenbereich oder harmlose Narbenbrüche sein. Die meisten Spender kennen diese Probleme nicht.
- **Bluthochdruck:** Es ist umstritten, ob eine Organspende häufiger als üblich zu Bluthochdruck führt. In einer amerikanischen Studie nahmen 32% der Spender 20 Jahre und mehr nach einer Organspende blutdrucksenkende Mittel, aber nicht häufiger als ihre Geschwister mit zwei Nieren.
- **Späteres Nierenversagen** aufgrund einer Lebendspende ist nicht bekannt. Auch in der Weltliteratur wird die Nierenfunktion nach der Spende als stabil beschrieben. Die verbleibende Niere durch einen Unfall oder durch einen Nierentumor zu verlieren, ist extrem unwahrscheinlich.

Die Operation zur Nierenspende

- Die Entnahme der Niere verlangt einen etwa 30 cm langen Schnitt. Dagegen ist der Schnitt beim Empfänger kürzer und liegt günstiger parallel zum Leistenband.
- Deshalb wären die Schmerzen beim Spender ohne Gegenmaßnahmen größer als beim Empfänger. Mit entsprechenden Methoden können wir jedoch den Spender weitgehend von Schmerzen nach der Operation befreien.

Zeit nach der Spende

- Aufenthalt des Spenders im Krankenhaus in der Regel 10, selten bis 14 Tage.
- Arbeitsfähigkeit (individuell verschieden):
  - Zuerst muß die Muskulatur an der Operationsstelle stabil vernarben.
  - Wer zum Beispiel Lasten heben muß, bleibt sechs bis acht Wochen arbeitsunfähig. Eine ebenso lange Schonzeit benötigt eine Mutter von Kleinkindern, die eine Haushalthilfe benötigen wird.
  - Bei Bürotätigkeit kann die Arbeit nach vier bis sechs Wochen wieder aufgenommen werden. Erfahrungen zeigen einen 50%igen Einsatz ab der 4. – 5. und einen 100%igen ab der 5. – 8. Woche.

8.6 Patienteninformationen zur Lebendnierenspende

Wer bezahlt die Kosten einer Lebendnierenspende?

- Die Krankenkasse des Empfängers, die dadurch langfristig spart. Nach einer erfolgreichen Transplantation entfallen die Kosten für die Hämodialyse, die im Jahresdurchschnitt um DM 90 000,– (sfr 75 000.–) betragen.
- Hinzu kommt ein sozialmedizinischer Nutzen. Transplantierte vermögen sich nach einer gewissen Zeit häufig wieder hundertprozentig in den Arbeitsprozeß zu integrieren und beanspruchen keine Rente.
- Bei Lohnausfall des Spenders leistet die Krankenkasse des Empfängers Ersatz für die Dauer von max. 6 – 8 Wochen.

Nierenversagen der Spenderniere

- Lebendnieren-Transplantate versagen im Zeitraum eines Jahres zu etwa 5 – 10%. Dabei handelt es sich meistens um eine mit heute bekannten Medikamenten und Methoden noch nicht überwindbare Abstoßungsreaktion des Empfängers. Leider läßt sich eine solch starke Reaktion nicht im voraus durch Tests erkennen. Im Hinblick auf die 90 – 95%ige Erfolgschance sollte ein Versuch trotzdem gewagt werden.

Wichtig zu wissen: In etwa der Hälfte aller Fälle treten normalerweise 1 – 2 Abstoßungsreaktionen auf, die jedoch meist erfolgreich behandelt werden können.

- Ein Lebendtransplantat, das der Empfänger zu stark abstößt, geht zugrunde und muß entfernt werden. Mit diesem Risiko muß jeder Nierenempfänger rechnen. Hier ist der nächste Schritt ein Platz auf der Verstorbenennieren-Warteliste. Falls der wartende Empfänger immunisiert sein sollte (viele Antikörper gegen HLA-Antigene hat), kommt er zusätzlich auf die internationale Warteliste für immunisierte Patienten, damit seine Chancen auf ein passendes Organ erhöht werden können.

Nach der Nierenspende

- Ein Nierenspender kann ganz normal leben. Er muß sich weder an eine Diät noch an eine Einschränkung der Trinkmenge halten. Die Niere, die er noch besitzt (in der Regel die rechte), sitzt wohlversorgt an einer wenig exponierten Stelle und genügt vollauf für ein normales, langes Leben.
- Wenn überhaupt, empfehlen wir einzig, Sportarten und Tätigkeiten mit einem höheren Risiko an Gewalteinwirkung, z. B. Kampfsportarten, zu meiden.

8.7 Patienteninformation zur Korneatransplantation

Gründe für die Korneatransplantation und Vorbereitung

- Für eine Korneatransplantation kommen Patienten in Frage, die Hornhauttrübungen mit deutlicher Minderung der Sehschärfe trotz optimaler Korrektur (Brille, Kontaktlinsen) aufweisen.
- Ob bereits bei einer bestkorrigierten Sehschärfe von 30%, bei 10%, darunter oder auch gar nicht transplantiert werden sollte, hängt von einer Vielzahl an Faktoren ab. Dazu gehören die Grunderkrankung der Hornhauttrübung, weitere Augenerkrankungen (nicht therapierbare Netzhaut- und Sehnerverkrankungen), oder die Fähigkeit des Patienten, postoperative Therapieanweisungen durchzuführen.
- Die Entscheidung für oder gegen eine Transplantation wird mit dem Patienten gemeinsam getroffen.
- Nach der Entscheidung für eine Korneatransplantation wird der Patient auf eine Warteliste gesetzt.
- Die Transplantation einer von den Gewebeeigenschaften her zum Patienten passenden (HLA-kompatiblen) Hornhaut (Kornea) ist bei einigen Grunderkrankungen je nach Ausgangssituation unbedingt zu empfehlen. Deshalb sollte bei diesen Patienten präoperativ eine HLA-Typisierung und Blutgruppenbestimmung durchgeführt werden. Die Wartezeit für ein nicht HLA-kompatibles Transplantat beträgt in der Regel 6–12 Monate, für eine HLA-kompatible Kornea hingegen oft zwischen mehreren Tagen und mehreren Jahren
- Während der Wartezeit sollte der Patient erreichbar sein. Er wird meist einige Tage vor der Transplantation benachrichtigt. Ein Patienten-Piepser ist nicht erforderlich. Die Anschaffung eines Anrufbeantworters, der einmal täglich abgehört wird, ist sinnvoll.
- Bei Ausgangssituationen mit ungünstiger Prognose, beispielsweise nach Verätzungen, kann die postoperative Gabe von systemischen Immunsuppressiva (s. S. 76) sinnvoll sein. Dann sollten bereits vor der Transplantation eingehende internistische Untersuchungen erfolgen, die zwischen dem Hausarzt und einem in der systemischen Immunsuppresssion erfahrenen Zentrum koordiniert werden müssen.

Die Transplantation

- Der Eingriff wird in aller Regel in örtlicher Betäubung durchgeführt.
- Die Patientenhornhaut wird mit einem speziellen Instrument (Trepan) herausgeschnitten.
- Die Spenderhornhaut wird mit nicht resorbierbaren Fäden (Nylon) fixiert, von denen der letzte Faden frühestens 1,5 Jahre nach der Operation entfernt wird.
- Der Eingriff dauert 30–40 Minuten. Die Operationsdauer kann sich beträchtlich verlängern, wenn außer der Hornhauttransplantation weitere operative Manöver an der Leder- oder Regenbogenhaut, an der Linse oder im Glaskörper erforderlich sind.
- Ein schweres, aber seltenes Operationsrisiko, das zur irreversiblen Erblindung führen kann, ist die expulsive Blutung, bei der der gesamte Augeninhalt verloren gehen kann (Häufigkeit etwa 1/1000).
- Frühpostoperativ können sehr selten Infektionen im Augeninneren (Endophthalmitis, Risiko etwa 1/1000) oder auf der Transplantatoberfläche auftreten. Sie sind meist weniger gefährlich, die Häufigkeit ist stark von der zur Hornhauttrübung führenden Grunderkrankung abhängig.

8.7 Patienteninformation zur Korneatransplantation

Krankenhausaufenthalt und Nachkontrollen

- Der Krankenhausaufenthalt beginnt bereits einen Tag vor der Transplantation.
- Die Entlassung erfolgt je nach Grunderkrankung und Begleitumständen zwischen dem 3. und 10. postoperativen Tag.
- Nachkontrollen sind beim niedergelassenen Augenarzt zunächst zweimal wöchentlich, später einmal wöchentlich erforderlich. Bei stabilem Befund genügen nach dem ersten Vierteljahr monatliche, nach dem ersten Jahr dreimonatliche Kontrollen.
- Kontrollen beim Operateur sollten nach 6 Wochen, nach 4 Monaten, nach einem Jahr und danach einmal jährlich erfolgen.

Abstoßung

- Postoperatives Hauptrisiko sind Abstoßungsreaktionen.
- Jede Veränderung am operierten Auge, insbesondere Sehverschlechterung, Schmerzen oder Rötung kann Zeichen einer Abstoßung (oder einer anderen postoperativen Komplikation) sein. Jedes Symptom sollte den Patienten veranlassen, unmittelbar den Augenarzt aufzusuchen.
- Eine Abstoßung kann der Augenarzt mit dem Mikroskop eindeutig feststellen.
- Wird beim niedergelassenen Augenarzt eine Abstoßung festgestellt, sollte der Patient unmittelbar zum Operateur überwiesen werden.
- Ist der niedergelassene Augenarzt nicht erreichbar, wenn Symptome auftreten, sollte sich der Patient direkt an den Operateur wenden.

Nach der Transplantation

- Zeitpunkt und Dosierung der Tropf- und Tablettentherapie müssen genau eingehalten werden.
- Im Falle einer systemischen Immunsuppression mit Cyclosporin A und/oder Mycophenolatmofetil müssen außerdem Kontrolluntersuchungen beim Hausarzt mit Spiegelbestimmungen der Medikamente im Blut eingehalten werden. Außerdem muß der Hausarzt bei jedem Anhalt für eine Infektion außerhalb des Auges konsultiert werden.
- Reiben oder Drücken am Auge muß unbedingt vermieden werden.
- Aggressive Substanzen wie z. B. Shampoo oder Seifen dürfen in den ersten postoperativen Monaten nicht mit dem Auge in Kontakt kommen. Das Auge kann durch gut sitzende Verbände (Uhrglasverband) beim Duschen geschützt werden.
- Sportliche Aktivitäten können etwa 6 Wochen nach der Transplantation wieder aufgenommen werden. Allerdings sollte bei Ballsportarten (Badminton, Tennis, Golf etc.) eine Schutzbrille getragen werden.
- Bei Aktivitäten in staubreicher Umgebung sollte ebenfalls eine gut sitzende Brille mit Seitenschutz getragen werden.
- Nach der Operation wird sich nur sehr allmählich über Wochen und Monate eine Sehverbesserung einstellen. Eine stabile Sehschärfe wird oft erst nach 1,5 Jahren mit der letzten Fadenentfernung erreicht. In aller Regel müssen noch Brillengläser oder Kontaktlinsen zum Erreichen einer optimalen Sehschärfe getragen werden.

9.1 Herz

Grundkrankheiten

- **Dilatative Kardiomyopathie:**
  - *Idiopathisch/kongestiv:* Zumeist progressive Dilatation aller Herzhöhlen mit konsekutiver Globalherzinsuffizienz ohne feststellbare Ursache.
  - *Virusmyokarditis:* Herzinsuffizienz, oft mit ventrikulären Herzrhythmusstörungen nach abgelaufener Virusinfektion (Coxsackie-Viren, Zytomegalie etc.).
  - *Z. n. Herzklappenoperation:* Initial meist Linksherz-, später Globalherzinsuffizienz bei ausgeprägter Schädigung des Myokards.
- **Ischämische Kardiomyopathie:**
  - Koronare Herzerkrankung mit oder ohne Dilatation der Herzhöhlen, die nicht konventionell (Aortokoronare Bypass-Operation, PTCA, Laser) angehbar ist.
  - Ursachen:
    - Diffuse Gefäßerkrankung mit Beteiligung der distalen Koronargefäße.
    - Ausgedehnte Myokardinfarkte.
    - Z. n. mehrfachen Bypass-Operationen.
- **Hypertrophe obstruktive Kardiomyopathie:** Muskuläre Wandhypertrophie meist des linken Ventrikels, vorwiegend die Ausflußbahn betreffend (bei Versagen der konventionellen operativen Möglichkeiten).
- **Restriktive Kardiomyopathie:**
  - Behinderung der diastolischen Füllung der Ventrikel ohne Dilatation des Herzens.
  - Ursachen:
    - Endomyokardfibrose.
    - Amyloidose.
    - Fibroplastische Endokarditis (Morbus Löffler).
- **Komplexe, nicht korrigierbare kongenitale Herzfehler** ohne Eisenmenger-Reaktion:
  - Nach Palliativeingriff (Shunt-Operation, Fontan-Operation) oder als primäre Therapie.
  - Bei Versagen oder Nichtanwendbarkeit konventionell chirurgischer Maßnahmen.
- **Intraktable ventrikuläre Herzrhythmusstörungen:**
  - Ischämisch oder nichtischämisch bedingte ventrikuläre Tachykardien mit Synkopen oder konsekutiver Herzinsuffizienz, evtl. nach rhythmuschirurgischem Eingriff oder Implantation eines automatischen Defibrillators (ICD).
- **Herztumoren:**
  - *Maligne Tumoren* ohne feststellbare Metastasierung und Lymphknotenbeteiligung: Sarkome, Lymphome.
  - *Benigne nichtresektable Tumoren:* Rhabdomyome, Fibrome, Teratome.

Indikationen

- **Terminale, medikamentös therapierefraktäre Herzinsuffizienz** (NYHA III oder IV) mit einer voraussichtlichen Überlebenswahrscheinlichkeit von 50% innerhalb von 12 Monaten mit:
  - Maximalem O_2-Verbrauch < 10 ml/kg/min und Entwicklung eines anaeroben Metabolismus unter Belastung.

- Herzindex < 2,0 l/min/m².
- Ejektionsfraktion < 20–25%.
- Pathologischem pulmonalarteriellem Druck bzw. Druckanstieg unter Belastung.

Kontraindikationen

➤ **Absolut:**
- Lungengefäßwiderstand über 6–8 Wood-Einheiten (Wood-Einheit = [PAPmean–PCwP]/HZV). Dies ist nur bedingt gültig bei angeborenen Vitien und finalen Herzklappenerkrankungen.
- PAPmean-PCwP-Gradient über 25 mmHg (PAPmean = pulmonalarterieller Druck, PCwP = pulmonaler Verschlußdruck).
- Schwere Leberfunktionsstörung.
- Schwere Nierenfunktionsstörung, (Kreatinin > 250μmol/l, wenn nicht prärenal bedingt; kombinierte Herz-Nieren-Transplantation möglich).
- Floride Ulkuserkrankung.
- Chronische Pankreatitis.
- Arterielle Verschlußkrankheit Stadium III–IV n. Fontaine.
- Karotisstenose.
- Apoplex mit Residuen.
- Floride Infektion.
- Malignom.
- Inadäquates psychosoziales Umfeld.

➤ **Relativ:**
- Alter über 65 Jahre.
- PAPmean–PCwP–Gradient über 15 mmHg.
- Lungenfunktionseinschränkung (FEV_1 < 1500 ml).
- Insulinpflichtiger Diabetes mellitus.
- Zerebrales Krampfleiden.
- Malignomanamnese.

Obligate Untersuchungen

➤ **Klinisch:**
- Körpergröße, Gewicht.
- Allgemein- und Ernährungszustand (kardiale Kachexie).
- Gefäßstatus, Narben/Voroperationen, Varikosis, Osteoporose.

➤ **Blut/Serum:**
- Arterielle Blutgasanalyse (BGA).
- Blutbild und Differentialblutbild.
- Hämoglobin, Hämatokrit.
- Leber- und Nierenwerte (GOT, GPT, GLDH, Kreatinin, Harnstoff, Kreatininclearance).
- Laktat.
- Blutzucker.
- Bestimmung der zytotoxischen Antikörper (ggf. präoperativer Crossmatch).
- Bestimmung der Virusantikörperspiegel (CMV, Herpes, Hepatitis A, B, C, HIV).

➤ **Urinstatus**, Urinsediment.

➤ **EKG** und Langzeit-EKG.

9.1 Herz

- **Echokardiographie.**
- **Doppleruntersuchung:**
  - Der Karotis.
  - Der peripheren arteriellen Gefäße bei Männern > 45 Jahre und Frauen > 50 Jahre.
- **Sonographie** des Abdomens.
- **Röntgenthorax.**
- **CT Thorax** bei voroperierten Patienten.
- **Spiroergometrie.**
- **Rechtsherzkatheter:** PAP-Druck (systolisch, diastolisch, mittel), PCwP-Druck, HZV vor und nach Nitratapplikation, Prostaglandin E_1- oder I_2-Applikation.
- **Linksherzkatheter** mit Lävokardiographie und selektiver Koronarangiographie, bei angeborenen Vitien Darstellung der Pulmonalgefäße zum Ausschluß weiterer Malformationen.
- **Fokusausschluß** im Hals-Nasen-Ohren-, Zahn-Mund-Kiefer- und gynäkologischen Bereich.
- **Hepatitis-B-Impfung.**

Operative Techniken

- **Orthotope Herztransplantation** mit Anastomose des linken und rechten Vorhofs, der Aorta und A. pulmonalis (am häufigsten angewandte Technik) (s. S. 194).
- **Sogenannte „total" orthotope Transplantation** mit Anastomose der Lungenvenencuffs, der beiden Hohlvenen, der Aorta und A. pulmonalis:
  - *Vorteil:* Weniger supraventrikuläre Rhythmusstörungen postoperativ, ggf. Reduktion der Trikuspidalinsuffizienz.
  - *Nachteil:* Technisch aufwendiger.
- Ggf. Kombination beider Techniken mit selektiver Hohlvenenanastomose sowie Cuffanastomose des linken Vorhofes.
- **Heterotope Herztransplantation** (s. S. 194):
  - *Vorteil:* Transplantation auch bei inadäquatem/kleinem Herz und bei erhöhtem Lungengefäßwiderstand möglich. Bei einem Transplantatversagen ermöglicht das eigene Herz u. U. das Überleben des Patienten.
  - *Nachteil:* Prognose weltweit schlechter als bei orthotoper Transplantation, Überlebensrate etwa 20% geringer nach 12 Monaten als bei orthotoper Transplantation, Haupttodesursachen sind pulmonale Infektionen und intrakardiale Thrombenbildung, daher Marcumartherapie notwendig.

Pflege auf der Intensivstation

- Pflegekraft mit sterilen Handschuhen und Mundschutz.
- Evtl. Patientenisolation.
- **Monitoring** von EKG, systemischem, pulmonalarteriellem, linksatrialem und zentralvenösem Druck, pulmonalkapillärem Verschlußdruck (PCwP), arteriellen und venösen Blutgasen (BGA), HZV, Drainagenverlust und Urin.
- **Verlaufskontrollen:**
  - Röntgenthorax.
  - Echokardiographie.
- **Häufiger Wechsel der zentralvenösen Katheter** (z. B. alle 7 Tage).
- **Frühmobilisation.**

Frühkomplikationen

- **Hyperakute Abstoßung:**
  - Bedingt durch präformierte Autoantikörper.
  - *Therapie:* Plasmapherese, hohe Immunsuppression.
- **Rechtsherzversagen:**
  - Durch zu hohen Pulmonalwiderstand.
  - *Therapie:* Senkung des Pulmonalwiderstands durch Prostaglandin E_1- oder I_2-Infusion bzw. NO-Inhalation.
- **Akutes Nierenversagen:**
  - Meist vorbestehende kompensierte Niereninsuffizienz, verstärkt durch schlechte Transplantatfunktion und Ciclosporin A.
  - *Therapie:* Hämofiltration, Dialyse.
- **Herzrhythmusstörungen:**
  - Meist Sinusarrest oder sinuatrialer Block.
  - Selten AV-Block oder Vorhofflimmern.
  - *Therapie:* Über 50% spontan oder unter Therapie mit Orciprenalin oder Theophyllin reversibel, ggf. Herzschrittmacherimplantation.

Immunsuppressive Basistherapie

- **Induktionstherapie** (zentrumspezifisch, keine Regelbehandlung):
  - Antithymozytenglobulin 1,5 mg/kg/Tag für 4 Tage.
  - Antilymphozytenglobulin 30 mg/kg/Tag für 7 Tage.
  - OKT 3 5,0 mg/Tag für 7 Tage.
  - Zusätzlich Ciclosporin A, Azathioprin, Methylprednison.
- **Erhaltungsimmunsuppression:**
  - Ciclosporin A (6–10 mg/kg/Tag) oder Tacrolimus 6–9 mg/Tag.
  - Azathioprin (1–2 mg/kg/Tag) oder Mykophenolat 1–4 g/Tag.
  - Prednisolon (0,2 mg/kg/Tag für 3 Monate, dann Reduktion auf 0,1 mg/kg/Tag), ggf. steroidfreie Zweifachtherapie (Abb. 5).

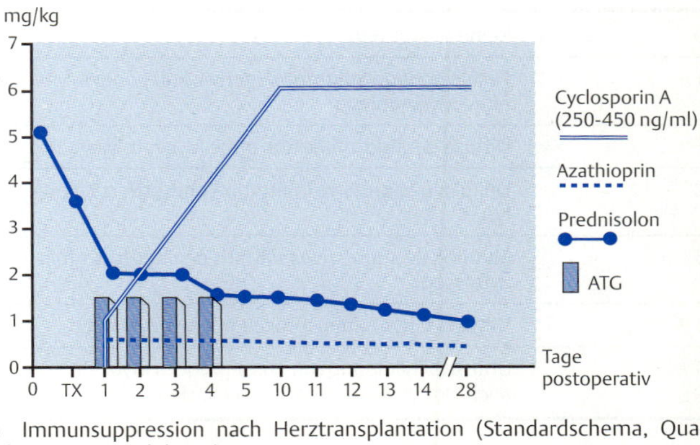

Abb. 5 Immunsuppression nach Herztransplantation (Standardschema, Quadrupeltherapie mit Induktion)

Weitere Medikation:

- Zytomegalie-/Herpes- (Aciclovir) und Pneumozystisprophylaxe (Bactrim) für 6 Monate, CMV-Hyperimmunglobulin 5 g für 4 Tage postoperativ.
- Magenprotektion (H_2-Blocker, Sucralfat).
- Antihypertensiva und Diurektika (ACE-Hemmer, Nifedipin, Lasix).
- Evtl. H_1-Blocker.
- Evtl. Magnesium- und Kaliumsubstitution.
- Ggf. Lipidsenker.
- Evtl. Osteoporoseprophylaxe/-therapie.

Abstoßung

- **Symptome und Diagnostik:**
  - *Anamnese:* Leistungsabfall, Abgeschlagenheit, subfebrile Temperaturen, leichter Blutdruckabfall.
  - *Blutbild:* Geringe Leukozytose.
  - *EKG:* Herzrhythmusstörungen (SVES).
  - *Röntgenthorax:* Evtl. Vergrößung des Herzschattens.
  - *Echokardiogramm:* Eingeschränkte Ventrikelfunktion.
  - *Endomyokardbiopsie:* Mononukleäre Infiltration, Myokardnekrosen, Gefäßthrombosen.
  - *Untersuchungen:*
    - Evtl. Zytoimmunologisches Monitoring (Frühphase).
    - Evtl. EKG-QRS-Summenpotentialanalyse über Telemetrie-Herzschrittmacher.
- **Internationale Klassifikation der akuten Abstoßung** s. Tab. 10 (siehe auch S. 70):

Tabelle 10 Internationale Klassifikation der akuten Abstoßung

Grad	Definition
0	Keine Abstoßung
1 A	Fokale geringe Infiltration (perivaskulär oder interstitiell) ohne Myozytolysen
1 B	Diffuse geringe Infiltration ohne Myozytolysen
2	Unifokale aggressive Infiltration und/oder fokale Myozytolysen
3 A	Multifokale aggressive Infiltrationen und/oder fokale Myozytolysen
3 B	Diffuser Entzündungsprozeß mit Myozytolysen
4	Diffuse Schädigung mit ausgeprägten Myozytolysen, evtl. auch Ödem, Hämorrhagie und Vaskulitis

- **Therapie:**
  - *Leichte Abstoßung:* Keine Therapie (Stadium 1 A, 1 B).
  - *Mittelschwere Abstoßung:* Stadium 2, 3 A, 3 B Steroidbolusgaben (3×500–1000 mg Methylprednisolon).
  - *Mehrfache leichte/mittelschwere Abstoßungen:* Temporäre Erhöhung der Dauerimmunsuppression (Methylprednisolon 50 mg/Tag, stufenweise Reduktion über mehrere Wochen).
  - *Schwere Abstoßung* (Stadium 4) oder persistierende mittelschwere Abstoßungen:
    - T-Zell-Antikörper (OKT 3 5,0 mg/Tag für 7 Tage).
    - Antithymozytenglobulin (ATG 1,5 mg/kg/Tag für 3 Tage).
    - Evtl. Methotrexat oder mechanisches Unterstützungssystem (IABP, VAD).

Ambulante Nachkontrollen

- Nachuntersuchungsintervalle und Endomyokardbiopsien hängen von der Zahl und dem Schweregrad der akuten Abstoßungen ab.
- **Bei normalem Verlauf:**
  - 1. und 2. Monat alle 7–10 Tage.
  - 3.–6. Monat alle 14–21 Tage.
  - 6.–12. Monat alle 4–6 Wochen.
  - Über 12 Monate alle 12 Wochen.
- **Bei schweren oder rezidivierenden mittelschweren Abstoßungen** engmaschigere Kontrollen.
- **Untersuchungen:**
  - Blutlabor (Kreatinin, Leukozytenzahl, Leberwerte, Blutzucker).
  - EKG.
  - Röntgenthorax (Herzgröße, pulmonaler Infekt, Lymphom).
  - Echokardiographie (Ejektionsfraktion, isovolumetrische Relaxationszeit).
  - Endomyokardbiopsie.
  - Myokardszintigraphie.
  - Herzkatheter (jährlich).

Spätkomplikationen

- Arterielle Hypertonie (meist renal bedingt).
- Progrediente Nierentubulusschädigung (Ciclosporin A).
- Trikuspidalklappeninsuffizienz.
- Transplantatvaskulopathie (s. Resultate).
- **Infektionen** (meist pulmonal):
  - Durch grampositive Kokken (Staphylokokken).
  - Gramnegative Stäbchen (Pseudomonas).
  - Viren (Herpes, Zytomegalie).
  - Pilze (Candida, Aspergillus).
  - Pneumocystis carinii.
- Cushing-Syndrom.
- Hyperlipidämie.
- Gewichtszunahme.
- Diabetes mellitus Typ II.
- Ulkuserkrankung.

9.1 Herz

- Osteoporose.
- Gingivahyperplasie.
- Hypertrichosis.
- Aggravierung zerebraler Krampfleiden.
- Malignome, besonders Lymphome.

Resultate

- Peri-/frühpostoperative Letalität ca. 8 – 15 %.
- 1-Jahres-Überlebensrate ca. 80 %, danach Letalität von 2 – 5 %/Jahr.
- 5-Jahres-Überlebensrate ca. 70 %.
- 10-Jahres-Überlebensrate ca. 40 – 50 %.
- **Haupttodesursachen:**
  - Transplantatvaskulopathie („chronische Abstoßung").
  - Herzinsuffizienz.
  - Stummer Myokardinfarkt.
  - Herzrhythmusstörungen.
- **Einzige Therapie** ist bislang die Retransplantation.

Grundkrankheiten

- **Parenchymale Lungenerkrankungen** (gestörte Diffusion, gestörte mechanische Ventilation):
  - *Restriktive Erkrankungen:*
    - Idiopathische Lungenfibrose.
    - Exogen allergische Alveolitis.
    - Histiocytosis X.
    - Sarkoidose.
    - Lymphangioleiomyomatosis.
  - *Obstruktive Erkrankungen:*
    - Primäres Emphysem (α_1-Antitrypsin-Mangel).
    - Sekundäres Emphysem (chronisch-obstruktive pulmonale Erkrankungen COPD).
    - Bronchiektasien.
    - Zystische Fibrose (Mukoviszidose).
- **Vaskuläre Lungenerkrankungen** (irreversibel erhöhter pulmonaler Gefäßwiderstand):
  - Primär pulmonale Hypertension (PPH).
  - Pulmonale Hypertension auf Basis eines Eisenmenger-Komplexes. Nur leicht korrigierbare Eisenmenger-Defekte mit irreversibel fixierter pulmonaler Hypertension (Lungengefäßwiderstand über 8 Wood-Einheiten erhöht): Vorhofseptumdefekt, offener Ductus Botalli, Ventrikelseptumdefekt (in Diskussion).
  - Chronisch-thromboembolische pulmonale Hypertension.
  - Formen, die einer pulmonalen Thrombendarteriektomie wegen einer zu peripheren Lage der Verschlüsse nicht zugänglich sind.

Indikationen

- **Allgemein:**
  - Endstadium einer isolierten Lungenerkrankung (Monoorganversagen).
  - Ausschöpfung der medikamentösen Therapiemöglichkeiten.
  - Rasche Progression des Krankheitsverlaufs.
  - Sauerstoffabhängigkeit, zunehmende Immobilität, fehlende Lebensqualität, Lebenserwartung unter 12 – 18 Monate.
- **Parenchymale Lungenerkrankungen:**
  - *Lungenfibrose:* Oft sehr rasch progredienter Verlauf; Indikation daher eher frühzeitig gegeben.
  - *Lungenemphysem:* Zumeist langsamere, oft jahrelange Progression, daher Indikation eher später gegeben.
  - *Zystische Fibrose:* Komplette Sauerstoffabhängigkeit, deutliche Zunahme der Häufigkeit und Dauer von Krankenhausaufenthalten; zunehmende soziale Isolation und Verlust des Kontaktes mit der Umwelt.
- **Vaskuläre Lungenerkrankungen:**
  - Zunahme der Rechtsherzdekompensation und des Bedarfs an Diuretika. Rasch progrediente Abnahme der Leistungsfähigkeit, Synkopen.
  - *Primär pulmonale Hypertension:* Fehlendes Ansprechen auf Kalziumantagonisten; Herzminutenvolumen $< 2{,}0$ l/min; S_{vO2} (gemischte venöse Sättigung) $< 60\%$; oft sehr rasche Progression der Krankheit.

9.2 Lunge

  - *Eisenmenger-Komplex:* Eher langsamer Verlauf. Indikation daher oft durch fehlende Lebensqualität bedingt.
- **Spezielle Indikationen:**
  - *Respiratorabhängige Patienten:* Indikation sehr zurückhaltend wegen hohen Infektionsrisikos; Patienten, die am Respirator mobilisierbar und trainierbar sind, stellen eine gute Indikation dar (Tracheostoma ist keine Kontraindikation).
  - *Retransplantation:*
    - Akut bei primärem Organversagen: schlechte Prognose, Indikation daher sehr zurückhaltend.
    - Chronisch: Prognose bei Infektfreiheit und Aussicht auf Rehabilitationsmöglichkeit akzeptabel.
    - Kindesalter: Indikationsstellung besonders streng unter Beachtung der familiären Situation und Berücksichtigung der hohen Rate an chronischer Abstoßung.
- **Wahl des Transplantationsverfahrens:**
  - *Einseitige Lungentransplantation:* Nicht infizierte parenchymale Erkrankungen.
  - *Beidseitige Lungentransplantation:* Alle chronisch infizierten pulmonalen parenchymatösen Erkrankungen, pulmonale vaskuläre Erkrankungen.

Kontraindikationen

- **Absolute:**
  - Schwere systemische Erkrankungen.
  - Maligne Erkrankungen.
  - Multiorganversagen.
  - Systemische Infektionen.
  - Extreme Kachexie oder Adipositas.
  - Langdauernde hochdosierte Kortisontherapie (> 30 mg Prednisolonäquivalent) mit entsprechenden Schäden.
- **Relative:**
  - Hohes Patientenalter.
  - Linksventrikuläre Kontraktilitätsstörung oder koronare Herzkrankheit.
  - Renale Funktionsstörung.
  - Psychosoziale Instabilität.
  - Aktive Hepatitis B oder C; Tbc.

Obligate Untersuchungen

- **Blutabnahmen:** Blutgruppe und Untergruppen; HLA-Typisierung; komplettes Blutbild, Gerinnungsstatus, Nieren- und Leberfunktionsparameter, Gesamteiweiß, Kreatininclearance 3mal.
- **Virusantikörperbestimmung:** HIV, CMV, Herpes, Epstein-Barr-Virus, Hepatitis B und C.
- **Infektionsstatus:** Sputumkultur, Ziehl-Neelsen-Färbung (Tbc), Toxoplasma-Antikörper.
- **Lunge:** Lungenfunktion, evtl. Spiroergometrie, Blutgasanalyse in Ruhe und unter Belastung; Ventilations-Perfusions-Scan; Thoraxröntgen, Thorax-CT.

- **Herz-Kreislauf:** EKG, Echokardiographie, Links- und Rechtsherzkatheter mit kompletter Druckmessung (bei Patienten über 40 Jahre zusätzlich mit Koronarangiographie); Karotisdoppler, 6-Minuten-Gehtest.
- **HNO-Status** (bei zystischer Fibrose obligates Nasennebenhöhlenröntgen evtl. mit CT)
- **Sonographie** des Abdomens.
- **Anthropomorphe Untersuchungen:** Größe, Gewicht, oberer Thoraxumfang (gemessen auf Höhe der Mamillen), unterer Thoraxumfang (gemessen auf Höhe des Rippenbogens). Röntgenmaße: Apex-Diaphragma links und rechts; transversaler Durchmesser in Höhe der kostophrenischen Winkel bzw. des Aortenkopfes.

Spezielle Operationsvorbereitung

- Schrittweise Reduktion der täglichen Prednisondosierung auf < 15 mg/Tag.
- Nutritiver Aufbau.
- Gezieltes aerobes Belastungstraining.
- Psychische Motivation.

Operative Technik

- Siehe Seite 197.

Organspezifische Nachbehandlung

- **Monitoring:**
  - Kontinuierliche Messung von arteriellem Druck, zentralvenösem Druck, pulmonalarteriellem Druck, gemischtvenöser Sättigung, peripherer Sättigung, EKG, Urinausscheidung pro Stunde.
- **Thoraxröntgen** 2mal täglich.
- **Kreatininclearance; komplette Blutabnahmen** 2mal täglich; Ciclosporinspiegel.
- **Blutkultur** täglich, Bronchiallavage (bei intubierten Patienten) alle 2–3 Tage, Virus und Pilzserologie 1mal wöchentlich.
- **Beatmung:**
  - Extubation so früh wie möglich anstreben. Eine Extubation ist erst dann sinnvoll, wenn der Patient wach und kooperativ ist, wenn die Atemfrequenz unter 25/min und das Atemzugvolumen ausreichend ist.
  - Ziel der Beatmung ist eine möglichst schonende und gleichzeitig ausreichende Ventilation. Die jeweilige Strategie hängt von der Grundkrankheit und dem Transplantationsverfahren (einseitige oder beidseitige Transplantation) ab.
  - Der Sauerstoffpartialdruck sollte, wenn möglich, unter 70% gehalten werden. Eine Reduktion auf zumindest 50% ist vor einer Extubation notwendig.
  - Die Beatmungsdrücke sollten in physiologischen Bereichen liegen und hohe Spitzendrücke so weit wie möglich vermeiden.
  - Bei Komplikationen und daraus resultierender Langzeitbeatmung (> 14 Tage) ist die Anlage eines Tracheostomas vorteilhaft (Bronchialtoilette).

9.2 Lunge

- **Volumenmanagement:**
  - Vermeidung eines Überangebots an freiem Wasser. Flüssigkeitsbilanz eher knapp unter Berücksichtigung einer ausreichenden renalen Ausscheidung.
  - Substitution von Eiweißverlusten durch Gabe von Humanalbumin und Fresh frozen Plasma (Gesamteiweiß > 5,0 g/dl).
  - Substitution von Blutverlusten durch Gabe von bestrahlten und filtrierten CMV-negativen Erythrozytenkonzentraten (Hämoglobin > 11 g/dl).
- **Infektionsprophylaxe:**
  - Routine-Antibiotikaprophylaxe mit Breitbandantibiotikum.
  - Nach Eintreffen der bakteriologischen Ergebnisse der Abstriche von Spender und Empfängerbronchialbaum entsprechende Nachadaptation.
  - Bei Patienten mit zystischer Fibrose oder Bronchiektasien Kombination mit pseudomonaswirksamem Antibiotikum entsprechend der letzten Sputumkulturen (Antibiogramm).
  - *CMV-Prophylaxe:* CMV-Hyperimmunglobulin 2 ml/kg am 1., 3., 7., 14. und 21. Tag. 10 mg/kg KG Ganciclovir i. v. über 3 Wochen, anschließend p. o. Ein CMV-Matching von Spender und Empfänger ist unter dieser Therapie nicht erforderlich.
  - *Pilzprophylaxe:* Mycostatin oral. Inhalation mit Amphotericin B (3mal täglich 10 mg), bis keine Züchtung von Aspergillus spp. in der bronchoalveolären Lavage mehr gelingt (3 – 6 Monate postoperativ).
  - *Pneumozystisprophylaxe:* Co-trimoxazol per os 3 – 4 Tage/Woche lebenslang.

Pflege auf der Intensivstation

- **Bronchialtoilette:**
  - *Bronchoskopie:*
    - Unmittelbar postoperativ Kontrolle der Anastomose, Ausspülung des Bronchialsystems mit NaCl.
    - Während der Dauer der Intubation: Ca. alle 3 Tage zur Gewinnung aktueller Bakteriologien.
  - *Endobronchiale Absaugung:* Während der Intubationsphase regelmäßig alle 3 – 4 Stunden.
- **Physiotherapie:**
  - *Lagerungsdrainage:* Besonders bei einseitiger Transplantation Lagerung des Patienten auf die nichtoperierte Seite.
  - *Klopf- und Vibrationsmassage:* Zur Sekretmobilisation und Vermeidung von Hypostase.
  - *Atemtraining:* Nach Extubation zur Verbesserung der Atemtiefe und Atemökonomie; Inhalation mit Mukolytika, Antibiotika.
- **Mobilisation:**
  - Während der Intubation bereits aktive Mobilisierung beim wachen Patienten, Querbettsitzen, Stehversuche, Bein- und Armmuskelbetätigung. Bei sehr kachektischen Patienten muß über eine längere Intubationsphase ein schrittweiser muskulärer Aufbau erfolgen. Oft erfolgt die Extubation erst, wenn die Patienten bereits mit dem Tubus voll mobilisiert sind.

Nichtimmunologische Frühkomplikationen

- **Bronchuskomplikationen** (in erfahrenen Zentren < 5% Inzidenz):
  - *Anastomoseninsuffizienz:* Durch verbesserte Technik extrem selten (< 1%) geworden. Gedeckte Dehiszenzen, die zu keiner Kommunikation mit der Pleurahöhle führen, können konservativ mittels Stenting behandelt werden. Bei kompletter Insuffizienz Reoperation unbedingt erforderlich.
  - *Anastomosenstenose:* Nur auf die Anastomose beschränkte Stenosen sind Ausdruck einer lokalen Ischämie, zumeist durch technische Probleme bedingt. Durch verbesserte Technik selten geworden.
  - *Diffuse Bronchusischämie:* Bedingt durch Unterbrechung der nutritiven Bronchialdurchblutung. Zumeist anteriomedial am rechten Hauptbronchus und Bronchus intermedius. Schwerere Formen erfordern wiederholte Ballondilatationen oder eine Silikonstentimplantation.
  - *Invasive tracheobronchiale Aspergillose:* Kann zur Fistelbildung zwischen Bronchus und Pulmonalarterie führen. Hohes Risiko bei lange bestehenden Fibrinbelägen oder Ulkus im Bereich der Anastomose (mykologische Untersuchung des Bürstenabstriches!) und Aspergilluskolonisation.
- **Reperfusionsödem:**
  - *Auftreten:* Innerhalb der ersten 24 Stunden. Bedingt durch schlechte Organkonservierung, lange warme Ischämiezeiten, technische Probleme, hohen Pulmonalisdruck, Oversizing der Spenderlunge.
  - *Symptome:* Verschlechterung des Gasaustauschs, Anstieg des pulmonalen Gefäßwiderstandes, Auftreten eines diffusen interstitiellen Infiltrats, im Extremfall massives alveoläres Ödem mit schaumigem Sekret.
  - *Therapie:* Verstärkte Flüssigkeitsrestriktion; Erhöhung des intravasalen kolloidosmotischen Druckes durch Gabe von Eiweiß und Erythrozytenkonzentraten; Gabe von hochdosiertem Kortison; Beatmung mit erhöhtem PEEP und Spitzendrücken; Niedrighalten des Herzminutenvolumens (und damit des Pulmonaldruckes) durch weitgehende Vermeidung von Katecholaminen. NO-Inhalation oder Prostaglandinezur Senkung des Lungengefäßwiderstandes.
  - *Verlauf:* Bei leichteren Formen Rückbildung innerhalb von 2 – 3 Tagen. Gefahr der bakteriellen Superinfektion. Bei schweren Formen nichtreversible alveoläre Schädigung, die eine Retransplantation erforderlich macht.

Immunsuppressive Basistherapie

- **Intraoperativ:** Methylprednisolon 1000 mg i. v. vor Öffnung der vaskulären Anastomosen.
- **Postoperativ:**
  - *Kortison:* Methylprednisolon 125 mg nach 8, 16, 24 Stunden i. v. Danach Prednisolon 1 mg/kg KG ab dem 2. postoperativen Tag, schrittweise reduziert auf 0,5 mg/kg innerhalb der ersten Woche.
  - *Azathioprin:* Beginnend mit 2 mg/kg KG am ersten postoperativen Tag i. v. Schrittweise Anpassung an Leukozytenzahl > 4000 – 5000/ml). Alternative: MycophenolatMofetil (CellCept), 2000 mg/Tag, bei Leukopenie Dosisreduktion.

9.2 Lunge

- *Ciclosporin A:*
  - Erste Gabe nach der Erreichung einer stabilen Hämodynamik und ausreichender renaler Ausscheidung. Initial langsames Einschleichen, beginnend mit einer kontinuierlichen i.v. Gabe von 0,5 – 1 mg/kg KG über 24 Stunden.
  - Danach Steigerung der Dosis entsprechend der gemessenen Ciclosporinblutspiegel (Zielwert initial ca. 350 ng/ml), der Serumkreatininwerte und der täglichen Kreatininclearance.
  - Nach Extubation des Patienten zunächst überlappende i. v. und orale Gabe und danach Einstellung auf rein orale Gabe.
  - Alternative: Tacrolimus (FK 506, Prograf), Beginn mit 0,015 mg/kgKG/24 h i.v. oder 0,15 mg/kgKG/24 h p.o., individuelle Dosisanpassung nach Blutspiegel. Zielspiegel 15 ± 3 ng/ml.
- *Induktionstherapie:* Nicht von allen Zentren angewandt. Initiale Reduktion der T-Lymphozyten mittels Gabe von Antithymozytenglobulin über 4 – 7 Tage oder monoklonalen Antikörper (OKT 3) über 10 Tage.

➤ **Erhaltungstherapie:**
- *Kortison:* Innerhalb der ersten 3 – 6 Monate 0,15 – 0,3 mg/kg KG, danach schrittweise Reduktion auf 0,1 mg/kg. Abhängig von Inzidenz der Abstoßungen, Dauer und Höhe der Cortisonanamnese, individueller Toleranz.
- *Azathioprin:* entsprechend der Gesamtleukozytenzahl (> 5000/ml) bis zu 2 mg/kg KG).
- *Ciclosporin A:* Unter Beachtung der Nierenfunktion (Serumkreatinin < 1,6 mg/dl) Dosierung bis zur Erreichung eines monoklonalen FPIA-Spiegels von 150 – 250 ng/ml. Orale Gabe 2- oder 3mal täglich.
- Inhalative Steroide (zentrumspezifisch): Routinemäßig oder bei Auftreten von Bronchiolitis obliterans.

Abstoßung

➤ **Symptome:**
- *Früh postoperativ:* Innerhalb der ersten Wochen hohe Sensitivität des Thoraxröntgens. Auftreten von interstitiellen Infiltraten, oft perihilär, manchmal diffus; zusätzlich Pleuraerguß. Verschlechterung des Gasaustauschs; Fieber ohne gesicherten Keimnachweis. Gelegentlich Leukozytose.
- *Spät postoperativ:* Mit zunehmendem Abstand von der Transplantation abnehmende Sensitivität des Thoraxröntgens. ChronischeAbstoßungen zeigen meist keine Auffälligkeiten im Röntgen. Verschlechterung des Gasaustauschs. Häufig mit subfebrilen bis febrilen Temperaturen gekoppelt. Dyspnoe.

➤ **Diagnose:**
- *Früh postoperativ:* Häufig anhand der typischen Veränderungen im Thoraxröntgen und unter Ausschluß anderer Ursachen der Symptomatik Verdachtsdiagnose auf rein klinischer Basis möglich. Bronchoskopisch Hyperämie der Bronchialschleimhaut (graft related erythema); beweisend für das Vorliegen einer Abstoßung ist die transbronchiale Biopsie (TBB).

- *Spät postoperativ:* Leitsymptom ist die Verschlechterung der Lungenfunktionsparameter; beweisend ist wiederum die *transbronchiale Biopsie.*
  - Mittels fiberoptischer Bronchoskopie und peripherer Zangenbiopsie werden kleine Stücke von Lungenparenchym gewonnen. Üblicherweise Entnahme von 5 – 10 Proben pro Eingriff aus verschiedenen Lappen.
  - Aufarbeitung entsprechend den Richtlinien der Internationalen Gesellschaft für Herz-Lungen-Transplantation. Einteilung der Abstoßungsgrade von A0 (keine) bis A4 (schwerste Abstoßung) (s. S. 70).
  - Wertigkeit der Beurteilung abhängig von der Qualität der entnommenen Proben und der Erfahrung des Begutachters.

➤ **Therapie:**
- *Kortisonbolus:* Basis jeder Therapie einer akuten Abstoßung. Wiederholte (zumeist an drei aufeinanderfolgenden, im Einzelfall auch bis zu 5 oder 6 Tage dauernde) Applikation von 500 – 1000 mg Methylprednisolon i. v. Als Begleitmaßnahme antibiotische Abschirmung, evtl. antivirale Prophylaxe mit Aciclovir oder Ganciclovir.
- *Orale Kortisontherapie:* Im Anschluß an hochdosierte i. v. Kortisongabe Erhöhung der täglichen oralen Kortisondosis beginnend mit 1 mg/kg KG, gefolgt von schrittweiser Reduzierung auf die Erhaltungsdosis.
- *Umstellung der Basisimmunsuppression:* Bei steroidfraktionärer Abstoßung Umstellung von Ciclosporin A auf Tacrolimus.
- *Monoklonale Antikörper:* Bei kortisonrefraktärer Abstoßung oder bei rasch wiederkehrenden Abstoßungsrezidiven OKT 3 5,0 mg über 10 Tage.

Ambulante Nachkontrollen

➤ **Frequenz:** Nach Entlassung anfangs 1 × wöchentlich innerhalb des ersten bis zweiten Monats. Danach Ausdehnung der Intervalle auf 2 – 4 Wochen in Abhängigkeit vom klinischen Zustand des Patienten. Nach 1 Jahr 2 – 3monatige Routinekontrollen.

➤ **Obligate Untersuchungen:**
- Thoraxröntgen; Lungenfunktion, Blutgase.
- Blutbild, Leber- Nierenfunktionsparameter, Elektrolyte.
- Ciclosporinspiegelbestimmung im Serum.
- *Infektionscreening:* Virusserologie; CMV-Frühantigenbestimmung in Serum, Harn und Rachenspülflüssigkeit. Bakteriologische Untersuchung von Sputum und Harn.

➤ **Fakultative Untersuchungen:**
- *Bronchoskopie:* Mit bronchoalveolärer Lavage und transbronchialer Biopsie 1 Woche nach Transplantation, nach 1, 3, 6, 9 und 12 Monaten sowie bei klinischer Symptomatik.
- *CT Untersuchung* des Thorax nach 1, 3, 6 und 12 Monaten.
- *Ventilations-Perfusions-Scan* bei klinischer Notwendigkeit.

Spätkomplikationen

➤ **Chronische Abstoßung, Bronchiolitis Obliterans Syndrom (BOS):**
- *Funktioneller Ausdruck* einer chronischen Abstoßungsreaktion des Transplantates; Abnahme des Absolutwertes der FEV_1 (in Liter), bezogen auf den individuellen Bestwert. Dieser errechnet sich aus dem Durchschnitt der 2 besten aufeinanderfolgenden FEV_1-Werte frühestens 3 Monate postoperativ.

- *Stadieneinteilung:*
  - BOS 0: FEV_1 liegt zwischen 80 und 100% des Bezugwertes.
  - BOS 1: FEV_1 liegt zwischen 80 und 66% des Bezugwertes.
  - BOS 2: FEV_1 liegt zwischen 66 und 50% des Bezugwertes.
  - BOS 3: FEV_1 liegt unter 50% des Bezugwertes.
- *Histologie* (s. auch S. 70): Entwicklung von Bindegewebsplaques im Bereich der terminalen Bronchiolen mit progredienter Obstruktion des Lumens. Aktive (zellreiche) Form und inaktive (zellarme, eher stationäre) Form.
- *Therapie:* Maximale Erhöhung der Immunsuppression an die Grenze der individuellen Toleranz.
- *Prognose:* Nur bei erfolgreicher Stabilisierung gut. Ansonsten fortschreitende Verschlechterung bis zur Erreichung der Immobilität. Häufigste Ursache der Spätmortalität.

➤ **Posttransplant lymphoproliferative disorder (PTLD):**
- *Definition:* Auftreten von B-Zell-Lymphoproliferationen bei immunsupprimierten Patienten. Verschiedene Formen von benignen Hyperplasien bis zum Übergang in ein malignes B-Zell-Lymphom.
- *Häufigkeit:* Bis zu 8% nach Lungen- oder Herz-Lungen-Transplantation.
- *Manifestation:* Zumeist als intrapulmonale Rundherde, alle anderen Formen wie intrahepatische, intrazerebrale oder intestinale Lokalisation ebenfalls möglich. Gehäuftes Auftreten nach intensivierter Immunsuppression, insbesondere Therapie mit mono- und polyklonalen Antikörpern. Oft mit Ebstein-Barr-Virus assoziiert.
- *Therapie:*
  - Polyklonale Formen: Reduktion der Immunsuppression, Absetzen von Azathioprin, Reduktion von Ciclosporin soweit wie möglich.
  - Monoklonale Formen: Zusätzlich Chemotherapie mit CHOPP-Schema, evtl. Gabe von B-Zell-Antikörper MAK CD24.

Resultate

➤ **Überlebensraten** (aktualisiert 1998 nach International St. Louis Transplant Registry) bei weltweit 8055 Transplantationen:
- 1 Jahr: 72%.
- 2 Jahre: 64%.
- 3 Jahre: 58%.
- 5 Jahre: 50%.
- 7 Jahre: 38%.

➤ Unterschiede zwischen ein- und beidseitiger Transplantation sowie zwischen den einzelnen Indikationen nicht signifikant.

Grundkrankheiten und Indikationen

- **Herz-Lungen-Transplantation** ist *bei irreversiblen Erkrankungen beider Organe* angezeigt. Die fixierte pulmonale Hypertension mit zum Teil suprasystemischen Werten kann primär kardialen oder pulmonalen Ursprungs sein.
- **Indikationen bei primär kardialen Leiden:**
  - Eisenmenger-Reaktion nach Links-rechts-(Herz)-Shunt aufgrund kongenitaler Anomalien wie Ventrikelseptumdefekt (VSD), komplettem AV-Kanal, Truncus arteriosus, univentrikulärem Herz, Ductus Botalli.
  - Pulmonalatresie mit Hypoplasie der Lungengefäße.
  - Fallot-Tetralogie mit hypoplastischen Lungenarterien.
  - Klappenerkrankungen.
- **Indikationen bei primär pulmonalen Leiden (mit Cor pulmonale):**
  - Primäre pulmonale Hypertension (DL).
  - Fibrose (EL, DL).
  - Emphysem (EL, DL).
  - Chronische Bronchitis (DL).
  - Zystische Fibrose (Mukoviszidose; DL).
  - Multiple, chronische Lungenembolien (PTE).
  - Bei primären Lungenerkrankungen mit pulmonaler Hypertension wird zur Zeit bei noch gering ausgebildeter Rechtsherzinsuffizienz die Einzel-(EL)- und Doppel-(DL)-Lungen-Transplantation bevorzugt, bei multiplen chronischen Lungenembolien die komplette Ausschälung des pulmonalen Gefäßbettes (pulmonale Thrombendarteriektomie PTE).
- **Symptome der Patienten:**
  - *Dyspnoe* bei geringster Belastung; evtl. Ruhedyspnoe.
  - *Zyanose.*
  - *Gewichtsverlust* bis zur Kachexie.
  - *Zeichen einer chronischen Rechtsherzinsuffizienz:* Extrem vergrößerte, druckschmerzhafte Leber, Aszites, Gastritis (z.T. Ursache für die Kachexie), Stauungsnieren mit generalisierter Ödemneigung (auch kardial bedingt).
- **Pathologisch veränderte klinische Parameter:**
  - *Zeichen einer chronischen Hypoxie:* Arterieller P_{O2} 40 – 50 mmHg (P_{CO2} normal), Anstieg der Hämoglobinwerte auf 18 – 20 g/dl (erhöhte Blutviskosität, Gefahr der Lungenembolie).
  - *Zeichen der chronischen Stauung:* Transaminasen leicht erhöht, ebenso der Serumbilirubin- bzw. der Kreatininwert.
  - *Hypalbuminämie.*
  - *Auskultation:* Paukender Pulmonalklappen-Schlußton; evtl. bronchitische Geräusche.
  - *EKG:* Rechtsherzbelastung, Niedervoltage.
  - *Thoraxröntgenbild:* Vergrößerter Herzschatten mit betontem rechtem Vorhof; verminderte periphere Lungendurchblutung beiderseits, „Pruning" der Pulmonalarterienäste (plötzlicher Kalibersprung bis zum Verdämmern des Gefäßes, s. Abb. 6); entsprechende pathologische anatomische Veränderungen des Lungengerüsts (wie bei Fibrose, Emphysem).
  - *Herzkatheter:* Evtl. suprasystemische Druckwerte in der A. pulmonalis, im rechten Ventrikel; erhöhte Fülldrücke rechts- wie linksseitig; bei Trikuspidalinsuffizienz ventrikularisierte rechtsatriale Kurve.

9.3 Herz und Lungen en bloc

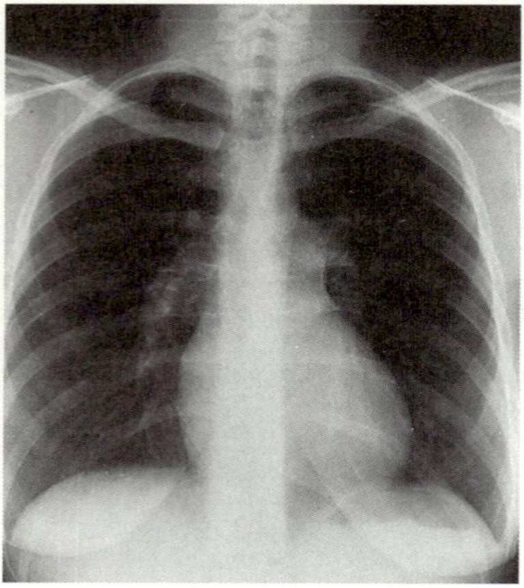

Abb. 6 Thorax-Röntgenbild mit chronischer Lungenstauung: Vergrößerter Herzschatten; verminderte periphere Lungendurchblutung beiderseits, plötzlicher Kalibersprung der Lungenhilusgefäße bis zum Verdämmern

- *Echokardiographie:* Kombiniert mit Doppler-Technik, Angio- und Ventrikulographie. Nachweis von kongenitalen Mißbildungen am Herzen und den großen Gefäßen; gekreuzter (Herz-)Shunt (rechts-links/links-rechts) über abnormale Verbindungen wie z. B. VSD, Ductus Botalli; Pruning der Pulmonalisäste; Pulmonalishypoplasie, fehlende Gefäßäste.
- *Lungenfunktion:* Verminderte 6-Minuten-Gehstrecke, pathologische, obstruktive bzw. restriktive Werte, Defekte im Lungenperfusions-/Inhalationsszintigramm.

Kontraindikationen

- Akute Infektion; Chronische Entzündungen (z.B. bei Mukoviszidose) nur dann, wenn sie durch Antibiotika nicht beherrschbar sind.
- Maligne Erkrankungen.
- Alter über 50 Jahre.
- Irreversible renale und hepatische Schäden (Serum-Kreatinin > 2,0 mg/dl bzw. > 200 μmol/l, Bilirubin > 2,5 mg/dl, trotz adäquater Behandlung).
- Psychosoziale Instabilität.
- Hepatitis C.
- HIV-Infektion.

Obligate Untersuchungen

- **Bildgebende Verfahren:** Ösophagogastroduodenoskopie, Oberbauchsonographie, Röntgenaufnahmen der Nasennebenhöhlen, Panoramaaufnahme der Zähne mit Ober-/Unterkiefer, Karotisdoppler-Untersuchung.
- **Bakteriologische und mykologische Tests** (Aspergillen, Candida) von Sputum, Urin, Stuhl; Abstriche von Achsel, Leiste, Nase, Rachen; Ausschluß von Systeminfekten wie Tuberkulose, Lues, Toxoplasmose.

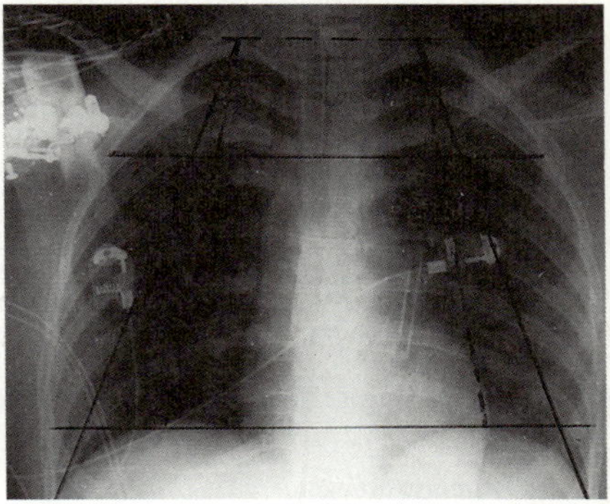

Abb. 7 Thorax-Röntgenbild zum Größenvergleich von Spender und Empfänger. Eingetragene Linien: Thorax-Innendurchmesser auf Höhe Aortenkopf, Thorax-Innendurchmesser zwischen linkem und rechtem Recessus, Apex-Recessus rechts, Apex-Recessus links

- **Virologische Untersuchungen** auf Coxsackie B 1–5, Herpes simplex (HSV), Varizellen, Herpes zoster, Zytomegalie (CMV), Hepatitis-Suchprogramm (Hepatitis C gilt als Kontraindikation), HIV.
- **Befunde, die für die Operationstechnik wichtig sind:**
  - *Röntgenthorax* (Abb. 7): Aufnahme im Liegen mit Maßstab (Größenvergleich mit Spender); Bestimmung von Meßlinien: Thoraxinnendurchmesser in Höhe Aortenknopf und zwischen linkem und rechtem Recessus, Apex-Recessus rechts, Apex-Recessus links.
  - *Thorax-Computertomogramm* (Nachweis von Verwachsungen).

Operative Technik

- Siehe S. 202.

Organspezifische Nachbehandlung

- **Kardial:**
  - Monitoring wie bei Patienten nach Herzoperationen.
  - Inotrope und chronotrope Substanzen nach Bedarf.
  - Herzfrequenz auf 100–110/min einstellen (Herzzeitminutenvolumen ist bei kurzfristigen Änderungen frequenzabhängig).
- **Pulmonal:**
  - Volumengesteuerte Beatmung.
  - Häufiges tiefes Absaugen; Extubation nach Blutgasanalyse und Atemmechanik (Patienten fehlt der Hering-Breuer-Reflex).
  - Intensive Physiotherapie, Abklopfen, Vibrationsmassage, Hustenübungen (Patienten fehlt anfangs der Hustenreflex).
- **Sonstige:**
  - Suffiziente Urinproduktion mit negativer Bilanzierung; bei nachlassender Ausscheidung kontinuierliche Hämofiltration und evtl. Dialyse (die Lymphbahnen der transplantierten Lungen sind für Tage unterbrochen); bis zum Anschluß an das Empfängersystem restriktive Flüssigkeitszufuhr.

9.3 Herz und Lungen en bloc

- Ersetzen des Blutverlustes über die Drainagen; bei starkem Blutverlust Rethorakotomie.
- Ulkusprophylaxe.
- Infektionsprophylaxe (bakteriell): Mit Imipenem für 4 Tage, mit Nystatin-Suspension für 6 Monate; selektive Darmdekontamination bis zur Verlegung auf die Normalstation; Pneumocystis-carinii-Prophylaxe mit Co-trimoxazol für 6 Monate.
- CMV-Prophylaxe:
  - Spender CMV-positiv, Empfänger CMV-negativ: Ganciclovir.
  - Spender und Empfänger CMV-positiv: CMV-Hyperimmunglobulin.
- HSV-Prophylaxe: Aciclovir.

Nichtimmunologische Frühkomplikationen

- **Kardial:**
  - Rhythmusstörungen.
  - Globale Herzinsuffizienz.
- **Pulmonal:**
  - Reperfusionsschaden, Lungenödem aufgrund der Unterbrechung des lymphatischen Abflusses.
  - Atelektasen.
  - Infektion.
  - Hämato-/Serothorax.
  - Pneumothorax aufgrund von Lungenleckagen.
  - Trachealdehiszenz (selten).
- **Sonstige:**
  - Oligo- oder Anurie.
  - Leberinsuffizienz bis zum irreversiblen Leberausfall.
  - Infektionen.

Immunsuppressive Basistherapie

- Intraoperativ Azathioprin 2 mg/kg KG i. v.
- Methylprednisolon 500 mg i. v. vor Öffnen der Aortenklemme.
- Postoperativ Ciclosporin A i. v.: 1 mg/kg KG; schnelle Aufsättigung, bis angestrebte Blutspiegel erreicht sind: 200 – 300 ng/ml (monoklonal), 600 – 800 ng/ml (polyklonal), oral: überlappend mit i. v. Gaben, tägliche Kontrolle des Blutspiegels. Alternative: Tacrolimus (Prograf) 0,03 mg/kg KG i. v., bis Spiegel 10 – 15 ng/ml.
- Azathioprin 0 – 2 mg/kg KG nach Leukozyten- und Thrombozytenwerten; Leukozyten >4000/ml, Thrombozyten >80 000/ml.
- Cortison: Methylprednisolon 3×125 mg i. v. für die ersten 24 postoperativen Stunden; danach Prednison 0,3/kg KG oral; alle 4 Wochen 0,1 mg/kg KG reduziert bis auf 0,1 mg/kg KG.

Abstoßung

- Eine Differenzierung zwischen Infektionen und Abstoßungsreaktion von Herz und Lungen fällt schwer. Singuläre Abstoßungen der Lungen sind häufiger, beide Organe zusammen sind selten betroffen.

- **Kardial:**
  - *Symptome:*
    - Abnahme der Leistungsfähigkeit, evtl. Dyspnoe.
    - unerklärliche plötzliche Gewichtszunahme.
    - Herzrhythmusstörungen (Brady-/Tachykardien, absolute Arrhythmie).
    - Hypotonie.
    - Temperaturerhöhung.
  - *Diagnostik:*
    - Röntgenthorax: Vergrößerung der Herzsilhouette.
    - Echokardiographie: Pumpfunktionsstörungen, Zunahme der myokardialen Wanddicken, Abnahme der Verkürzungsfraktion.
    - Myokardbiopsie (Vorfinden von immunkompetenten Zellen im Myokard, Ödem, ggf. Zellnekrosen, Einblutungen), s. auch S. 68.
  - *Therapie:*
    - Wie bei pulmonalen Abstoßungen (s. unten).
    - Antilymphozytenglobulin (ALG) kann bei Hinweisen auf eine humorale Transplantatreaktion erwogen werden, evtl. auch OKT 3.
- **Pulmonal:**
  - *Symptome:*
    - Abnahme der Leistungsfähigkeit.
    - Unerklärliche Temperaturerhöhung.
    - Dyspnoe.
  - *Diagnostik:*
    - Röntgenthorax mit wabigen interstitiellen Zeichnungsvermehrungen.
    - Blutgasanalyse, Abfall des P_{O2}.
    - Lungenfunktion mit eingeschränkter Vitalkapazität, Abnahme von FEV_1.
    - Bronchioalveoläre Lavage (BAL): Vorfinden von immunkompetenten Zellen, Ausschluß von Infektionen.
    - Transbronchiale Lungenbiopsie (s. S. 135).
    - Offene Lungenbiopsie, auch thorakoskopisch möglich.
  - *Therapie:*
    - Methylprednisolon 500 mg i. v. an drei aufeinanderfolgenden Tagen.
    - Erhöhung der oralen Steroidmedikation auf 1 mg/kg KG und anschließender schrittweiser Reduktion auf die ursprüngliche Dosis.
    - Antithymozytenglobulin (ATG).
    - „Rescue-Therapie“ mit Methotrexat 0,1 mg/kg KG jeden zweiten Tag für mindestens 2 Wochen.
    - Umsetzen auf Tacrolimus kann erwogen werden (anstatt Ciclosporin A).
    - Mycophenolat statt Azathioprin (Spiegel 1,5 – 3,0 μg/ml).

Ambulante Nachkontrollen

- Bis Ende des dritten postoperativen Monats:
  - Wöchentlich klinische Untersuchung, Labor (inkl. Kreatinin, Bilirubin, Ciclosporin-A-Spiegel), Röntgenthorax, Lungenfunktion.
  - Dreiwöchentlich zusätzlich EKG, Echokardiogramm.
- Myokardbiopsie nach 3, 6, 9 und 12 Monaten.
- 4. – 12. Monat Lockerung der Kontrollen.
- Alle 12 Monate Jahrescheck: Stationäre Untersuchung mit Rechts- und Linksherzkatheter, Myokardbiopsie, Echokardiogramm, Röntgenthorax, Lungenfunktion, EKG.

9.3 Herz und Lungen en bloc

- Bei Bedarf und entsprechender Indikation:
  - Bronchoskopie.
  - Bronchialveoläre Lavage.
  - Transbronchiale Lungenbiopsie.
  - Offene Lungenbiopsie (evtl. thorakoskopisch).

Spätkomplikationen

- **Kardial:**
  - Hypertonie.
  - Nierenfunktionsstörungen.
  - Akzelerierte Koronarerkrankung als Ausdruck einer chronischen Transplantatreaktion (in 15–20% der Fälle); die Folge sind (aufgrund der Denervierung des Herzens) schmerzfreie Myokardinfarkte; mehrere derartige Ereignisse führen zur irreversiblen schweren Herzinsuffizienz.
- **Pulmonal:** Bronchiolitis obliterans als Ausdruck chronischer Transplantatreaktion mit Verengungen und Verschlüssen kleiner und mittlerer Bronchien (20–30% der Fälle); im Endstadium irreversible Lungeninsuffizienz.
- **Therapie der chronischen Transplantatreaktionen:**
  - Einzel-Lungen-Retransplantation.
  - Herz-Lungen-Retransplantation.
- **Sonstige:**
  - Akute Abstoßungsreaktion (s. S. 140).
  - Infektion.
  - Ausbildung von Malignomen (Non-Hodgkin-Lymphomen, Hautkarzinomen).

Resultate

- Die erste erfolgreiche Herz-Lungentransplantation wurde 1981 von Bruce Reitz in Stanford durchgeführt. Nach Angaben der Internationalen Gesellschaft für Herz- und Lungentransplantation erfolgten bis Dezember 1997 weltweit 2428 Eingriffe. Geeignete Spenderorgane zu finden ist ein zentrales Problem.
- 1-Jahres-Überlebensrate 60–70%.
- 5-Jahres-Überlebensrate 50%.

Grundkrankheiten

- **Allgemeines:** Bei allen Erkrankungen, die akut oder chronisch zu einem funktionellen Leberversagen führen, ist eine Lebertransplantation grundsätzlich indiziert. Ein technischer Ersatz der Leber, entsprechend der künstlichen Niere bei niereninsuffizienten Patienten, ist zur Zeit noch nicht verfügbar.
- **Chronische Lebererkrankungen:**
  - *Gallenwegssystem:*
    - Primär biliäre Zirrhose.
    - Primär sklerosierende Cholangitis.
    - Gallengangsatresie.
    - Alagille-Syndrom.
  - *Leberparenchym:*
    - Autoimmunhepatitis.
    - Chronische Hepatitis B.
    - Chronische Hepatitis C.
    - Kryptogene Zirrhose.
    - Alkoholtoxische Zirrhose.
  - *Stoffwechselerkrankungen:*
    - Morbus Wilson.
    - α_1-Antitrypsin-Mangel.
    - Galaktosämie.
    - Tyrosinämie.
    - Hämochromatose.
  - *Neoplasien:*
    - Metastasen neuroendokriner Tumoren.
    - Hepatozelluläres Karzinom (mit/ohne Leberzirrhose).
    - Zentrales Gallengangskarzinom (Klatskin-Tumor).
  - *Sonderformen der Lebererkrankung:*
    - Budd-Chiari Syndrom.
    - Lebertrauma.
    - Zystenleber.
    - Echinococcus alveolaris.
- **Akutes Leberversagen.**

Indikationen

- **Allgemeines:** Eine Indikation zur Transplantation liegt grundsätzlich dann vor, wenn die Lebererkrankung fortgeschritten ist und konservative Behandlungsverfahren ausgeschöpft sind. Schwierig ist, den Zeitpunkt festzulegen, ab wann eine konservative Therapie nicht mehr erfolgreich zu sein scheint und die Leberfunktion irreversibel dekompensiert ist.
- **Körperliche Schwäche (Verfall):** Wichtiges allgemeines Kriterium. Objektive Parameter sind problematisch. Indizes der Fehlernährung (z. B. Albumin-Konzentration) stellen keine sicheren prognostischen Faktoren dar.
- **Zunehmende Müdigkeit:** Großen Einfluß auf die Lebensqualität. Tägliche Aufgaben, wie z. B. das Führen des Haushaltes oder berufliche Verpflichtungen, können nicht mehr zufriedenstellend erfüllt werden.
- **Hepatische Enzephalopathie:** Zeichen des fortgeschritten leberinsuffizienten Patienten. Organische oder chronische neuropsychiatrische Hirnerkrankungen sollten ausgeschlossen sein.

- **Aszites:** Schlechtes prognostisches Zeichen, alleine keine Indikation zur Transplantation. Diätmaßnahmen und Flüssigkeitsretention sollten eingehalten und eine Therapie mit Diuretika durchgeführt werden. Bei stärkerem Aszites häufig Bauchwandhernien.
- **Gastrointestinale Blutung:** Lebensbedrohliche Komplikation. Kann zur kompletten Dekompensation der Lebererkrankung führen (sekundäre Leberischämie, Proteinanreicherung im Gastrointestinaltrakt, hepatorenales Syndrom). Ursachen: Ösophagusvarizen, portale Gastropathie, peptisches Ulkus. Sklerotherapie oder Gummibandligatur bei Ösophagusvarizen. Evtl. portale Dekompression durch transjugulären intrahepatischen portosystemischen Shunt (TIPS) oder distalen splenorenalen Shunt.
- **Hepatorenales Syndrom:** Prognostisch schlechtes Zeichen. Abgrenzung zum primär renalen Schaden erforderlich. Nach Transplantation reversibel.
- **Laborparameter:** Nur in Zusammenhang mit der Klinik zu interpretieren. Nützlich zur „Feinabstimmung" des Indikationszeitpunktes. Bilirubin: Zuverlässiger Parameter bei cholostatischen Erkrankungen (> 150μmol/l schlechte Prognose); Albumin: Parameter für die Syntheseleistung (< 2,5 mg/dl kritische Leberleistung); Gerinnung: Wichtiger Parameter für die Syntheseleistung (Quick-Wert < 40%: kritische Leberleistung); Cholinesterase: Parameter für die Syntheseleistung (< 1500 U/l kritische Leberleistung).

Kontraindikationen

- **Patientencompliance:** Die zuverlässige Einnahme der Immunsuppressiva und regelmäßige ambulante Nachuntersuchungen sind unbedingte Voraussetzungen für eine erfolgreiche Transplantation. Ist dies bei einem Patienten aus psychischen, sozialen oder medizinischen Gründen nicht gewährleistet, sollte dies mit dem Patienten ausführlich besprochen und das Problem möglichst ausgeräumt, sonst aber von einer Transplantation Abstand genommen werden.
- **Alter:** Das Alter ist für sich keine Kontraindikation. Die Wahrscheinlichkeit für das Vorliegen von Begleiterkrankungen, die gegen eine Transplantation sprechen (wie z.B. kardiovaskuläre Probleme), ist im Alter naturgemäß höher.
- **Pfortaderthrombose:** Prinzipiell keine Kontraindikation. Voraussetzung ist jedoch eine Anschlußmöglichkeit bei Transplantat-Pfortader an das portal-mesenteriale Strombett.
- **Herzerkrankungen:** Bei schwerem Herzklappenfehler (gehäuft z.B. beim Alagille-Syndrom) in Zusammenhang mit zusätzlicher schwerer pulmonaler Hypertension zurückhaltend mit Transplantation, ebenfalls bei ausgeprägter alkoholtoxischer Kardiomyopathie. Bei Koronargefäßerkrankungen und Myokardinfarkten allgemeine Narkosetauglichkeit prüfen.
- **Lungenerkrankungen:** Bei schwerer, progressiver primärer Lungenerkrankung zurückhaltend mit einer Lebertransplantation.
- **Infektionen:** Chronische, eiternde Infektionen (z. B. Osteomyelitis, Sinusitis, Abszesse) vor der Transplantation behandeln, ebenso die spontane bakterielle Peritonitis. Bei aktiver Tuberkulose keine Lebertransplantation. Eine HIV-Infektion ist in den meisten Transplantationszentren eine Kontraindikation.
- **Extrahepatische Metastasen:** Extrahepatische Tumormanifestation ist außer bei neuroendokrinen Tumoren eine Kontraindikation. Gelegentlich erfolgt diese Diagnose erst bei der Präparation zur Hepatektomie, deshalb immer einen Ersatzempfänger rechtzeitig berücksichtigen.

Obligate Untersuchungen

- **Allgemeines:** Die Ergebnisse der Untersuchungen sind für die Indikationsstellung und auch für die Planung der Transplantation entscheidend. Regelmäßige Nachuntersuchungen – auch auf der Warteliste – sind wichtig. Die Dringlichkeit zur Transplantation (klinischer Zustand) kann sich ändern.
- **Körperliche Untersuchung:** Inspektion nach Zirrhosezeichen (Spider-Nävi, Caput medusae, Aszites, Muskulatur etc.), Messen von Größe, Gewicht, Bauchumfang, Brustumfang.
- **Labor:**
  - GOT, GPT, GLDH, γ-GT, AP, Bilirubin, S-Protein, S-Albumin, Cholinesterase, S-Eiweiß-Elektrophorese, Ammoniak, Methionin, Glukose, Cholesterin, Triglyceride, Lipidelektrophorese, S-Eisen, Ferritin, Elektrolyte, Kreatinin, Harnstoff, Harnsäure, Urinstatus, Urinsediment, Urinprotein (24 Std.), Kreatinin-Clearance, Differentialblutbild, Quick-Wert, PTT, Faktoren I, II, V, VII, X.
  - *Hepatitis-Serologie* inklusive HBV-DNA und HCV-RNA. Virologischer Status (HIV, Zytomegalie, Herpes simplex und zoster, Epstein-Barr), Tumormarker (AFP, CEA, CA 19–9).
  - *Blutgruppenbestimmung*, HLA-Typisierung, Antikörperstatus.
- **Leber- und Gallenwege:**
  - *Doppler-Sonographie:* Zustand der Vv. portae, lienalis und mesenterica.
  - *CT/Sonographie:* Z.B. Tumor in Zirrhose.
  - *ERCP:* Besonders bei primär sklerosierender Cholangitis.
  - *Biopsie:* Nicht obligat, bei unklarer Diagnose wichtig.
- **Herz und Kreislauf:** Belastungs-EKG, Echokardiographie (wichtig bei alkoholtoxischer Zirrhose und Systemerkrankungen).
- **Magen und Darm:** Obere Intestinoskopie (Ösophagusvarizen, Ulzera etc.), Koloskopie bei Patienten mit Colitis ulcerosa (Erkrankungsaktivität, Tumor).
- **Lungen:** Thorax-Röntgen, Lungenfunktionsprüfung, arterielle Blutgase (pulmonale Shunts).
- **Infektion:** Tuberkulosetests: Tine-Test, ggf. Kulturen von Sputum und Aszites, HNO-Untersuchung, Zahnstatus.

Operative Technik

- Siehe S. 205.

Organspezifische Nachbehandlung

- **Allgemeines:** Bei guter initialer Transplantatfunktion unproblematische Nachbehandlung. Bei schlechter bzw. fehlender Transplantatfunktion können auch andere Organsysteme (Niere, Lunge, Kreislauf) beeinträchtigt sein (s. Frühkomplikationen).
- **Gerinnungsfaktoren:** Bei nicht ausreichender Produktion hepatischer Gerinnungsfaktoren (Faktor II und V < 30%, Quick-Wert < 25%) Substitution mit entsprechenden Substanzen (z.B. FFP, PPSB). AT III soll > 70% sein.
- **Beatmung:**
  - Niedriger positiver endexspiratorischer Druck (PEEP): < 6 mmHg.
  - Frühe Extubation anstreben (< 24 Std.).
  - Bei abzusehender Langzeitbeatmung (> 5. Tag) Tracheostomie.

- **Infusionstherapie:** Entsprechend den allgemeinen Richtlinien zur parenteralen Ernährung. Speziell folgendes beachten: Nur laktatfreie Infusionen; 50 – 70% des Kalorienbedarfs mit mittelkettigen Fettemulsionen decken.
- **Nierenfunktion/Flüssigkeitshaushalt:** Über-Infusion vermeiden, bei Proteinmangel Albumininfusion berücksichtigen. Bei eingeschränkter Nierenfunktion kontinuierliche arteriovenöse Hämofiltration. Aszitesprophylaxe bei Zirrhosepatienten mit Spironolacton (bis zu 600 mg/Tag).
- **Blutung:** Bei Thrombozytopenie (< 20000/ml) Gabe von Thrombozytenkonzentraten, in Kombination mit invasiven diagnostischen Eingriffen bereits bei < 50000/ml. Proteinaseinhibitor (s. Blutung unter nichtimmunologischer Frühkomplikation) bei erhöhten Fibrinogenspaltprodukten.
- **Hepatitisprophylaxe:** Bei Hepatitis-B-Zirrhose-Patienten passive Immunisierung: Anhepatisch 10000 Einheiten Hepatect, in den ersten 5 Tagen täglich 2000 Einheiten Hepatekt und Titerkontrollen (Anti-HBsAK, Titer > 150 U/l).
- **Spezielle Thromboseprophylaxe:**
  - Bei Heparinisierung strenges Blutdruckmonitoring, extreme Hypertension vermeiden (cave intrazerebrale Blutung).
  - Pfortaderthrombose prae transplantationem: postoperative Heparinisierung (PTT 60 – 80 s).
  - Budd-Chiari-Syndrom: Auf der Intensivstation Einleiten der Heparinisierung (PTT 60 – 80 s). Anschließend Umstellung auf Marcumar.
- **Pleuraerguß:**
  - Vermehrt bei Zirrhosepatienten, rechts > links.
  - Zuerst intermittierende Pleurapunktion, wenn erfolglos Thoraxdrainage.
- **Durchgangssyndrom:**
  - Häufiger als bei anderen abdominalchirurgischen Eingriffen.
  - Genaue Ursache unbekannt, am ehesten multifaktoriell (Neurotoxizität der Medikation, Grunderkrankung etc.).
  - *Therapie:* Catapresan oder Haloperidol.

Pflege auf der Intensivstation

- **Allgemeines:** Das medikamentös unterdrückte Immunsystem und der häufig reduzierte klinische Zustand des Patienten stellen besondere Anforderungen an die Pflege.
- **Isolierung:** Kein einheitliches Vorgehen. Viele Zentren verzichten auf eine konsequente Isolierung und fordern die hygienischen Standardmaßnahmen einer chirurgischen Intensivstation. Jedoch bei Leukopenie (Leukozyten < 1500 Zellen/μl) oder bei Sepsis konsequente Isolierung notwendig.
- **Aufwärmen des Patienten:** Häufig Auskühlen des Patienten durch lange Operationszeiten, große Infusions- und Transfusionsmengen und Anwenden des extrakorporalen venovenösen Bypasses.
- **Wunde/Verband:**
  - Geplanter erster Verbandswechsel 24 Std. postoperativ.
  - Abdomen apertum: Verbandswechsel unter aseptischen Kautelen (Mundschutz, steriler Kittel und Handschuhe) 2 – 3mal täglich mit 0,9% NaCl-getränkten Kompressen.

- **Infektprophylaxe:**
  - Mundpflege mit Ampho-Moronal und mit Rachenantiseptikum.
  - Austrittsstellen der Drainagen und alle zentralen venösen Katheter 1mal pro Tag unter sterilen Kautelen verbinden.
  - Alle Schlauchsysteme mit Verbindungsstücken und Beatmungsschläuche 24stündlich auswechseln.
  - Genaue Dokumentation der Katheterliegedauer mit konsequentem Wechsel am 7. Tag, bei unklarem Fieber sofort.
- **Inhalation:**
  - Stammlösung (NaCl 2%/Panthenol 5%) und Sultanol 4mal täglich mit und 4mal täglich ohne Sultanol.
  - Tobramycin und Amphotericin B: 2mal täglich.

Nichtimmunologische Frühkomplikationen

- **Blutung:** Bei Transplantatdysfunktion und bei Hypothermie häufiger, deswegen ausreichende Substitution von Gerinnungsfaktoren und von Thrombozyten, ggf. Aufwärmen. Therapie bei signifikanter Blutung: sofortige Revisionslaparotomie. Bei Hyperfibrinolyse an Proteinase-Inhibitoren denken.
- **Gastrointestinale Blutung:**
  - *Ursache:* Magenulkus, Ösophagusvarizen, Roux-Y-Schlinge.
  - *Therapie:* Endoskopische Diagnose und Blutstillung, wenn erfolglos, dann Revisionslaparotomie.
- **Primäre Transplantat-Nicht-/-Dysfunktion:**
  - Schwere Komplikation. Bei kompletter Nichtfunktion Klinik wie bei akutem Leberversagen mit hepatorenalem Syndrom, Gerinnungsstörung, Hirndruckzeichen, toxischem Kreislaufversagen.
  - *Therapie:* Frühe Retransplantation.
- **Leberarterienthrombose:**
  - Meist chirurgisch-technisch bedingt. Abstoßung oder schlechte Transplantatfunktion begünstigen Thrombose.
  - *Diagnose:* Doppler-Sonographie und/oder Angiographie.
  - *Therapie:* Zu einem frühen Zeitpunkt Rekonstruktion der arteriellen Versorgung möglich, sonst Retransplantation.
- **Pfortaderthrombose:**
  - Meist chirurgisch-technisch bedingt, Abstoßung oder schlechte Transplantatfunktion begünstigen Thrombose.
  - *Therapie:* Thrombektomie, sonst Retransplantation.
- **Gallengangsleck/-stenose:**
  - *Leck:* Häufig bedingt durch arterielle Perfusionsstörung des Gallenwegssystems.
  - *Therapie:* Neuanlage (z. B. biliodigestive Anastomose).
  - *Stenose:* Selten, arterielle Durchblutung des Transplantats überprüfen.
  - *Therapie:* In der Regel Revision, evtl. Ballondilatation möglich.
- **Neurologisch-psychiatrische Symptome:**
  - Tremor, Krampfanfälle, Somnolenz, Koma, Durchgangssyndrom; meist multifaktoriell (Elektrolytverschiebung, Neurotoxizität der Immunsuppressiva, Grunderkrankung etc.);
  - Diagnose: EEG, Schädel-CT, NMR, Lumbalpunktion.

➤ **Infektionen:**
- Allgemeinchirurgische Infektionen z.B. Kathetersepsis, Wundinfektion, Abszeß.
- *Therapie:* Chirurgische Standardmaßnahmen (Drainage, Katheterwechsel).

➤ **Opportunistische Infektionen:**
- Zytomegalievirus, Epstein-Barr-Virus: Häufig bei Patienten mit erhöhter Immunsuppression (z.B. nach Abstoßungstherapien).
- *Therapie:* Ganciclovir; cave: Nierenfunktion.

➤ **Candida albicans:**
- Häufig bei dystrophen Patienten (präoperativer Hospitalisation).
- *Therapie:* Amphotericin B.

➤ **Aspergillus:**
- Meist Lunge und ZNS betroffen.
- *Therapie:* Amphotericin B.

➤ **Pneumocystis carinii:**
- Pneumonie.
- *Therapie:* Sulfamethoxazol, Trimethoprim.

Immunsuppressive Basistherapie

➤ **Kortikosteroide:** Wesentlicher Bestandteil der immunsuppressivenErhaltungstherapie (Tag 1 – 2: 1,0 mg/kg KG / Tag 3 – 10: 0,5 mg/kg KG / Tag 11 – 20: 0,4 mg/kg KG / Tag 21 – 30: 0,5 mg/kg KG).

➤ **Azathioprin:** Antimetabolit. Dosierung 1 – 2 mg/kg. Cave: Medikamenteninteraktion mit Allopurinol. Nebenwirkungen: Suppression des Knochenmarks (Blutbildkontrollen), Dosisreduktion oder evtl. Absetzen notwendig; selten venookklusive Leberschädigung.

➤ **Ciclosporin A (CSA):** Genaue Dosierung wird an Blutspiegelbestimmungen (Tal-Spiegel 12 Std. nach letzter Einnahme) adaptiert: 100 – 150 ng/ml. Applikation zweimal täglich. Zeitlich exakte Einnahme wichtig. Anfangsdosierung: 2 mg/kg KG/Tag. Anschließend Dosisfindung nach Blutspiegel. Bei Leberfunktionsstörungen an Metabolisierungsstörungen denken.

➤ **Tacrolimus:** Prinzipiell ähnliche Wirkung wie CSA. Nebenwirkungen: Nephrotoxizität, Neurotoxizität. Dosisanpassung über Blutspiegel.

➤ **Antiseren (Anti-Thymozyten-/Lymphozyten-Globulin):** Nebenwirkungen: Thrombozytopenie, Neutropenie, Glomerulonephritis.

➤ **Monoklonale Antikörper:** Verschiedene monoklonale Antikörper gegen eine Vielzahl von T-Zell-Markern erhältlich, z.B. der Anti-CD3- (OKT 3) oder Anti- IL-2-Antikörper.

Abstoßung

➤ **Allgemeines:** Akute Abstoßungsepisoden treten mit einer Inzidenz von 20 – 40% auf. Hyperakute Abstoßungen sind selten. Schwere akute Abstoßungsreaktionen können zum Transplantatverlust führen.

➤ **Symptome:**
- *Klinik:* Temperaturanstieg, das Transplantat kann vergrößert und geschwollen sein, Rückgang der Galleproduktion oder Wechsel der Gallenfarbe (bei liegendem T-Drain überprüfbar). Bei schwersten Abstoßungen (z.B. bei Blutgruppeninkompatibilität) alle klinischen Zeichen des Leberausfalls möglich (Nierenversagen, Enzephalopathie etc.).

- *Leberfunktion:* Anstieg der Leberenzyme GOT, GPT, GLDH und des Bilirubins. Abfall der Lebersyntheseparameter (Faktor II und V, Quick-Wert).

➤ **Erfassung:**
- *Biochemie:* Bestimmung der Leberenzyme (GOT, GPT, GLDH) und des Bilirubins.
- *Zytologie:* Feinnadelaspirationszytologie, auch bei eingeschränkter Gerinnung durchführbar, Präsenz von aktivierten Lymphozyten weist auf Abstoßung hin, schnelle Diagnose (Durchführung innerhalb von 30 Min.), während der ersten postoperativen Wochen höhere Sensitivität.
- *Histologie:* Indiziert bei Verschlechterung oder unklarer Situation der Transplantatfunktion. Zur Lokalisation ist Sonographie hilfreich; nach Punktion 4 stündige Bettruhe und Hb-Kontrolle (s. S. 111).
- *Durchblutung:* Rückgang der nuklearmedizinisch gemessenen Durchblutung, dopplersonographisch verändertes Flußmuster in den Lebervenen.

➤ **Therapie:**
- *Kortikosteroide:* Standardtherapie; 500 mg Methylprednisolon an 3 aufeinanderfolgenden Tagen; reaktive Leukozytose möglich; Leberenzyme sollten hierunter rückläufig sein, sonst Rebiopsie.
- *Monoklonale Antikörper:* Z.B. Anti-CD3-Antikörper (OKT 3); indiziert bei steroidresistenten Abstoßungen. Nebenwirkungen: Fieber, Schüttelfrost.
- *Tacrolimus:* Umsetzen der Basisimmunsuppression auf eine Tacrolimus-Therapie evtl. indiziert, besonders bei chronischen Abstoßungsprozessen.

Ambulante Nachkontrollen

➤ **Allgemeines:** Regelmäßige Blutentnahmen sowohl im Transplantationszentrum als auch zwischenzeitlich durch den Hausarzt/Internisten und ärztliche Untersuchungen sind Grundlagen für den erfolgreichen Langzeitverlauf.

➤ **Zeitplan** (Beispiel der MHH Hannover) s. Tab. 11:

Tabelle 11 Zeitplan

Zeit	Hausarzt	Transplantationszentrum
> 4. Monat	2mal wöchentlich	alle 2 – 4 Wochen
> 12. Monat	1mal wöchentlich	alle 2 Monate
> 18. Monat	alle 2 Wochen	alle 3 Monate
danach	alle 3 – 4 Wochen	alle 3 – 6 Monate

➤ **Körperliche Untersuchung:**
- Äußerer Habitus (Haarwuchs, Stammfettsucht, etc.).
- Operationsnarben (z. B. Narbenhernie).
- Abdomen (Aszites, weitere Zeichen der portalen Hypertension).
- Neurologie (Neurotoxizität der Immunsuppression).
- Blutdruckmessung.

9.4 Leber

- **Labor/Diagnostik:**
  - „Kleine Routine" nach Lebertransplantation:
    - Immer: GOT, GPT, GLDH, Bilirubin, alkalische Phosphatase, Kreatinin, Elektrolyte, kleines Blutbild, kleine Gerinnung, HBs-Antigen und Anti-HBs-Titer (Reinfekt, Monitoring der passiven Immunisierung, Ciclosporin/Tacrolimus–Spiegel).
    - *Vierteljährlich:* Tumormarker bei Malignomvorgeschichte.
    - Bei klinischer Indikation: Hepatobiliäre Sequenzszintigraphie (HBSS), Leberperfusionsszintigraphie, Gastroskopie, Farbdoppler-Sonographie, EKG, Thoraxröntgen, CMV-Virologie.
  - „Große Routine" nach Lebertransplantation (zusätzlich zur kleinen Routine) 1mal jährlich im Verlauf:
    - Großer Gerinnungsstatus, Differentialblutbild, Virologie (Antikörperstatus gegen HSV, VZV, CMV, EBV), Hepatitisserologie, Tumormarker als Screening.

Spätkomplikationen

- **Allgemeines:** Hauptprobleme im Langzeitverlauf sind: Rezidiv der Grunderkrankung und Komplikation durch Langzeitimmunsuppression.
- **Hypertension:** Steroide und Ciclosporin können im Langzeitverlauf zu einer therapiebedürftigen Hypertension führen.
- **Niereninsuffizienz:** Ciclosporin und Tacrolimus sind nephrotoxisch; Anstiege des Serumkreatinins möglich. Genaue Blutspiegeleinstellungen notwendig.
- **Chronische Abstoßung:**
  - Differenzierung zu chronisch-arterieller Durchblutungsstörung und ischämiebedingten Gallenwegsläsionen schwierig.
  - Statistisch gehäuft bei primär sklerosierender Cholangitis.
- **Rezidiv der Grunderkrankung:**
  - Hepatitis B (HBV): Risiko 3 Jahre nach Transplantation durchschnittlich 50% (bei HBV-assoziierter Zirrhose mit Seropositivität für HBV-DNA = 83%.
  - Hepatitis C: 100% serologisch, ca. 30% klinisch.
  - Malignome: Wenn vorhanden, schlechte Prognose. Postoperative Kontrollen der Tumormarker, Einsatz von bildgebenden Verfahren.
  - Budd-Chiari-Syndrom: Möglich, deswegen unbedingt Antikoagulationstherapie mit initial Heparin und anschließend Marcumar.
  - Rezidivfrage bei einigen Erkrankungen noch nicht geklärt (z. B. bei primärer biliärer Zirrhose).
- **De-novo-Malignität:** Durch Langzeitimmunsuppression erhöhtes Risiko (Lymphome, Hautmalignome etc.).
- **Gallengangsveränderungen:**
  - Stenose des extrahepatischen Gallenwegssystems: Operative Sanierung der Stenose, manchmal auch endoskopische Dilatation möglich.
  - Rarefizierung der intrahepatischen Gallenwege (Ischämieschäden, chronische Abstoßung): Bei fortgeschrittener Ausprägung Retransplantation.

Resultate

- In der Abb. 8 und der Abb. 9 werden die Daten des „European Liver Transplant Registry" dargestellt. In diesem Register sind die Ergebnisse von 26558 Lebertransplantationen von 23476 Patienten aufgenommen, die im Zeitraum Mai 1968 bis Juni 1997 transplantiert wurden.

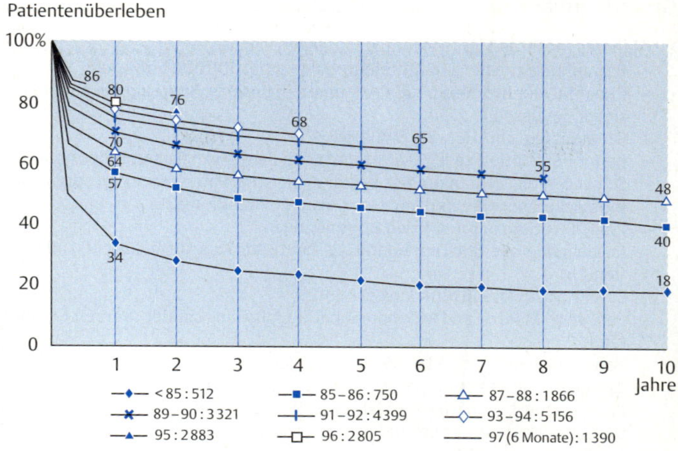

Abb. 8 Überlebensraten in Abhängigkeit des Transplantationszeitraumes verdeutlichen, daß die Ergebnisse gesteigert werden konnten (bessere Patientenselektion, bessere Konservierungsmethoden, bessere Anästhesie- und Operationstechniken etc.)

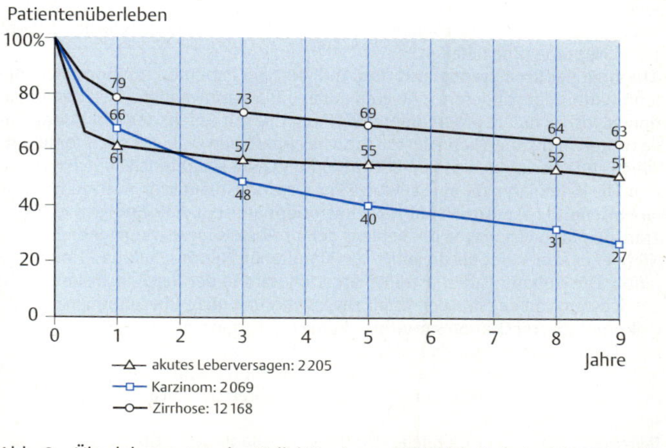

Abb. 9 Überlebensraten des Kollektivs Januar 1988 bis Ende Juni 1997 in Abhängigkeit von der Indikation (Zirrhose, Tumor und akutes Leberversagen)

9.5 Pankreas

Grundkrankheit

- **Diabetes mellitus Typ 1** (insulinabhängiger Diabetes):
  - Erkrankungsinzidenz in Mitteleuropa 4–8 pro 100 000 Einw./Jahr.
  - Zunahme der Inzidenz häufig postuliert, in unseren Breitengraden aber nicht sicher bewiesen.
  - Oft assoziiert mit HLA-DR 3 und-DR 4.
  - Erstmanifestation zu je 50% vor und nach dem zwanzigsten Lebensjahr.
  - Schwere Folgeerkrankungen bei den meisten Patienten trotz sorgfältiger Blutzuckerkontrolle und korrekter Insulinbehandlung.
  - Prädisposition zu infektiösen Erkrankungen.
  - Koronarsklerose mit Herzinfarkt als häufigste Todesursache (50% aller Patienten).
  - Zerebrovaskuläre Insuffizienz gehäuft.
  - Periphere Makro- und Mikroangiopathie mit Gangrän der unteren Extremitäten.
  - Periphere Neuropathie bei 35% nach 20 Jahren.
  - Autonome Gastroenteropathie, insbesondere Gastroparese, im Spätverlauf.
  - Retinopathie bei 30% nach 10 Jahren. Erblindung von rund 2% aller Patienten. Häufigste Ursache der Erblindung im Erwachsenenalter.
  - Nephropathie bei 30% der Patienten mit Übergang in die terminale Niereninsuffizienz 15–25 Jahre nach Beginn der Erkrankung.

Indikationen

- **Simultane Pankreas- und Nierentransplantation:** Indiziert bei diabetischer Nephropathie mit präterminaler oder dialysebedürftiger Niereninsuffizienz. Eine alleinige Nierentransplantation hält das weitere Fortschreiten der diabetischen Spätschäden nicht auf. Bei Verzicht auf die simultane Pankreastransplantation wird das Nierentransplantat nach wenigen Jahren wieder von der diabetischen Nephropathie befallen.
- **Alleinige Pankreastransplantation:** Indiziert bei Patienten mit normaler Nierenfunktion, aber anderen, schweren unbeeinflußbaren diabetischen Komplikationen, insbesondere progredienter Retinopathie mit Gefahr der Erblindung . Eine weitere Indikation kann der gefährliche hyperlabile Diabetes sein. Voraussetzung ist ein Serumkreatinin < 200 µmol/l und eine Kreatininclearance> 70 ml/min. Die Kandidaten für eine alleinige Pankreastransplantation müssen über die potentielle Ciclosporin-Nephrotoxizität orientiert sein. Die Erfolgsrate dieser Transplantation ist wegen des Fehlens der als Abstoßungsparameter dienenden Niere eher schlechter als diejenige der simultanen Nieren-Pankreas-Transplantation. Die isolierte Pankreastransplantation wird in der Regel insbesondere in der Schweiz von der sozialen Krankenversicherung nicht übernommen.
- **Unkomplizierter Diabetes mellitus:** Keine Indikation zur Pankreastransplantation. Pankreastransplantation als reine Prophylaxe zur Verhütung von Spätschäden ist heute noch nicht gerechtfertigt. Die Gefahren und Komplikationen der immunsuppressiven Therapie würden die Gefahren der Entwicklung von Spätschäden übertreffen.

Beachte: Auch eine erfolgreiche Pankreastransplantation kann die bereits vorhandenen diabetischen Spätschäden nicht mehr beeinflussen.

Kontraindikationen

- Alter über 45 Jahre (da hier die diabetischen Spätschäden langsamer und milder verlaufen).
- Malignom.
- Nicht sanierbare Infektion.
- Psychische Erkrankung.
- Periphere Arteriopathie mit Gangrän.
- Koronare Herzkrankheit mit Angina pectoris.
- Invalidisierende periphere Neuropathie.
- Schwere autonome Neuropathie, insbesondere Gastroparese.

Obligate Untersuchungen

- **Voruntersuchungen** wie für Nierentransplantationen (s. S. 168), zusätzlich die folgenden Untersuchungen.
- **Qualität der Diabeteseinstellung** (HbA_1 im Serum).
- **Ophthalmologischer Status:** Visus, spezialärztliche ophthalmologische Untersuchung, evtl. Fundusphotographie.
- **Kardialer Status:** Belastungs-EKG und Echokardiogramm (zusätzlich Koronarangiogramm je nach Befund).
- **Peripherer Gefäßstatus inklusive Beckenstammgefäße:** Durchblutung, Pulse, Nekrosen. Je nach Befund zusätzlich Dopplersonographie, Angiographie usw.
- **Magen-Darm-Trakt:** Hinweise auf diabetische Gastroenteropathie. Bei geringstem Verdacht auf das Vorliegen dieser Komplikation: Röntgenologisches Magenentleerungsstudium.
- **Neurologischer Status**, inklusive Nervenleitgeschwindigkeit.
- **Harnblasenfunktion:** Blasenentleerungsstörung? Bei klinischem Verdacht spezialärztliche Untersuchung (Blasentonometrie).

Operative Technik

- Pankreastransplantation (s. S. 210).
- Die **Pankreasinseltransplantation** (Verpflanzung von isolierten Pankreasinseln) ist für die Routinebehandlung noch nicht geeignet (s. S. 217).

Organspezifische Nachbehandlung

- Somatostatin-Analogon (Octreotid) zur partiellen exokrinen Ruhigstellung bis zur Wundheilung. Bei Pankreassegmenttransplantation eher indiziert als bei pankreatikoduodenaler Transplantation mit Blasenanastomose. Dosierung: Sandostatine 3×0,1 mg s. c. während fünf Tagen.
- Peripankreatische Drainagen lange belassen zur Vermeidung von Sekretkollektionen.
- Amylasebestimmung im Drainagesekret. Eine leichte Erhöhung (bis 1000 Einheiten) ist durch transkapsuläre Sekretion bedingt, nicht Zeichen einer Nahtinsuffizienz.
- Heparin als Dauerinfusion, je nach Blutungstendenz (Drainagesekrete beachten!) 50 mg (5000 E) oder 100 mg (10 000 E) pro 24 Std.
- Keine Dauerantikoagulation (Gefahr von Retinablutungen).

9.5 Pankreas

- Die meisten Patienten mit Blasenanastomose benötigen wegen Bikarbonatverlust mit dem Pankreassekret ab 8.– 10. Tag eine längerdauernde Bikarbonatsubstitution. Initial deshalb regelmäßige Blutgasanalyse.

Pflege in der Intensivstation

- **Wie nach Nierentransplantation** (s. S. 169).
- **Zusätzlich regelmäßige Blutzuckerkontrolle**. Bei gut funktionierendem Transplantat in den ersten Tagen Neigung zu Hypoglykämie!
- **Wahl des Glukosegehalts** der Infusionslösung je nach Blutzucker.

Nichtimmunologische Frühkomplikation

- **Venöse Thrombose**, meistens nicht primäre Anastomosenthrombose, sondern ausgehend von Thrombosen der kleinen intrapankreatischen Venen. Gehäuft bei Transplantatpankreatitis infolge zu langer Konservierung und ischämischer Schädigung. Symptom der Thrombose: Rascher Blutzuckeranstieg über 12 mmol/l.

Immunsuppressive Basistherapie

- **Immunsuppressive Basistherapie nach Pankreas- sowie Pankreas-Nierentransplantation:**
  1. *Mycophenolat Mofetil* (CellCept):
     - 1.1 Per os oder über Magensonde (keine i. v. Medikation erhältlich).
     - 1.2 Beginn auf Intensivstation 08.00 bzw. 20.00, in der Folge 2mal täglich zur gleichen Zeit.
     - 1.3 Dosis: KG > 50 kg: 2mal 1000 mg, KG 25 – 50 kg: 2mal 500 mg; KG < 25 kg: 2mal 250 mg.
     - 1.4 Bei Leukopenie < 3000: Dosisreduktion.
  2. *Prednison* (bzw. Prednisolon oder Solu-Medrol):
     - 2.1 Intraoperativ, vor Freigabe der Zirkulation: 100 mg Prednisolon i. v.
     - 2.2 Postoperativ 1 mg/kg täglich, in einer Dosis, gekürzt um den unter 10 liegenden Bruchteil, anfänglich Solu-Medrol i. v., dann Prednison per os (morgens).
     - 2.3 Reduktion bei guter Funktion nach folgendem Schema:
Beginn der dritten Woche: 40 mg.
Beginn des zweiten Monats: 30 mg.
Beginn des dritten Monats: 20 mg.
Beginn des vierten Monats: 10 mg.
     - 2.4 Dauertherapie in der Regel unlimitiert mit 10 mg per os täglich.
  3. *Ciclosporin A* (Sandimmun Neoral):
     - 3.1 Ab 5. Behandlungstag (sofern BZ normal): 8 mg/kg per os, aufgeteilt auf zwei Dosen in genau 12 Std. Abstand (unabhängig vom Zeitpunkt der Mahlzeiten).
     - 3.2 Spiegelbestimmungen (Ciclosporin mono). Angestrebter Vollblutspiegel (Talspiegel unmittelbar vor Einnahme der nächsten Dosis): 200 – 250 ng/ml.
  4. *Anti-T-Lymphozyten-Globulin:*
     - 4.1 Mit 0,1 – 0,2 ml ATG intrakutane Quaddel setzen. Kontrollquaddel mit NaCl. Nach 30 Min und 4 Std. Reaktion ablesen (Rötung? Induration?).

4.2 Wenn negativ: Postoperativ und dann täglich nachmittags: 3–5 mg/kg ATG Fresenius (1 Amp. à 5 ml = 100 mg Protein) oder (10–15 mg/kg Atgam Upjohn [5ml=250mg Protein]) in 500 ml NaCl (nicht Glukose!), während 6 Std. über einen zentralen Katheter infundieren.
4.3 Vor der ersten Infusion Tavegil 1 Amp. (2 mg) i.v. Bei fieberhafter Reaktion wiederholen. Bei schwerer febriler Reaktion 50 mg Prednisolon i.v.
4.4 Bei Absinken der Thrombozyten unter 1 000 000: Dosis auf die Hälfte reduzieren. Bei Absinken der Thrombozyten unter 50 000: Dosis auf ein Viertel reduzieren.
4.5 Behandlung während insgesamt sieben Tagen.

5. *Zeitpunkt der Medikamenteneinnahme:*
   - Prednison morgens.
   - ATG tagsüber.
   - Sandimmun 2mal täglich, immer zur gleichen Zeit.
   - CellCept 2mal täglich, immer zur gleichen Zeit.

Abstoßung

➤ **Symptome:**
- Fieber, meist hohes Fieber, als erstes Zeichen, den biochemischen Zeichen bis zu einem Tag vorausgehend.
- *Biochemische Abstoßungserfassung:* Nach pankreatikoduodenaler Transplantation mit Blasenanastomose Rückgang der Gesamtamylase im 24-Stunden-Urin (relativer Rückgang wichtiger als absoluter Wert). Nach Segmenttransplantation mit Duktusdrainage Rückgang der Sekretmenge und der Amylasekonzentration.
- Evtl. laborchemische Zeichen der Pankreatitis (Amylaseerhöhung im Serum).

➤ **Diagnostik:**
- Punktionszytologie ist unzuverlässig.
- Bei simultaner Nieren- und Pankreastransplantation ist ein Anstieg des Kreatinins bei Abstoßung obligat.
- Beste Dokumentation der Abstoßung und beste Erfassung bzw. Ausschluß in Zweifelsfällen: Nierentransplantatbiopsie (s. S. 115).
- Normaler Blutzucker schließt Abstoßung nicht aus. Eine Hyperglykämie ist (bei nichtbehandelter Abstoßung) ein Spätsymptom der fortgeschrittenen und meist irreversiblen Abstoßung (s. S. 73).
- Transienter Blutzuckeranstieg nach Prednisonstoß spricht für Abstoßung.

➤ **Therapie:**
- Behandlung wie bei Nierentransplantatabstoßung (s. S. 172). Der Prednisonstoß in Form einer Kurzinfusion von Methylprednisolon ist die wichtigste und wirkungsvollste Abstoßungsbehandlung. Minimal je einen Stoß an drei aufeinanderfolgenden Tagen. Maximal fünf Stöße.
- *Bei steroidresistenter Abstoßung:* Wechsel der Basisimmunsuppression von Cilosporin auf Tacrolimus (Prograf): 12 Stunden nach der letzten Cilosporin-Dosis Beginn mit Prograf 0,15 mg/kg KG per os, aufgeteilt in 2 Dosen. Tacrolimus-Talspiegel: Zielbereich in der Abstoßungsphase 10–20 ng/ml, später 8–12 ng/ml.
- *Weitere therapeutische Maßnahmen:* Anti-T-Lymphozyten-Globulin oder OKT 3.

9.5 Pankreas

Ambulante Nachkontrollen

- **Nachkontrollintervalle:** Zuerst wöchentlich, später nach Maßgabe der Transplantatfunktion ausdehnen.
- **Reduktion der Prednisondosierung** bei guter Transplantatfunktion ab der dritten Woche, schrittweise bis auf 10 mg täglich nach sechs Monaten.
- **Bei normaler Transplantatfunktion**, ohne Abstoßungen im Intervall, nach sechs Monaten evtl. Übergang auf eine Zweiertherapie (Cilosporin und Prednison, evtl. Cilosporin und Mycophenolat Mofetil). In der Regel aber Weiterführung einer „milden" Tripeltherapie.
- **Funktionskontrolle das Pankreastransplantats:** Nüchternblutzucker und Blutzucker-Tagesprofil geben Anhaltspunkte. Präzise, reproduzierbare Funktionsbestimmung: Oraler Glukosetoleranztest.
- **Oraler GTT** (Glukosetoleranztest) bei Pankreastransplantatempfängern:
  1. Patient nüchtern.
  2. *Kein* Prednison vor dem Test.
  3. Butterfly in peripherer Vene, offenhalten mit Heparin.
  4. Nüchternblutentnahme für Blutzucker und Insulinbestimmung.
  5. 0,5 g/kg KG Glukose (1 ml Glukose 50%/kg) per os (in 4 dl Tee oder Zitronenwasser langsam während 15 Min. trinken lassen, sonst Erbrechen).
  6. Weitere Blutentnahme: 10, 20, 30, 40, 50, 60, 90, 120, 150, 180, 210, 240 Min. nach Glukosegabe.

Spätkomplikationen

- Chronische Abstoßung ist wie bei anderen Organen häufigste Spätkomplikation und damit häufigste Ursache des Transplantatverlusts in der Spätphase.
- Bei simultaner Pankreas- und Nierentransplantation trifft eine chronische Abstoßung immer beide Organe.
- Nichtimmunologische Pankreasfibrose mit Atrophie und Verlust der Inselzellfunktion: Seltene Spätkomplikation der Segmenttransplantation.
- Gelegentlich unbeherrschbare Probleme mit der Duodenozystostomie:
  - Rezidivierende Blutungen und Läsionen der Duodenalmukosa oder schwere, durch das Pankreassekret unterhaltene Zystitis.
  - *Therapie:* Umwandlung der Duodenozystostomie in eine Duodenoenterostomie mit Roux-Schlinge.

Resultate

- **Zahl der jährlich durchgeführten Pankreastransplantationen weltweit** zwischen 800 und 1000. Meist simultane Pankreas- und Nierentransplantationen, selten Pankreastransplantation nach vorangegangener Nierentransplantation oder alleinige Pankreas-Organtransplantation.
- **Sammlung der Resultate weltweit:** International Pancreas Transplant Registry, University of Minnesota, Department of Surgery (Box 280 Mayo, 420 Delaware Street S.E., Minneapolis, MN 55455 – 0392, USA). Bis Ende 1998 total 11 529 Fälle registriert, wovon in den USA 8839.
- **1-Jahres-Patientenüberleben nach simultaner Transplantation** > 90%. Haupttodesursachen: Infektionen, Herzinfarkt.
- **1-Jahres-Funktionsrate der Pankreastransplantate bei simultaner Transplantation** 80%. Funktionsrate der Nieren: 80%.

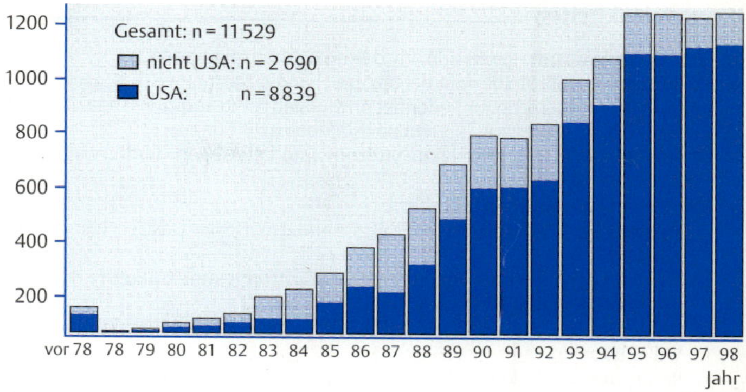

Abb. 10 Pankreastransplantationen weltweit bis Ende 1998 (International Pancreas Transplant Registry)

- **Transplantatverluste in den ersten Monaten** durch lokale Komplikationen (Wundheilungsstörungen, Fisteln, Blutung, Infektion).
- **Weltweit längstes Überleben mit funktionierendem Pankreas- und Nierentransplantat:** Zur Zeit 18 Jahre (Zürcher Patient).
- Bei gut funktionierendem Pankreastransplantat ist der Patient vom Diabetes geheilt: Normale Blutzuckerwerte und normale Blutzuckerregulation bei freier Kost, verlangsamte Progredienz oder Stop der bereits bestehenden diabetischen Komplikationen.

9.6 Darm

Grundkrankheiten

- **Kurzdarmsyndrom:** Indikation zur Dünndarmtransplantation.
- Ein Kurzdarmsyndrom besteht bei unzureichender Darmlänge (z. B. nach ausgedehnten Darm-Resektionen) oder bei ungenügender Resorptionskapazität trotz normaler Darmlänge (z. B. intestinale Pseudoobstruktion).
- Die **Ursachen für ein Kurzdarmsyndrom** sind bei Kindern und Erwachsenen unterschiedlich.
- **Kurzdarmsyndrom im Kindesalter:**
  - Kongenitale Malformationen (z. B. Dünndarmatresie, Gastroschisis, Aganglionose).
  - Kongenitale/erworbene Infektionen des Gastrointestinaltraktes (z. B. nekrotisierende Enterokolitis).
  - Ausgedehnte Darmresektion bei mesenterialer Mangeldurchblutung (z. B. Volvulus).
  - Resorptive Dysfunktion (z. B. intestinale Pseudoobstruktion, Microvillus inclusion disease).
- **Kurzdarmsyndrom im Erwachsenenalter:**
  - Ausgedehnte Darmresektion bei mesenterialer Mangeldurchblutung (z. B. Thrombose, Embolie, Volvulus, Trauma).
  - Entzündliche Darmerkrankungen (z. B. Morbus Crohn).
  - Dünndarmtumoren (z. B. Gardner-Syndrom).
  - Tumoren der Mesenterialwurzel (z. B. Desmoid).
- **Faktoren, die Schweregrad und Ausmaß des Kurzdarmsyndroms beeinflussen:**
  - Ausmaß und Lokalisation der Darmresektion.
  - Vorhandensein/Fehlen der Ileozökalklappe.
  - Individuelle Variabilität der intestinalen Adaptation.
  - Intakte Anatomie, Physiologie und Funktion von Magen (Pylorus), Pankreas, Leber und Gallenwegen.
- **Alleiniger Therapiestandard beim Kurzdarmsyndrom** war bislang die totale parenterale Ernährung (TPE) über einen zentralvenösen Zugang. Nachteile der TPE sind:
  - Symptomatische Therapie mit eingeschränkter Lebensqualität.
  - Katheterkomplikationen (z. B. Infektionen).
  - TPE-induzierte Komplikationen (z. B. Leberdysfunktion).
  - Hohe Kosten.
- Die zahlreichen beschriebenen chirurgischen Eingriffe (z. B. Darmverlängerung nach Bianchi, antiperistaltische Segmente, Darmklappenersatzplastiken) haben die Behandlung des Kurzdarmsyndroms nicht verbessern können.
- Die Darmtransplantation, bereits 1967 erstmals klinisch vorgenommen, kann seit Einführung neuer immunosuppressiver Medikamente anfangs der 90iger Jahre bei Patienten mit lebensbedrohlichen TPE-Komplikationen erfolgreich vorgenommen werden.
- Alleinige Darmtransplantationen können sowohl vom Lebend- wie auch vom hirntoten Spender vorgenommen werden. Kombinierte Darm-Leber- sowie Multiviszeraltransplantationenwerden nur vom hirntoten Spender vorgenommen. Alle drei Transplantationsformen beinhalten die Transplantation des Dünndarmes, gelegentlich auch die des Dickdarmes.

Indikationen

- **Indikation zur alleinigen Dünndarmtransplantation:** Wenn TPE-induzierte Komplikationen auftreten und die Patienten mittel-/langfristig nicht am Leben erhalten werden können.
- **Indikation zur kombinierten Darm- und Lebertransplantation:** Patienten mit TPE-abhängigem Kurzdarmsyndrom und TPE-induziertem Leberversagen (im Kindesalter häufiger als im Erwachsenenalter).
- **Indikation zur Multiviszeraltransplantation:** Patienten mit TPE-abhängigem Kurzdarmsyndrom, TPE-induziertem Leberversagen und Versagen weiterer Organsysteme (z. B. Niere, siehe auch S. 167).

Kontraindikationen

- **Kontraindikationen zur Darmtransplantation** entsprechen denen bei anderen soliden Organtransplantationen. Dazu gehören:
  - Systemische oder nicht sanierte lokale Infektionen (viraler, fungaler und/oder bakterieller Genese).
  - Malignome.
  - Schwere kardiale und/oder pulmonale Dysfunktion.

Obligate Untersuchungen

- **Beim Empfänger:**
  - Blutgruppen- und HLA-Bestimmung.
  - Allgemeine Laboruntersuchungen (Hämatologie, Leber- und Nierenfunktionstests, Blutgerinnung).
  - Spezielle Labordiagnostik (CMV-, EBV-, HIV-, Hepatitis-Serologien).
  - Röntgendarstellung des gesamten Magen-Darm-Traktes zur Beurteilung von Darmlänge- und -funktion.
  - Ultraschall-/Duplex-Untersuchung zur Beurteilung von Aorta, A. und V. mesenterica superior, V. portae. Auf eine invasive Angiographie (Mesenterikographie) kann in aller Regel verzichtet werden.
  - Leberbiopsie bei klinisch manifester TPE-induzierter Leberdysfunktion zur Klärung, ob eine kombinierte Darm-Leber-Transplantation indiziert ist.
  - Bei Dysfunktion anderer Organe (z. B. Niere, Lunge) zusätzlich organspezifische Untersuchungen (z. B. Kreatininclearance, Lungenfunktionstests).
  - Ausschluß von sanierungsbedürftigen Entzündungsherden, einschließlich zahnärztlicher und HNO-ärztlicher Untersuchungen.
- **Beim hirntoten Spender:**
  - Blutgruppen- und HLA-Bestimmung.
  - Allgemeine Laboruntersuchungen (Hämatologie, Leber- und Nierenfunktionstests, Blutgerinnung).
  - Spezielle Labordiagnostik (CMV-, EBV-, HIV-, Hepatits-Serologien).
  - Das Gewicht sollte 20 – 50% des Empfängergewichtes betragen.
- **Beim Lebendspender:**
  - Blutgruppen- und HLA-Bestimmung sowie Labordiagnostik wie oben. Röntgendarstellung des Magendarmtraktes zum Ausschluß entzündlicher oder tumoröser Veränderungen.
  - Angiographie (Mesenterikographie) zur Beurteilung der Gefäßversorgung des Dünn- und Dickdarms.

9.6 Darm

Operative Technik

➤ Siehe S. 221.

Organspezifische Nachbehandlung

➤ Darmtransplantat-Empfänger werden unmittelbar postoperativ intensivmedizinisch betreut.
➤ Vollständig parenterale Ernährung, bis die Suffizienz der Darmanastomosen geprüft ist (Magen-Darmpassage am 7. postoperativen Tag mit Gastrographin). Dann enterale Ernährung via nasogastrischer/jejunaler Sonde oder über eine chirurgisch angelegte Gastrostomie oder Jejunostomie. Die enterale Ernährung sollte von geringer Osmolarität (zur Vermeidung einer hyperosmolaren Diarrhoe) sein und mittelkettige Triglyzeride (Resorption auch ohne Wiederherstellung des Lymphabflusses) sowie kleine Peptide (rasche Resorption) und Glutamin (Enterozytenstimulierung) beinhalten. Die häufig zu beobachtende kurze Transitzeit nach Darmtransplantaten muß gelegentlich pharmakologisch verlängert werden (z. B. Loperamid, Pektin). Mit der oralen Ernährung kann begonnen werden, sobald die enterale Ernährung über 7 Tage etabliert ist.

Nichtimmunologische Frühkomplikationen

➤ **Insuffizienz** der entero-enteralen Anastomose.
➤ **Blutungen** aus den Gefäßanastomosen.
➤ **Thrombosen** der Gefäßanastomosen.
➤ Die meisten operativen Komplikationen der Frühphase nach Darmtransplantation erfordern eine Relaparotomie, gelegentlich sogar eine Retransplantation (z. B. arterielle Thrombose).

Immunsuppressive Basistherapie

➤ Die klinische Einführung von Ciclosporin Anfang der 80er Jahre erbrachte im Gegensatz zu den anderen extrarenalen Bauchorganen (Leber, Pankreas) für die Darmtransplantation nicht den erwarteten Durchbruch.
➤ Erst nach Einführung von Tacrolimus Anfang der 90er Jahre kam es zu einem signifikanten Anstieg von Patienten- und Transplantat-Überlebensraten.
➤ Für die Induktions- und Erhaltungstherapie hat sich inzwischen die folgende Dreierkombination bewährt:
   1. Tacrolimus.
   2. Mycophenolat Mofetil (MMF).
   3. Glukokortikoide.
➤ Zur Induktionstherapie können unmittelbar postoperativ (1 – 7 Tage) zusätzlich entweder polyklonale oder monoklonale Antikörper verabreicht werden.
➤ **Tacrolimus:**
   - Bei normaler Nierenfunktion werden Serumspiegel von 15 – 30 ng/ml in den ersten drei Monaten, Spiegel zwischen 15 und 20 ng/ml in den folgenden 3 Monaten und Spiegel zwischen 10 und 15 ng/ml in den folgenden 6 Monaten angestrebt.
   - Nebenwirkungen von Tacrolimus: Nephrotoxizität (Kreatininanstieg), Neurotoxizität (z. B. Tremor), gastrointestinale Toxizität (z. B. Übelkeit/Erbrechen).

- **MMF:**
  - Die Standarddosis für Erwachsene beträgt 2×1 g/d. MMF wird in der Regel erst dann gegeben, wenn der Patient enteral ernährt wird. In der Übergangszeit ist die intravenöse Behandlung mit Azathioprin (1–2,5 mg/kg/d) möglich.
  - Nebenwirkungen von MMF: Leukopenie, gastrointestinale Symptome (z.B. Übelkeit, Erbrechen, Diarrhoe).
- **Glukokortikoide** werden zunächst hochdosiert (bis 10 mg/kg/d) gegeben. Nach 1 Jahr liegt die Erhaltungsdosis für Erwachsene bei etwa 7,5 mg/d.
- Zur Vermeidung von Infektionen wird eine breite postoperative Prophylaxe vorgenommen (antibakteriell für 7 Tage postoperativ; antifungal [Fluoconazol] für 2 Wochen; antiviral [Ganciclovir, Acyclovir] für bis zu 1 Jahr).

Immunologische Komplikationen

- Im Gegensatz zu allen anderen abdominellen Transplantaten wird mit dem Darm sehr viel lymphatisches Gewebe transplantiert. Die dadurch ermöglichte intensive Interaktion von Spender-und Empfänger-Lymphozyten kann die folgenden Komplikationen nach sich ziehen.
- **Abstoßung (host-versus-graft-Reaktion):**
  - Standard für die Diagnose einer akuten Abstoßung nach Darmtransplantation ist (wie bei allen anderen soliden Organtransplantationen auch) die Biopsie. Dünndarm-Biopsien werden in der Regel in den ersten zwei Monaten nach Transplantation 2mal wöchentlich, in den folgenden 4 Monaten 1mal wöchentlich, und danach alle 2–4 Wochen vorgenommen. Biopsie-Entnahmen aus dem Ileum haben die höchste Trefferquote, da Abstoßungen häufiger im Ileum als im Jejunum oder Colon nachweisbar sind. Die Biopsie-Entnahmen sollten nicht nur vom Rand des Anus praeter erfolgen, sondern endoskopisch, da die Abstoßung beim Darm, im Gegensatz zu anderen soliden Organtransplantationen, segmental sein kann (und somit Abschnitte mit Abstoßung an solche ohne Abstoßung angrenzen können).
  - Histologisch zeigen sich lymphoplasmazelluläre Infiltrate, Apoptosen-Nekrosen des Schleimhautepithels, Ulzerationen, und bei schwerer Abstoßung eine vollständige Zerstörung der Mukosa (Denudierung). Die Abstoßung kann dann schnell zu einem Prozeß fortschreiten, der die gesamte Darmwand einbezieht (s.S. 74).
  - Endoskopisch wird die Abstoßung oft durch ödematöse Veränderungen und leichte Verletzbarkeit der Mukosa diagnostiziert sowie im fortgeschrittenen Stadium durch Erosionen, Ulzerationen sowie Pseudomembranen.
  - Die klinischen Symptome (Ileus mit Bauchschmerzen, aufgetriebenes Abdomen), Druckschmerz und gelegentlich Abwehrspannung, vermehrte Stuhlvolumina und -frequenz, Diarrhoe, Schleimhautdesquamation mit Blutung und livider Schleimhautverfärbung am Anus praeter, Fieber und Sepsis (durch bakterielle Translokation) treten erst auf, wenn bereits histologisch die Diagnose einer Abstoßung gestellt werden kann.
  - Andere Untersuchungen zur Abstoßungs-Diagnostik (laborchemisch, radiologisch) sowie Resorptionsstudien (z.B. mit D-Xylose) und Motilitätsuntersuchungen haben einen weniger aussagekräftigen Stellenwert, verglichen mit regelmäßigen Biopsie-Entnahmen. Auch Bestimmungen der Bürstensaumenzyme sind weniger spezifisch als der histologische Befund.

9.6 Darm

- Abstoßungen werden mittels Glukokortikoidstößen (z. B. Methylprednisolon i. v. 500 mg/d für 3 Tage) oder Antikörpertherapie (5 – 7 Tage) behandelt. Häufig ist danach eine Erhöhung des Tacrolimusspiegels erforderlich.
- Im Gegensatz zu anderen soliden Organtransplantationen sind Inzidenz und Verlauf von chronischen Abstoßungen selten und in der Literatur wenig beschrieben. Der Verdacht wird meistens aufgrund klinischer Symptome (Malabsorption, Diarrhoe, Gewichtsverlust trotz gleichbleibender Kalorienzufuhr) und histologischer Befunde (Fibrose) diagnostiziert.

➤ **Graft-versus-host-Reaktion:**
- Im Gegensatz zur Darmtransplantation in vielen Tiermodellen sind graft-versus-host-Reaktionen klinisch bislang selten beschrieben worden. Da graft-versus-host-Reaktionen auch auf Immunsuppressiva ansprechen (z. B. Glukokortikoidstöße), verhindert die ohnehin intensive Immunsuppression nach Darmtransplantation möglicherweise das Auftreten von graft-versus-host-Reaktionen.

➤ **Posttransplantäre Lymphome:**
- Im Vergleich zu anderen soliden Organtransplantationen treten posttransplantäre Lymphome nach Darmtransplantation häufiger auf. Die Inzidenz beträgt im Erwachsenenalter bis 15%, im Kindesalter bis 25%. Bei den meisten posttransplantären Lymphomen handelt es sich um EBV-assoziierte B-Zell-Lymphome.
- Die Therapie besteht in der Reduktion der Immunsuppression und intravenöser Behandlung mit Aciclovir oder Ganciclovir. α-Interferon ist in Einzelfällen ebenfalls erfolgreich eingesetzt worden.
- Die Mortalität posttransplantärer Lymphome beträgt etwa 30%.

➤ **Infektionen:**
- CMV-Infektionen nach Darmtransplantation haben eine hohe Morbidität und Mortalität. Aus diesem Grunde werden für CMV-negative Empfänger nur noch CMV-negative Spender berücksichtigt. Auch bei CMV-positiven Empfängern sind CMV-negative Spender vorzuziehen. Ob CMV-Infektionen chronische Abstoßungen „triggern“ oder zumindest längerfristig begünstigen können, ist noch nicht geklärt.
- Bakterielle Translokation infolge einer nicht intakten Mukosa (z. B. bei Abstoßung) ist häufig Ausgangspunkt für Septitiden. Bakterielle Translokation ist definiert als Penetration von Bakterien oder bakteriellen Bestandteilen (z. B. Endotoxin) durch die Mukosa hindurch und Übertritt in mesenteriale Lymphknoten, Leber und andere Organe. Voraussetzung zur Vermeidung der bakteriellen Translokation ist die Erhaltung einer intakten Mukosabarriere. Dies bedeutet, daß Patienten mit bakterieller Translokation aufgrund einer Abstoßungsreaktion sowohl verstärkt immunsuppressiv als auch antimikrobiell behandelt werden müssen.
- Allgemein gilt, daß die Langzeitgabe von Breitspektrumantibiotika oder Antibiotika zur selektiven Darmdekontamination bakterielle Translokationen mit ihren Folgen nicht vermeiden sondern, im Gegenteil, das Auftreten von opportunistischen Infektionen begünstigen kann.

Resultate

- Bis Ende 1997 wurden weltweit ca. 300 Darmtransplantationen vorgenommen. $^2/_3$ der Transplantationen erfolgten im Kindes- und Jugendalter, nur etwa 10 Darmtransplantationen sind bislang weltweit von Lebendspendern vorgenommen worden. Bei den Transplantationen handelte es sich in 40% der Fälle um alleinige Darmtransplantationen (mit oder ohne Kolon); in 50% um kombinierte Darm-Lebertransplantationen und in 10% um multiviszerale Transplantationen.
- Die häufigsten Indikationen für Darmtransplantationen im Kindesalter waren: Volvulus 30%, Gastroschisis 20%, nekrotisierende Enterokolitis 15%, intestinale Pseudoobstruktion 10%, andere 25%. Die häufigsten Indikationen im Erwachsenenalter waren: Darmischämie/Volvulus 25%, Morbus Crohn 15%, Trauma 15%, Tumore (Desmoide, Gardner-Syndrom) 20%, andere 25%.
- Die 1-Jahres-Patientenüberlebensraten betragen ca. 80% für alleinige Darmtransplantationen und 65% für kombinierte Darm/Leber-und Multiviszeral-Transplantationen. Die 1-Jahres-Transplantatüberlebensraten betragen ca. 60% für alle drei Transplantationsformen.
- Über 90% der Patienten mit einem funktionstüchtigen Transplantat sind TPE-unabhängig.

9.7 Viszerale Organe en bloc

Grundkrankheiten

- Hochgradige Arteriosklerose der Viszeralgefäße.
- Thromboseneigung (z. B. paroxysmale nächtliche Hämoglobinurie).
- Gardner-Syndrom.
- Inoperable Tumore (endokrine Tumore z. B. Karzinoid).
- Motilitätsstörung des Darmes.
- Polypose des Darmes.

Indikationen

- **Thrombose des Truncus coeliacus** und der A. mesenterica superior, V. mesenterica superior.
- **Nicht resezierbare desmoide Tumore** im Rahmen eines Gardner-Syndroms.
- **Inoperable semimaligne Tumore** im Bereiche von Ligamentum hepatoduodenale – Duodenum – Pankreaskopf.
- **Kurzdarmsyndrom** mit Leberversagen, Typ I-Diabetes.
- **Seltene Indikationen:**
  - Familiäre Polypose mit prämalignen Veränderungen im Duodenum.
  - Budd-Chiari-Syndrom.
  - Pseudoobstruktion des Darms.

Kontraindikationen

- **Absolut:**
  - Intraabdominelle Abszesse.
  - Floride Infekte außerhalb der Leber.
- **Relativ:**
  - Karzinome (Magen, Pankreas, Gallenwege).
  - Kardiopulmonale Insuffizienz (evtl. simultane Transplantation).
  - Hepatitis B, C.

Obligate Untersuchungen

- **Bestätigung der Indikation:** Untersuchung der Leber-, Darm-, evtl. Pankreasfunktion, evtl. Histologie.

Beachte: Bei Leber- oder Pankreastumoren keine Stanzbiopsie wegen der Gefahr der Tumorzellaussaat.

- **Ausschluß von Kontraindikationen:**
  - Suche nach Tumormanifestationen außerhalb der zu transplantierenden Organe.
  - Abklärung florider Infekte: Intraabdominelle Abszesse (Patienten häufig voroperiert!), Nasennebenhöhlen.
- **Kardiopulmonale Abklärung:** Belastungs-EKG, Echokardiographie, bei Verdacht auf koronare Herzerkrankung Myokardszintigraphie, Koronarangiographie, Lungenfunktionsprüfung.
- **Labor:**
  - Leberfunktionstests, Gerinnungsstatus, Kreatinin, Harnstoff, C-Peptid.
  - Hepatitisserologie mit HBV-DNA bzw. HCV-RNA.
  - Virologische Untersuchungen: HIV, CMV, HBV.
  - Blutgruppenbestimmung, HLA-Typisierung, HLA-Antikörperstatus.

- **Physische Untersuchung:** Körpergröße, Gewicht.
- **Psychiatrische Begutachtung.**
- **Festlegung der Dringlichkeit:** Da diese weitestgehend von der Leberfunktion abhängig ist, gelten gleiche Kriterien wie für die Lebertransplantation.

Operative Technik

- Siehe S. 227.

Organspezifische Nachbehandlung

- **Keine orale Nahrungsaufnahme** für mindestens 7 – 10 Tage!
- Evtl. selektive Dünndarmdekontamination (Amphotericin B, Colistin, Tobramycin).
- Enterale Ernährung entsprechend Transplantatfunktion (Resorptionskapazität!).

Nichtimmunologische Frühkomplikationen

- Anastomoseninsuffizienz.
- Intraabdominelle Infektionen (Peritonitis, Abszeß).
- Pankreatitis.
- CMV-Enteritis.

Immunsuppressive Basistherapie

- Die Immunogenität des Dünndarmes ist größer als die aller anderen soliden Organe!
- Induktion evtl. mit **OKT 3 oder ATG**.
- **Tacrolimus** (von Beginn an oral, da ein guter Teil des Medikaments in der Darmwand gespeichert wird) oder Ciclosporin A.
- **Methylprednisolon**, Prednisolon.
- **Azathioprin** oder Mycophenolat Mofetil

Abstoßung

- **Symptome:**
  - *Darm:* Fieber, abdominelle Schmerzen, Ileus, vermehrte Sekretion aus dem Darm (evtl. blutig!).
  - *Leber:* Anstieg der Enzyme, Rückgang der Syntheseleistung.
- **Erfassung:** Biopsie aus Darm (über Stoma), evtl. auch Magen (Magen nicht unbedingt repräsentativ für Darm!).
- **Behandlung:**
  - Steroidbolus zusammen mit Erhöhung der Basisimmunsuppression.
  - Mono-/polyklonale Antikörper (Eiweißspezifität des im Rahmen der Induktionstherapie verwendeten Präparats beachten!).
- **Graft-versus-host-Reaktion:** Wegen der großen Menge lymphatischen Gewebes des Transplantats in verschiedenen Tiermodellen häufig, beim Menschen kaum zu beobachten; Erfolgsorgane: Haut, restlicher Eigendarm.

9.7 Viszerale Organe en bloc

Ambulante Nachkontrollen

- Erstes postoperatives Halbjahr: 2mal pro Woche.
- Zweites postoperatives Halbjahr: 1mal pro Woche.
- Nach dem ersten Jahr: 1mal pro Monat. (Abstoßung des Darms führt zu einer Beeinträchtigung der Darmresorption und dies wiederum zu einem Abfall des Tacrolimus- bzw. Ciclosporin-A-Spiegels, was die Abstoßung verstärkt.)
- **Zu kontrollierende Parameter:**
  - Tacrolimus-Ciclosporin-A-Spiegel 2mal pro Woche.
  - Leberfunktionsproben.
  - Blutzucker (1mal pro Monat HbA_1C).
  - Blutbild, Leukozyten, Thrombozyten.
  - Stuhlfrequenz, -konsistenz.

Spätkomplikationen

- Chronische Abstoßung des Darms.
- Lymphoproliferative Erkrankungen.
- Infekte.

Resultate

- Erste Multiviszeraltransplantation 17. 8. 1983 durch Th. Starzl in Pittsburgh. Das sechsjährige Kind ist jedoch intraoperativ verblutet. Bis Februar 1997 insgesamt 30 Multiviszeraltransplantationen, davon 14 bei Kindern unterhalb des 11. Lebensjahres. Erste Multiviszeraltransplantation bei einem Erwachsenen und gleichzeitig erster Langzeitüberlebender am 26. 12. 1989 in Innsbruck.
- 1-Jahres-Patientenüberleben 44%, Transplantatüberleben 41%.
- Frühtodesfälle vorwiegend bei Kleinkindern, bei Erwachsenen deutlich bessere Ergebnisse.
- Bei Erwachsenen besonders unter Verwendung von Tacrolimus als Basisimmunsuppressivum deutlich bessere Ergebnisse.
- Hohe Lymphomrate als Ausdruck der Überimmunsuppression.

Grundkrankheiten

- Grundkrankheiten bei Nierenversagen (EDTA) s. Tab. 12.
- Zunahme des Nierenversagens bei Diabetes, Hypertonie, hohem Alter mit entsprechender Komorbidität.

Tabelle 12 Grundkrankheiten bei Nierenversagen (EDTA)

	Alter 15 – 64 Jahre	65 Jahre und älter
Glomerulonephritis	27 %	13 %
interstitielle Nephritis	17 %	20 %
Zystennieren	7 %	4 %
Diabetes mellitus I und II	11 %	11 %
Hypertonie	8 %	16 %
übrige	16 %	15 %
unbekannt	14 %	21 %

Zuhnahme des Nierenversagens bei Diabetes, Hypertonie, hohem Alter mit entsprechender Komorbidität.

Indikationen

- Chronisches Nierenversagen.
- *Beachte:* Kostengünstigste und effektivste Art des Nierenersatzes.

Kontraindikationen

- **Alter:** Kinder unter 3 Jahren, biologisches Alter über 65 – 70 Jahre.
- **Herz-Kreislauf:** Ausgeprägte Zerebralsklerose, Koronarsklerose, periphere arterielle Verschlußkrankheit, besonders beim Diabetiker.
- **Immunsuppression:** Nicht sanierte Malignomerkrankung, bakterielle Infekte (Bronchiektasen, Osteomyelitis), chronische virale Infekte (aktive Hepatitis).

Obligate Untersuchungen

- **Diagnose.**
- **Anamnese:**
  - Allgemeine Anamnese.
  - Nierenanamnese.
  - Magenanamnese.
  - Zahl der Schwangerschaften.
  - Transfusionen (wann, wie viele, was).
  - Raucheranamnese.
  - Impfanamnese (Hepatitis B).

9.8 Niere

- **Befunde:**
  - Allgemeinstatus.
  - Thorax-Röntgenbild, EKG.
  - Befunde früherer Nierenbiopsien.
  - Aktuelle Sonographie: Hydronephrose? Restharn nach Miktion (falls Restdiurese).
  - Urinausscheidung pro 24 Std.
  - Körpergewicht, Größe.
- **Verlauf unter Dialyse:**
  - Shuntverhältnisse: Art des Shunts, Blutfluß, CAPD-System.
  - Häufigkeit und Art der Dialyse, Verträglichkeit, Verhalten von Gewicht, Harnstoff, Kreatinin und Kalium, Filter, Dialysatpuffer. CAPD: Zahl und Art der Dialysatwechsel.
  - Momentane Medikamente. In jedem Fall speziell beantworten: Antihypertensiva? Thrombozytenhemmer? Antikoagulation.
- **Soziale und psychologische Situation:**
  - Beruf, Arbeitsfähigkeit, finanzieller Hintergrund, Intelligenz, Zuverlässigkeit, Einstellung zu den vorgeschlagenen Therapien.
  - Bei Frauen unter 50 Jahren: Indikation zur Tubenligatur besprochen? Wenn prinzipiell noch Kinderwunsch: Richtlinien besprochen?
  - Wurde eine potentielle Lebendspende besprochen?
- **Spezielle Voruntersuchungen:**
  - Rote Blutgruppe.
  - HLA-Typisierung, HLA-Antikörper, Immunologie.
  - Virusserologie: Hepatitis, CMV, EBV, HIV. Hepatitis-Impfstatus.
  - Kalzium, anorganische Phosphate, alkalische Phosphatase.
  - Parathormon.
  - Ganzes Blutbild (Lc, Differenzierung, Thrombozyten).
  - Urinbakteriologie (Uricult).
  - Gastroskopie (bei anamnestischem oder aktuellem Ulkusleiden).
  - Sonographie Abdomen, insbesondere Leber und Gallenblase.
  - Leberenzyme (GPT, LDH).
  - Thoraxröntgenbild, evtl. Lungenfunktion.
  - EKG, erweiterte kardiale Abklärung gemäß Flußdiagramm (Abb. 11).
  - Urologische Untersuchung (sofern Hydroureter, durchgemachte Operation, persistierende Infektion oder älterer Mann).
  - Zahnstatus: Röntgenstatus, Karies, Gingivitis, Parodontitis?
  - Angiologische Extremitätenuntersuchung (bei Symptomen und bei Diabetes). Evtl. Abklärung der Beckenstrombahn mit (MRI-)Angio.

Operative Technik

- Siehe S. 229.

Organspezifische Nachbehandlung

- Vermeidung des akuten Nierenversagens: Reichliche Hydrierung, Zytoprotektion (Kalziumantagonisten, Dopamin).
- Bei etabliertem, akutem Nierenversagen hochkalorische Ernährung.

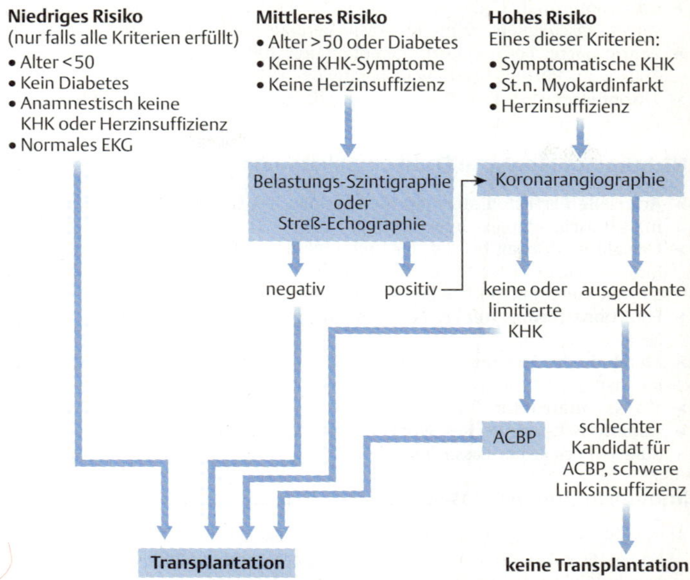

Abb. 11 Flußdiagramm für kardiovaskuläre Abklärung vor Nierentransplantation

Pflege auf der Intensivstation

- **Magensonde entfernen:** Nach Maßgabe der Darmfunktion und der Magensekretion, in der Regel nach 12–24 Stunden.
- **Saugspüldrainage entfernen:** Wenn Spülflüssigkeit blutfrei, frühestens nach 24 Stunden, spätestens am 3. Tag.
- **Blasenkatheter entfernen:** Wenn Urin blutfrei, frühestens am 2. postoperativen Tag, spätestens am 4. Tag. Während der nächsten 24 Stunden stündlich Wasser entleeren lassen.
- **Venenkatheter entfernen:** Zwischen 7. und 10. Tag, bei Phlebitis früher; Spitze immer zur bakteriologischen Untersuchung einschicken.
- **Nifedipin** (Adalat)**:** 4×5 mg täglich, zuerst i. v., später per os während der ersten 2 Wochen.
- **Antibiotika:** Augmentin, Beginn perioperativ, 2,4 g bei Narkoseeinleitung. Postoperativ 1,2 g täglich in einer Dosis, Beginn 12 Std. postoperativ, sobald Kreatinin <200 µmol/l, 2×1,2 g Augmentin i. v. (*immer* i. v. geben!). Weiterführung bis zum 5. Tag. Vom 6. Tag an nur noch bei Fremdmaterialien in den Harnwegen weiterhin prophylaktische Antibiotikagabe. Später gezielte, resistenzgerechte Behandlung von nachgewiesenen Infektionen.

9.8 Niere

- **Amphomoronal:** Täglich 4× Mund mit Amphomoronal (1 Pipette = 1 Dosis) spülen, anschließend während 30 Min. perorale Nahrungskarenz.
- **Zantic nocte:** Bei normaler Nierenfunktion 300 mg abends, bei Kreatinin > 300 µmol/l 150 mg abends, postoperativ i. v., ab 3. Tag per os.
- **Thromboseprophylaxe:** Postoperativ, sobald Spülung und Urin nicht mehr blutig, subkutane Heparinisierung.

Nichtimmunologische Frühkomplikationen

- **Arterielle Perfusionsstörung:** Evtl. systolisches Geräusch hörbar, Abklärung mit Ultraschallduplex-Untersuchung.
- **Urinabflußstörung** bei distaler Ureternekrose, Ödem mit Obstruktion in der Blasenwand, externer Kompression durch Lymphozele oder Ureterknickung bei langem Ureter und hochstehendem Blasenfundus.
- **Funktionsstörung infolge Medikamententoxizität:** Sandimmun, Aminoglykoside, Fungizon.
- **Metabolische Störungen:** Hyperkalzämie bei persistierendem Hyperparathyreoidismus (metastatische Verkalkungen).
- **Transplantatruptur** (Prognose gut).
- **Hämolytisch-urämisches Syndrom** (Mikroangiopathie) bei vaskulärer Abstoßung oder ciclosporinassoziiert.

Immunsuppressive Basistherapie

- Die folgenden Angaben entsprechen einem konservativen Therapieschema. Neuere Protokolle sehen den Ersatz von Azathioprin durch Mycophenolat und eine Induktionstherapie mit Anti-Interleukin-2-Rezeptor-Antikörpern vor.
- **Azathioprin:**
  - Zu Hause, im Moment der Benachrichtigung zur Transplantation (oder spätestens bei Aufnahme im Krankenhaus): 300 mg per os (bei Kindern Reduktion entsprechend Körpergewicht). Entfällt bei Patienten unter Imurek (Anwärter auf Zweittransplantation bei vorhandenem Erstransplantat).
  - Am 2. Behandlungstag (Operationstag oder 1. postoperativer Tag): 300 mg i. v. (abends).
  - Am 3. Behandlungstag (1. oder 2. postoperativer Tag): 2,0 mg/kg KG i. v.
  - Ab 4. Behandlungstag (2. oder 3. postoperativer Tag): Dauertherapie mit 1 mg/kg KG per os, in 1 Dosis täglich abends, unabhängig von Nierenfunktion, auf- oder abgerundet auf die folgenden Werte:
    - Körpergewicht < 40 kg: 25 mg.
    - Körpergewicht = 40 – 60 kg: 50 mg.
    - Körpergewicht > 60 kg: 75 mg.
  - Reduktion bei Leukozyten unter 3000 nach folgendem Schema:
    - Leukozyten 2000 – 2900: Die Hälfte der obigen Dosierung.
    - Leukozyten 2000, Granulozyten > 1000: Maximal 25 mg, evtl. sistieren.
    - Leukozyten 2000, Granulozyten < 1000: Kein Imurek.
  - Wenn nach 7 Tagen wegen Anurie noch kein Ciclosporin gegeben werden darf: Erhöhung auf 1,5 mg/kg KG.

- **Prednison (Solu-Medrol):**
  - Intraoperativ, vor Freigabe der Zirkulation: 100 mg Solu-Medrol i. v.
  - Postoperativ 1 mg/kg KG täglich, in einer Dosis, gekürzt um den unter 10 liegenden Bruchteil, anfänglich Solu-Medrol, i. v., dann Prednison per os morgens.
  - Reduktion bei guter Nierenfunktion nach folgendem Schema:
    - Beginn der dritten Woche: 40 mg.
    - Beginn des zweiten Monats: 30 mg.
    - Beginn des dritten Monats: 20 mg.
    - Beginn des vierten Monats: 10 mg.
    - Beginn des fünften Monats: 5 mg.
    - Beginn des sechsten Monats evtl. Stop.
- **Ciclosporin A (Sandimmun):**
  - Gilt nicht für Nieren mit langer warmer Ischämiezeit (Entnahme nach Kreislaufstillstand), Nieren mit kalter Ischämiezeit länger als 24 Std., Spender > 55 Jahre. Bei Nieren mit kürzerer Ischämie, die trotzdem postoperativ eine Tubulusnekrose mit Anurie zeigen, wird das initial gegebene Sandimmun wieder sistiert. Diese Patienten erhalten während 7 Tagen ATG und werden nach Maßgabe der Nierenfunktion erst nach 5–14 Tagen auf Ciclosporin per os umgestellt. Wenn wegen persistierender Anurie nach 5 Tagen ATG nicht mit Ciclosporin begonnen werden kann, Erhöhen der Azathioprindosis auf 1,5 mg/kg KG nach 7 Tagen ATG.
  - Präoperativ, unmittelbar nach Aufnahme ca. 0,2 mg/kg KG/Std., Totaldosis berechnet für die Stunden bis am nächsten Morgen 8.00 Uhr, ab- bzw. aufgerundet auf die nächsten 50 oder 100 mg (z. B. 250, 300, 350 mg), in 50 ml Glucose 5% als Dauerinfusion (mit Perfusor) verabreichen.
  - Am 2. und evtl. 3. Behandlungstag obige Dosis aufgeteilt in 2 Kurzinfusionen in Glucose 5%, über 2 Std., jeweils morgens und abends immer zur gleichen Zeit.
  - Am 3., evtl. 4. Behandlungstag (2. oder 3. postoperativen Tag): 9 mg/kg KG Sandimmun Neoral per os, aufgeteilt auf 2 Dosen in genau 12 Stunden Abstand (unabhängig vom Zeitpunkt der Mahlzeiten), wenn Gabe per os nicht möglich, weiterhin i. v. Therapie.
  - Spiegelbestimmungen (nur Ciclosporin monoklonal) für hospitalisierte Patienten mit zweimaliger Dosisverabreichung 2mal wöchentlich im Vollblut. Angestrebter Vollblutspiegel (Talspiegel, unmittelbar vor Einnahme der nächsten Dosis): 180–250 ng/ml.
  - Für die ambulante Dauertherapie wenn möglich die Dosis so bestimmen, daß die Einzeldosis durch 25 teilbar ist. Dies erlaubt die Verordnung und Einnahme von Kapseln à 25 mg (anstelle der umständlichen Einnahme von oraler Lösung). Vollblut-Talspiegel während 3 Monaten 120–200 ng/ml, später 80–160 ng/ml.
- **Anti-T-Lymphozyten-Globulin:**
  - Als Induktionstherapie für alle Patienten, mit Ausnahme von nicht sensibilisierten Empfängern mit Nierenersttransplantat, Transplantat ohne Risikoischämie und guter Immediatfunktion.
  - Testung mittels intrakutaner Quaddel. Kontrollquaddel mit NaCl. Nach 30 Min. und 4 Std. Reaktion ablesen (Rötung?, Induration?). Wenn positiv, alternatives Präparat verwenden.

- Vor der ersten Infusion Tavegil 1 Ampulle (2 mg) i. v. Bei fieberhafter Reaktion wiederholen. Bei schwerer febriler Reaktion 50 mg Ultracorten-H i. v.
- Überwachung der Thrombozytenzahlen.
- Behandlung während insgesamt 7 – 10 Tagen.

➤ **Zeitpunkt der Medikamenteneinnahme:**
- Prednison morgens.
- ATGAM/ATG tagsüber.
- Sandimmun 2mal täglich, immer zur gleichen Zeit.
- Imurek abends.

➤ **Umstellung Ciclosporin/konventionelle Therapie** (Unverträglichkeit, Nephrotoxizität):
- Falls das Ciclosporin nachträglich sistiert wird, wird das Azathioprin auf die konventionelle Dosis erhöht (1,5 mg/kg KG bei schlecht, 2,5 mg/kg KG bei gut funktionierender Niere).

➤ **Vereinfachte Dauertherapie ab dem sechsten Monat:**
- Patienten mit instabiler Transplantatfunktion, rezidivierenden Abstoßungskrisen oder histologisch belegter Abstoßung erhalten weiterhin die Tripeltherapie.
- Bei Patienten mit guter Nierenfunktion, bei denen auch zuvor das Prednison nach Schema reduziert werden konnte, erhalten kein Prednison mehr, und sie werden nach Absetzen vorübergehend engmaschig kontrolliert. Patienten, welche diesen Prednison-Stop gut (ohne Verschlechterung der Nierenfunktion) ertragen, werden evtl. auf Monotherapie Ciclosporin umgestellt.

Abstoßung

➤ **Akute Abstoßung:**
- *Symptome:* Anstieg Serumkreatinin, Abnahme Urinosmolalität, Transplantatschwellung, evtl. Druckdolenz der Umgebung, Fieber, Hypertonie, Inappetenz.
- *Differentialdiagnose:* Tubulusnekrose, Ciclosporinschaden, Abflußstörung, Organperfusionsstörung.
- *Differentialdiagnose Fieber:* Infekte durch Bakterien oder Pilze, CMV und Pneumocystis carinii, speziell nach vorgängiger Abstoßungstherapie.
- *Diagnose:* Transplantatbiopsie (Histologie siehe S. 74).
- *Behandlung:*
  - Prednison-Pulstherapie: Kurzinfusion von Methylprednisolon (Solu-Medrol) 1 g bei Körpergewicht über 40 kg, 0,5 g bei Körpergewicht unter 40 kg als Kurzinfusion in 50 oder 100 ml NaCl während 4 Std. Therapien an drei aufeinanderfolgenden Tagen sowie an Tag 5 und 7. Effektbeurteilung Tag 4 bis 5.
  - Bei ungenügendem Ansprechen polyklonale Anti-Lymphozyten-Präparate (z. B. Anti-Thymozyten-Globulin, Fresenius oder Mérieux, ATGAM der Firma Upjohn).
  - Bei einer steroidresistenten Abstoßung Wechsel der Basisimmunsuppression von Sandimmun (Ciclosporin) auf Prograf (Tacrolimus).

  Cave: Prograf und Sandimmun sind kumulativ toxisch (Niere, Nervensystem, Diabetes, Hypertonie) und dürfen zusammen nicht verschrieben werden.

- 12 Stunden nach der letzten Sandimmundosis: Beginn mit Prograf 0,15 mg/kg/KG per os, aufgeteilt in 2 Dosen (als 1 mg oder 5 mg Kapseln erhältlich).
- Tacrolimus-Talspiegel 2×pro Woche im Vollblut bestimmen. Zielbereich in der akuten Phase 10 – 20 ng/ml, im Langzeitverlauf 5 – 10 ng/ml.
- Bei persistierender Abstoßung bioptische Standortbestimmung!

➤ **Chronische Abstoßung:** gekennzeichnet durch langsam progrediente Nierenfunktionsverschlechterung aufgrund einer vaskulären Störung mit Intima-Vermehrung. Differentialdiagnose: Transplantat-Glomerulopathie, De-novo- oder Rezidiv-Glomerulonephritis; keine sicher etablierte Therapie verfügbar.

Ambulante Nachkontrollen

➤ Initial 2 – 3mal wöchentlich, je nach Verlauf Ausdehnung des Kontrollintervalls auf 3 – 6 Monate.

➤ **Transplantatfunktion:** Serumkreatinin und Harnstoffkonzentration, Harnsäurekonzentration (hoch unter Ciclosporintherapie bei gleichzeitig diuretischer Behandlung). Urinuntersuchung (Proteinurie, Sediment und Bakteriologie).

➤ **Überwachung der immunsuppressiven Therapie:** Ciclosporin-Talspiegel (monoklonaler Assay) 80 – 160 ng/ml. Azathioprindosierung gemäß Leukozytenzahlen (> 3000).

➤ **Hypertonie:** Persistenz einer vorbestehenden Störung, Entwicklung einer Transplantatarterienstenose, medikamentös unterhalten (Sandimmun-Prednison-Therapie); perfekte Einstellung mit Werten unter 140/90 mmHg unter anderem auch zur Funktionerhaltung des Transplantats.

Spätkomplikationen

➤ **Chronisch vaskuläre Abstoßung.**

➤ **Kardiovaskuläre Störungen**, durch vorbestehende Niereninsuffizienz, Immunsuppression mit Nebenwirkungen sowie Hypertonie verursacht.

➤ **Hepatitis B und C** persistierend seit der Zeit vor Transplantation oder neu erworben mit Entwicklung von Leberzirrhose.

➤ **Malignome:** Lymphome, gynäkologische Tumoren, Urothelzellkarzinome nach Phenacetin-Exposition, Hauttumoren.

➤ **Katarakte**, prednisonassoziiert.

➤ **Osteoporose**, speziell in der Postmenopause unter Steroidmedikation.

➤ **Osteonekrosen.**

Resultate

➤ Das Patientenüberleben beträgt zwischen 3 und 5 Jahren nach Organübertragung 90 – 95 %, das Organüberleben 80 – 85 % (siehe auch S. 60).

9.9 Kornea

Grundkrankheiten mit guter Prognose (Normalrisikokeratoplastiken)

- **Dystrophien:**
  - Epithelial: Map-dot-fingerprint Meesmann, u.a. (alle epithelialen Dystrophien rezidivieren, meist aber erst nach Jahren).
  - Stromal (Makulär, bröcklig, gittrig, Schnyder,bei Mukopolysaccharidose).
  - Endothelial (Fuchs, Schlichting, iridokorneoendotheliales Syndrom).
- **Bullöse Degenerationen:**
  - Iatrogen (nach intraokularen Eingriffen, v. a. Kataraktoperationen).
  - Traumatisch.
- **Narben:**
  - Scrophulös.
  - Posttraumatisch.
  - Konnatal luetisch.
  - Postinfektiös, außer HSV, VZV.

Grundkrankheiten und Ausgangssituationen mit schlechter Prognose (Hochrisikokeratoplastiken)

- **Postoperativ erhöhtes Risiko für Immunreaktionen als einziger Risikofaktor (Gruppe 1):**
  - Rekeratoplastiken.
  - À-chaud-Eingriffe.
  - Limbusnahe Transplantatposition.
  - Vaskularisationen in 3 oder 4 Quadranten.
- **Postoperativ erhöhtes Risiko für Immunreaktionen und Epithelheilungsstörungen bei (Gruppe 2):**
  - Endogenem Ekzem.
  - Limbusstammzellinsuffizienz (Verätzung oder Verbrennung, primäres oder sekundäres Pemphigoid, Lyell–Syndrom, kongenitale Aniridie, Sklerokornea).
  - Weiteren Erkrankungen (chronische Blepharokeratokonjunktivitis, Zoster-Keratitis, rheumatische Keratitis, Keratopathia e lagophthalmo, neuroparalytische Keratopathie, Xerophthalmie).
- **Postoperativ erhöhtes Risiko für Immunreaktionen und infektiöse Rezidive (Gruppe 3):**
  - Herpes-simplex-Keratitis.
  - Amöbenkeratitis.
- **Postoperativ erhöhtes Risiko für Immunreaktionen und besondere Probleme bei Säuglingen und Kleinkindern (Gruppe 4):** Alle Hornhauttrübungsformen im Säuglings- und Kleinkindesalter.
- **Glaukomaugen (Gruppe 5):** Bullöse Degenerationen bei Buphthalmus oder Winkelblockglaukomen.

Indikationen

- **Abhängigkeit von Grunderkrankung und Visus:**
  - Grunderkrankungen mit guter Prognose bei Visus < 0,3 – 0,4.
  - Grunderkrankungen mit schlechter Prognose je nach Untergruppe bei Visus < 0,1 – 0,3.

- **Schmerzen:** Bei starken Schmerzen bei beispielsweise bullösen Degenerationen auch bei Visus > 0,3 – 0,4.
- **Hornhautperforation:** Unabhängig von Visus und Grunderkrankung sofort.

Kontraindikation

- Eingeschränkte Patienten-Compliance.
- Säuglinge.

Obligate Untersuchungen

- **Ophthalmologische Untersuchungen:**
  - Visus mit bester Korrektur.
  - Spaltlampenbefund.
  - Augeninnendruck (Palpation, besser jedoch intraokulare elektronische Messung).
  - Fundusbefund (oder Ultraschallkontrolle von Glaskörper/Netzhaut bei fehlendem Einblick).
- **Obligate allgemeine Untersuchungen nur bei Grunderkrankungen mit schlechter Prognose v. a. im Hinblick auf eine mittelfristige systemische Immunsuppression:**
  - *Blutabnahmen:* Nieren-, Leberfunktionsparameter, Kreatinin-Clearance, Gerinnungsstatus, Elektrolyte, Protein-Elektrophorese, komplettes Blutbild.
  - *Lunge:* Thoraxröntgen.
  - *Herz-Kreislauf:* EKG.

Operative Technik

- Siehe S. 234.

Organspezifische Nachbehandlung

- **Normalrisikokeratoplastik:**
  - *Lokal:*
    - Konservierungsmittelfreie Therapie anstreben!
    - Subkonjunktival am Ende der Operation Antibiotikum/Kortikosteroid-Gemisch (z.B Gentamycin/Dexamethason-21-Acetat 0,8 %).
    - Antibiotische Salben/Tropfen die ersten 5 Tage postoperativ (z. B. Gentamycin).
    - Kortikosteroid-Salbe/Tropfen nach Epithelschluß über 5 Monate ausschleichend (z. B. Prednisolon-21-Acetat 1 %).
  - *Systemisch:*
    - Kortikosteroide über 3 Wochen postoperativ ausschleichend (z. B. mit 1 mg/kg KG Fluocortolon am Operationstag beginnend).
    - Acetazolamid zur prophylaktischen Augeninnendrucksenkung (z. B. 2×250 mg am Operationstag).
- **Zusätzlich bei/nach Hochrisikokeratoplastik:**
  - *Lokal:*
    - In Hochrisikogruppe 1, 2 a – c, 4 muß zur Minimierung des Risikos für Immunreaktionen auch eine über 6 Monate hinausgehende niedrigdosierte Kortikosteroid-Applikation zur Prophylaxe von Immunreaktionen erwo-

gen werden, so die Transplantatoberfläche dies zuläßt (z. B. Prednisolon-21-Acetat 1% ein- bis dreimal täglich).
    - In Hochrisikogruppe 3b muß eine langdauernde Anti-Amöbentherapie erwogen werden (z. B. mit Polyhexamethylenbiguanid, Diamidin-Derivatien sowie Aminoglykosiden zur Therapie des bakteriellen Begleitinfektes).
    - In Gruppe 5 müssen bei V. a. Kortikosteroidreaktion (Augeninnendruckanstieg) besonders lokale Kortikosteroide vermieden werden.
  - *Systemisch:*
    - Immunsuppression mittels Ciclosporin A über wenigstens 6 Monate postoperativ (monoklonaler Bluttalspiegel von etwa 150 ng/ml) in den Hochrisikogruppen 1 und 2 a – c, in Gruppe 5 nur bei bekannter Kortikosteroidreaktion, in den Gruppen 3 a, b bei Rekeratoplastiken oder übergroßen Transplantaten erwägen (Risiko des mikrobiellen Rezidivs beachten!).
    - In Gruppe 3 a zusätzlich Aciclovir perioperativ prophylaktisch oral (5×200 mg täglich bei elektiven und 5×400 mg bei À-chaud-Keratoplastiken).

Ambulante Nachkontrollen

- Entlassung etwa zwischen dem 3. und 10. postoperativen Tag.
- Nachkontrollen beim Operateur nach 6 Wochen, 4 Monaten, 12 Monaten, danach einmal jährlich.
- Nachkontrollen beim niedergelassenen Augenarzt in den ersten 6 postoperativen Monaten einmal wöchentlich, danach einmal monatlich.
- Bei allen vom Patienten wahrgenommenen Verschlechterungen (z. B. Rötung, Schmerzen, Visusminderung).
- Bei allen Komplikationen.

Frühkomplikationen

- **Oberflächenstörungen:** Transplantaterosionen und bakterielle Transplantatulzera.
  - *Transplantatbedingt:* Hypovitales Spenderepithel.
  - *Empfängerbedingt:* Bei Normalrisikokeratoplastiken eher selten, häufig in den Gruppen 2 a – c, 3 a, b der Hochrisikokeratoplastikenhäufig.
  - *Therapie:* Konservierungsmittelfreie antibiotische und pflegende Salben, konservierungsmittelfreie Tränenersatzmittel (z. B. verdünnte Hyaluronsäure), Tränenpunktverödung bei Schirmer-Test < 5 mm, therapeutische Kontaktlinsen.
- **Glaukom:**
  - Druckanstieg durch im Auge verbliebene viskoelastische Substanzen. *Therapie:* Systemische Acetazolamid-Gabe bis zur Resorption der Viskoelastika.
  - Druckanstieg durch postoperativ enge Vorderabschnittsverhältnisse. *Therapie:* Periphere Iridektomie.
  - Dekompensation eines vorbestehenden primären Glaukoms. *Therapie:* Optimierung und Intensivierung der lokalen Glaukomtherapie, systemische Acetazolamid-Gabe, Glaukomoperation (Fistulation, Zyklodestruktion).
  - Druckanstieg durch Kortikosteroidreaktion. *Therapie:* Elimination besonders der lokalen Kortikosteroide, ggf. systemische Prophylaxe von Immunreaktionen mit Ciclosporin A.

Spätkomplikationen

- **Abstoßung:**
  - *Symptome:* Subjektiv leichte Rötung, Schmerzen, Visusminderung.
  - *Diagnose:* Spaltlampen- und Spiegelmikroskopuntersuchung.
    - Endothelial: *Akut:* Immunpräzipitate mit Stromaquellung. *Chronisch:* Frische und pigmentierte Immunpräzipitate, noch ohne Stromaquellung.
    - Stromal: *Akut:* Infiltration des Stromas. *Chronisch:* Subepitheliale nummuläre Trübungen.
    - Epithel: *Chronisch:* Khodadoust-Linie des Epithels (schwierige Abgrenzung von Epithelstörungen anderer Genese).
    - Limbus (beispielsweise nach Limbo-Keratoplastik): *Akut/chronisch:* Vermehrte Injektion, Limbusödem, Epithelheilungsstörungen.
  - *Therapie:*
    - Akute Immunreaktionen: Lokal und systemisch hochdosiert Kortikosteroide (z. B. Prednisolon-21-Acetat 1% Augentropfen stündlich, subkonjunktivale Injektion von Dexamethason-21-Acetat0,8%, orale Applikation von 1 – 1,5 mg Fluocortolon/kg KG).
    - Chronische Immunreaktionen: Nur lokal mitteldosiert Kortikosteroide (z. B. Prednisolon-21-Acetat 1% Augentropfen fünfmal täglich, subkonjunktivale Injektion von Dexamethason-21-Acetat 0,8%).
- **Oberflächenstörungen:** Therapie wie bei Frühkomplikationen.
- **Glaukom:**
  - Dekompensation eines vorbestehenden primären Glaukoms. *Therapie:* Siehe Frühkomplikationen S. 176.
  - Neuentstehung eines primären oder sekundären Glaukoms. *Therapie:* Lokale Applikation von antiglaukomatösen Augentropfen, systemische Acetazolamid–Gabe, Glaukomoperation (Fistulation, Zyklodestruktion).
  - Druckanstieg durch Kortikosteroidresponse. *Therapie:* Siehe Frühkomplikationen S. 176.
- **Dystrophierezidive:** Bei bröckliger und gittriger Dystrophie. *Therapie:* Mechanische Abrasio, phototherapeutische Keratektomie (in Zukunft wahrscheinlich Vermeidung durch Limbo-Keratoplastik oder andere Limbustransplantationstechniken).
- **Subepitheliale Fibroplasie:**
  - *Ursache:* Fadenspannung.
  - *Therapie:* Nicht erforderlich.

Resultate

- **Normalrisikokeratoplastik:** 3-Jahresergebnisse zwischen 80% und 90% klares Transplantatüberleben.
- **Hochrisikokeratoplastik:** 3-Jahresergebnisse bei Verwendung u. a. Operationstechniken, sowie sorgfältiger Differentialdiagnose und -therapie der postoperativen Komplikationen: In den Gruppen 1, 2 a, 3 a, 3 b, 5 ähnlich wie bei Normalrisikokeratoplastik, in den Gruppen 2 b, 2 c und 4 zwischen 20 und 40% klares Transplantatüberleben.
- **Langfristige Ergebnisse:** Sowohl nach Normal- als auch nach Hochrisikokeratoplastik wegen des sogenannten idiopathischen Endothelzellverlustes, dem aller Wahrscheinlichkeit eine an der Spaltlampe nicht sichtbare Immunreaktion zugrunde liegt, wahrscheinlich deutlich schlechter als die 3-Jahresergebnisse.

10.1 Multiorganentnahme

Allgemeines

- Oberstes Ziel bei einer Mehrorganentnahme ist, kein zur Transplantation vorgesehenes und geeignetes Organ durch die Präparation, Perfusion oder Entnahme zu schädigen.
- Der Ablauf der Mehrorganentnahme wird bestimmt durch den vorgesehenen Umfang der zu entnehmenden Organe und prinzipiell durch das Ausmaß der Organpräparation vor der Perfusion bzw. der Verschiebung der Organ- und Gefäßpräparation erst nach Organperfusion und Kühlung, ggf. nach En-bloc-Entnahme und Ex-situ-Dissektion.

Vorbereitung

- Siehe Organspender S . 4. Konditionierung nach festgestelltem Hirntod.

Besonderheiten bei der Anästhesie

- **Aufgabe der Anästhesie:** Kontinuierliche Überwachung der Herz-Kreislauf- und Organfunktionen des für die Mehrorganentnahme vorgesehenen Patienten sowie der intraoperativen Behandlung bis zur Perfusion der Organe.
- **Gasaustausch:**
  - *Oxygenierung:* $P_{aO2} > 100$ mmHg; $P_{aCO2} = 30-40$ mmHg.
  - *O_2-Sättigung:* 99%.
  - *Beatmung:* PEEP möglichst ≤ 5 cmH_2O, $F_{IO2} = 1$ (0,4 bei Lungenentnahme).
- **Kreislauffunktion:**
  - *Blutdruck:* RR syst. > 120 – 100 mmHg.
  - *Zentraler Venendruck:* 8 – 12 cmH_2O.
  - *Diurese:* Urinausscheidung > 1 ml/kg/min.
- **Medikation:**
  a) Volumensubstitution.
  b) Dopamin 2 – 10 mg/kg/min.
  c) Bei kurzfristiger Hypotension: $^1/_2$– 1 Amp. Akrinor.
  d) Steigerung der vasopressiven Therapie: Dopamin > Dobutamin > Adrenalin.
     Cave: Mikrozirkulationsstörungen im Splanchnikusgebiet. Kein Noradrenalin.
  e) Bei Polyurie (Diabetes insipidus):
     1. ADH-Substitution: $^1/_2$ Amp. Minirin i. v.
     2. Infusion von Glucoselösung 2,5%, NaCl-Lösung 0,45% oder Ringer-Lösung (laktatfrei).
  f) Elektrolytsubstitution: Vorsichtige Kaliumsubstitution: Sollwerte: K^+ 3,5 – 4,5 mmol/l; $Na^+ < 155$ mmol/l.
     Cave: Hypernatriämie bei Diabetes insipidus.
  g) Relaxierung (immer): Pancuronium 0,15 – 0,20 mg/kg i. v.
- **Infusion:** Kristalloide Lösungen, Volumensubstitution mit kolloidalen Lösungen (PPL, HA, FFP).
- **Transfusionsindikation:** Hämatokrit < 30% bzw. Hb < 10 g/dl und/oder Volumenmangel.
- **Körpertemperatur:** ≥ 35 °C. Angewärmte Infusionslösungen und Atemluft.

- **Medikamente vor Beginn der Perfusion:**
  a) Heparin (3 mg/kg = 20 000 bis 25 000 IE).
  b) Nach Rücksprache mit Operateur: Vasodilatation mit 10 – 20 mg Regitin oder Prostaglandin. *Cave:* Kreislaufzusammenbruch.
- **Weitere Medikation:**
  - *Bei Pankreas-/Duodenalentnahme:* Antibiotikaprophylaxe (z. B. Ciprobay 250 mg, Targocid 400 mg i. v. zu Operationsbeginn bzw. alle 4 Stunden).
  - *Dekontamination des oberen Gastrointestinaltraktes:* 5 g Humatin + 1 Fl. Ampho-Moronal in die Magensonde zu Operationsbeginn.
  - 400 ml Braunol via Magensonde spülen vor Gastrektomie.

Lagerung und Abdecken

- **Lagerung:** Rückenlage.
- **Rasur:** Von Kinn bis Mitte Oberschenkel.
- **Zur Vermeidung von Auskühlung:**
  - Angewärmte Abdeckung.
  - Erhöhung der Raumtemperatur im Operationssaal.
  - Nur angewärmte Infusionen verabreichen.
  - Wärmematte Operationstisch oder Alu-Rettungsdecke.
  - Ggf. Wärmelampe bis Operationsbeginn.
  - Anwärmung der Beatmungsluft.
- **Abdecken** mit wasserundurchlässiger Einmalwäsche.

Instrumente, Material

- **Instrumente:**
  - Grundsieb, Laparotomiesieb.
  - Gefäßklemmenset.
  - Sternumsäge.
  - Thorax- und Bauchspreizer.
- **2 Operationssauggeräte** (mit großer Auffangkapazität, 20 l), 2 Saugschläuche, 1 Zielsauger, 1 Korbsauger (perforiert).
- **Behälter für die entnommenen Organe:**
  - 1 Kochsalzschale.
  - 2 Nierenschalen.
  - 3 Töpfe (Inhalt je ca. 2 l).
- **Nahtmaterial** nach Absprache mit den Operateuren.
- **Klammernahtgeräte (für Pankreas-/Duodenalentnahme):**
  - TA 55 mit je 8 blauen und 2 grünen Magazinen.
  - LDS-Gerät mit Magazinen.
- **Perfusionskanülen** mit Verlängerungsbesteck, Konnektoren.
- **Perfusionslösung** (4 °C): siehe Organkonservierung S. 8.
- **Transport:**
  - 10 Beutel steriles Eis (zur externen Kühlung der Organe).
  - 5000 ml isotone NaCl-Lösung (4 °C) zur Herstellung von Eiswasser.
  - Organtüten, Transportboxen.

10.1 Multiorganentnahme

Konventionelle Entnahmetechnik

- **In-situ-Dissektion** der thorakalen und abdominellen Organe vor Perfusion.
- **Aortale-in-situ Perfusion** der thorakalen und abdominellen Organe, für die Leber ggf. zusätzlich portale Perfusion nach vorbereitender Präparation.
- **Beurteilung der Eignung der Organe als Transplantate:** Inspektion und Palpation der Leber und des Pankreas nach Eröffnen des Abdomens; nach Präparation der Gefäßstrukturen Abstimmung über gleichzeitige Verwendbarkeit von Leber und Pankreas. Die Beurteilung der Eignung des Herzens erfolgt nach Öffnung des Perikards, der Lungen nach beidseitiger Öffnung der Pleura; die Nieren werden in der Regel erst nach Entnahme beurteilt.
- **Gestaffelte Entnahme** von Herz, Lunge, Leber, Pankreas und Nieren.
- **Nachteile:**
  - Zeitaufwendig.
  - Durch Gefäßpräparation Auslösen von Vasospasmen.
- **Durchführung:**
  1. *Rückenlage*; mediane Laparotomie und Sternotomie.

  Beachte: Vermeidung der Eröffnung von Perikard und Pleura.

  2. *Vorbereitende Präparation der Nieren:*
     - Ablösung von Dünn- und Dickdarm von rechts kaudal nach links kranial bis oberhalb der Nierenveneneinmündungen in die V. cava und links lateral der Aorta, Prüfung auf irreguläre, ventral der V. cava verlaufende Nierenarterien.
     - Anschlingen der V. cava inferior im kaudalen Bereich.
     - Einbinden eines Katheters in die V. cava inferior zur venösen Entlastung, Konnexion an Drainagesystem.
     - Darstellen der Aorta und Anschlingen oberhalb der Aortenbifurkation.
     - Ligatur der A. mesenterica inferior.
  3. *Vorbereitende Präparation von Pankreas, Duodenum und der Leber:*
     - Durchtrennen von Lig. gastrocolicum und vom großen Netz, Darstellen der Milz und des Pankreas von der Seite und kaudal.
     - Herausschlagen des Magens nach kranial.
     - Absetzen des Magens vom Duodenum präpylorisch mit Klammernaht.
     - Schrittweise Mobilisierung von Milz und Pankreas aus dem Retroperitoneum von links nach rechts unter Erhalt der Milzgefäße.
     - Präparation und Darstellung des Konfluens der V. mesenterica superior/V. lienalis kaudal sowie der V. portae kranial des Pankreas.
     - Präparation des Truncus coeliacus, der A. hepatica communis und des Abgangs der A. lienalis.
     - Durchtrennung des Lig. triangulare sinistrum.
     - Prüfung auf zusätzliche linke Leberarterie aus der A. gastrica sinistra.
     - Durchtrennen des kleinen Netzes.
     - Anschlingen der Aorta subdiaphragmal, ggf. nach Einkerben der Zwerchfellschenkel.
     - Anschlingen der A. mesenterica superior.
  4. *Vorbereitende Präparation des Herzens:*
     - Y-förmige Inzision des Perikards.

     Cave: Kreislaufdepression bei Perikarderöffnung!

     - Intraperikardiales Freilegen und Separieren der großen Gefäße.
     - Anschlingen der Aorta ascendens (fakultativ).
     - Anschlingen der V. cava superior zweifach.

5. *Vorbereitende Präparation der Lungen:*
- Eröffnen beider Pleuren, Spalten des Perikards an der V. cava superior möglichst weit bis zur Einmündung der V. azygos.
- Trennen der Aorta vom Stamm der A. pulmonalis.

Cave: Beim Abklemmen der Aorta versehentliche Einengung oder Ausklemmung der rechten A. pulmonalis.

6. *Systemische Antikoagulation:* Heparin (3 mg/kg = 20000 bis 25000 IE).
7. *Vorbereitung der Perfusionssysteme*, des sterilen „Eiswassers" und der Gefäße zur späteren Aufnahme der entnommenen Organe.
8. *Unterbindung der Aorta oberhalb Aortenbifurkation*, Einbringen der Perfusionskanüle in die Aorta kaudal des Abgangs der A. mesenterica inferior.
9. *Anschlingen der V. portae oberhalb des Pankreas* und doppeltes Anschlingen der V. mesenterica superior kaudal des Pankreas.
10. *Einbringen des portalen Perfusionskatheters* über eine Inzision in der V. mesenterica superior, Vorschieben in die Pfortader bis zum Leberhilus. Abdichten der Pfortader um den Katheter mit einem Tourniquet. Ligatur der V. mesenterica superior darmseits und Offenlassen der Inzisionsstelle zur venösen Entlastung des Pankreas, ggf. Eröffnen der V. lienalis.
11. Einstechen des zur Kardioplegie vorbereiteten Perfusionssystems in die Aorta ascendens, Fixierung mit Tabaksbeutelnaht.
12. Einstechen der Perfusionskanüle am Stamm der A. pulmonalis, Fixierung mit Tabaksbeutelnaht.
13. Gabe von Phenoxybenzamin und Prostaglandin.
14. Doppelte Ligatur und Durchtrennung der oberen Hohlvene nach Rückzug evtl. eingelegter zentralvenöser Kathetersysteme.
15. Ausklemmen der V. cava inferior intra- oder extraperikardial, Eröffnen oberhalb.
16. Inzision des linken Herzohrs zur Entlastung des linken Herzens unter noch fortgesetzter Beatmung.
17. Gleichzeitig mit den Operationsschritten 14 bis 16 wird die Aorta subphrenisch (abdominell) und im Perikard (distal des eingebrachten Perfusionssystems) ausgeklemmt und die synchrone Perfusion aller Systeme begonnen.
18. *Perfusion:*
- Abdominell aortal: 2000 ml UW-Lösung, Schwerkraftperfusion, ca. 100 cm H_2O.
- Portal: 1000 ml UW-Lösung, Schwerkraftperfusion, ca. 20–30 cmH_2O.
- Kardioplegie und Herz-Lungen-Perfusion: 1000–1500 ml St. Thomas oder 2000 ml HTK-Lösung (Bretschneider), zeit- und druckkontrollierte Perfusion, ca. 100 cmH_2O.

19. Einbringen von Eiswassser zur Oberflächenkühlung auf alle Organgebiete.
20. Beenden der Beatmung (außer bei Lungenentnahme).
21. *Herzentnahme:*
- Durchtrennen des Perikards bis auf das prävertebrale Fett und die Strukturen des hinteren Mediastinums.
- Entfernen des Perfusionssystems.
- Anheben der Herzspitze und Absetzen der Lungenvenen beiderseits.

Cave: Belassen eines Saumes vom linken Vorhof von mindestens 1 cm um die Mündung der Lungenvenen.

10.1 Multiorganentnahme

- Absetzen der rechten und linken A. pulmonalis weit peripher.
- Absetzen der Aorta ascendens bei der thorakalen Aortenklemme.
- Entnahme des Herzens und Lagerung in Eiswasser.

22. *Entnahme beider Lungen nach erfolgter Herzentnahme:*

- Inzision der Pleura nach apikal entlang der paravertebralen Muskulatur rechts bzw. links am Ösophagus.
- Ligatur und Durchtrennung der V. azygos.
- Absetzen der Aorta möglichst weit im Bogen, um die hinter der Aorta ascendens verlaufende A. pulmonalis nicht zu verletzen.
- Stumpfe Präparation der Trachea in der Tiefe, Unterfahren der Trachea möglichst weit kranial.
- Zurückziehen des Tubus. Vorher noch einmal blähen lassen.
- Doppeltes Verschließen der Trachea mit Klammernahtgerät. Absetzen zwischen den Klammernahtreihen (unbedingt wasserdichter Verschluß).
- Durchtrennen der V. cava superior.
- Entnahme des Lungenpakets und Lagerung in Eiswasser.

23. *Leberentnahme:*

- Längsspaltung der V. cava inferior und Absetzen oberhalb der Nierenveneneinmündungen.
- Entfernen der aortalen Perfusionskanüle, Eröffnen der Aorta ventral, Gewinnen eines aortalen Patches mit Einschluß der A. mesenterica superior und Truncus coeliacus.
- Entfernen der portalen Perfusionskanüle, Durchtrennen der V. portae am Pankreasoberrand.
- Absetzen des Ductus choledochus dicht am Duodenum.
- Gallengänge über Inzision der Gallenblase mit NaCl spülen.
- Bei regelhafter arteriellen Versorgung der Leber: Absetzen der A. hepatica communis am Abgang der A. gastroduodenalis, der aortale Patch verbleibt beim Pankreas.
- Durchtrennen der Zwerchfelle beiderseits.
- Mobilisieren der Leber von rechts, Durchtrennen der Pars affixa.
- Entnahme der Leber und Lagerung in Eiswasser.
- Vor Verpackung ggf. Nachperfusion über V. portae.
- Beifügung von Gefäßen zur Rekonstruktion gemäß Punkt 26.

24. *Pankreasentnahme:*

- Durchtrennen der Aorta kranial der Aortenklemme.
- Absetzen der V. mesenterica superior und V. mesenterica inferior.
- Entnahme des Pankreas inklusive der Milz und Lagerung in Eiswasser.
- Verpackung des Organs unter Beifügung von Gefäßen.

25. *Nierenentnahme en bloc:*

- Spalten des Peritoneum parietale lateral des Colon descendens. Abschieben des gesamten Darmpaketes nach rechts.
- Inzidieren der Nierenfettgewebskapsel und stumpfes Ausschälen der linken Niere von lateral aus dem Retroperitoneum entlang der M. psoas.
- Ausschälen des Ureters mitsamt periureteralem Fettgewebe vom Hilus bis ins kleine Becken, dort durchtrennen.
- Präparation der rechten Niere analog.
- Absetzen der Aorta oberhalb der Aortenbifurkation.
- Absetzen der V. cava inferior nach Entfernen des Entlastungskatheters.
- Dissektion der Aorta und der V. cava inferior ventral der vorderen graden Rückenmuskulatur und Entnahme der Nieren en bloc.

- Ex-situ-Entfernen des perirenalen Fetts.
- Schlitzen der Aorta dorsal und ventral, Gewinnen von jeweiligen Patches unter Respektierung ggf. mehrerer Aa. renales.
- Schlitzen der V. cava inferior dorsal und ventral.
- Separate Verpackung der Organe.

26. Für mögliche Gefäßrekonstruktionen immer ein Stück der A. iliaca und der V. iliaca und separat mit der Leber und dem Pankreas mitgeben.
27. Evtl. Entnahme von weiteren Geweben für immunologische Untersuchungen (Lymphknoten, Milz). Bei Versand von Organen in andere Zentren je Organ ein Stück Milz sowie Blut-Monovette mitgeben.
28. Verschluß der Sternotomie und Laparotomie. Hautnaht. Wundverband. Entfernen aller Zugänge, Drainagen und Schläuche.

En-bloc-Entnahmetechnik

- **Technik ohne portale Perfusion**, En-bloc-Gewinnung der extrarenalen Organe, Ex-situ-Trennung von Leber und Pankreas.
- **Vorteile:**
  - No-touch-Technik.
  - Vermeidung von Vasospasmus, Kompression, versehentlicher Verletzung.
  - Initiales Freispülen von Blut.
  - Schnelle Kühlung.
  - Zeitgewinn.
  - *Bedingung:* Erfahrener Chirurg.
- **Nachteile:**
  - Präparation der Gefäße in Blutleere.
  - *Cave:* Gefäßverletzungen bei atypischer Gefäßversorgung.
  - Gelegentlich wird über Verwendbarkeit des Pankreas erst bei der Ex-situ-Trennung entschieden.
- **Durchführung:** Identische Operationsschritte wie oben unter 1 – 2.

3. *Vorbereitende Präparation von Pankreas, Duodenum und Leber:*
   - Sie beschränkt sich auf folgende Operationsschritte (bei Kreislaufinsuffizienz kann sofort unter Verzicht auf die Entnahme von Herz und Lungen mit der aortalen Perfusion begonnen werden):
   - Darstellen der A. mesenterica superior von vorne und links seitlich, Beachtung möglicher aberrierender rechter Leberarterie(n).
   - Durchtrennung des Lig. triangulare sinistrum.
   - Prüfung auf irreguläre arterielle Versorgung der Leber (z. B. zusätzliche linke Leberarterie aus der A. gastrica sinistra).
   - Durchtrennen des kleinen Netzes.
   - Anschlingen der Aorta subdiaphragmal.
   - Vermeiden der Präparation der Leberpforte(!).

- Identische Operationsschritte wie oben unter 4 – 8.
- Verzicht auf die Präparationsschritte 9. und 10.
- Identische Operationsschritte wie oben unter 11.– 17.

18. *Perfusion:*
    - Nur aortal: 3000 ml UW-Lösung, Schwerkraftperfusion, ca. 100 cmH_2O.
    - Kardioplegie und Lungenperfusion identisch wie oben unter 18.
19. *Herz- und Lungenentnahme* wie oben unter 19 – 22.

23. *Leber- und Pankreasentnahme en bloc:*
- Nach Beendigung der aortalen Perfusion Transsektion der Aorta subdiaphragmal.
- Anheben des Darmkonvoluts nach kranial links, Exposition der A. mesenterica superior.
- Präparation seitlich der Aorta und Identifizierung beider Nierenarterien.
- Durchtrennen der retropankreatischen Lymph- und Nervenbahnen und Präparation von rechts entlang der Aorta bis oberhalb des Truncus coeliacus.
- Seitliche Inzision der Aorta und Gewinnen eines aortalen Patches, der Truncus coeliacus und A. mesenterica superior beinhaltet.
- Durchtrennen des retroperitonealen Gewebes links seitlich des Patches.
- Zurückverlagerung des Darmkonvoluts.
- Durchtrennung des Lig. triangulare sinistrum.
- Prüfung auf irreguläre arterielle Versorgung der Leber.
- Durchtrennen des kleinen Netzes.
- Durchtrennen der Zwerchfelle beiderseits.
- Mobilisieren der Leber von rechts, Durchtrennen der Pars affixa.
- Durchtrennen von Lig. gastrocolicum und vom großen Netz, Darstellen der Milz und des Pankreas von der Seite und kaudal.
- Herausschlagen des Magens nach kranial.
- Absetzen des Magens vom Duodenum präpylorisch mit Klammernaht.
- Schrittweise Mobilisierung von Milz und Pankreas aus dem Retroperitoneum von links nach rechts unter Erhalt der Milzgefäße.
- Absetzen des Duodenums in Höhe der Pars III mit Klammernaht.
- Absetzen der V. mesenterica superior und V. mesenterica inferior.
- Entnahme von Leber und Pankreas en bloc und Lagerung in Eiswasser.

24. *Ex-situ-Trennung von Leber und Pankreas:*
- Absetzen des Ductus choledochus dicht am Duodenum.
- Gallengänge über Inzision der Gallenblase mit NaCl spülen.
- Durchtrennen der V. portae am Pankreasoberrand.
- Bei regelhafter arteriellen Versorgung der Leber: Absetzen der A. hepatica communis am Abgang der A. gastroduodenalis, der aortale Patch verbleibt beim Pankreas.
- Portale Ex-situ-Nachperfusion der Leber: 1000 ml UW-Lösung, Schwerkraftperfusion, ca. 20 – 30 cmH_2O.
- Verpacken beider Organe unter Beifügung von Gefäßen.

– Identische Operationsschritte wie oben unter 25 – 28.

10.2 Nierenentnahme im Kreislaufstillstand

Allgemeines

- Ein Mensch ist als tot zu betrachten, wenn ein irreversibler Herzstillstand mit dadurch unterbrochener Blutzirkulation im Organismus und damit auch im Gehirn eingetreten ist. Im Vergleich zu Herz, Leber, Pankreas und Dünndarm sind die Nieren weniger ischämieempfindlich und können daher auch nach einer warmen Ischämiezeit von bis zu 30 Minuten zu Transplantationszwecken entnommen werden.
- Bis auf eine leicht erhöhte Rate von posttransplantären akuten Tubulusnekrosen sind die Transplantationsresultate von Nieren, die bei Kreislaufstillstand entnommen wurden, den üblichen Verfahren gleichwertig.
- Es ist Aufgabe und Kompetenz der behandelnden Ärzte, bei infauster Prognose mit therapierefraktärem Kreislaufversagen oder bei bereits eingetretenem Kreislaufstillstand die Therapie abzubrechen bzw. nicht zu beginnen, falls eine Therapie unter den gegebenen Umständen nach medizinischer Erfahrung sinnlos ist. Die den Entscheid fällenden Ärzte müssen vom Transplantationsteam unabhängig sein.
- Wenn der Beschluß auf Abbruch der Therapie gefällt ist, wird die Zufuhr von Flüssigkeiten, Blut und Blutprodukten sowie die Gabe von Medikamenten sistiert. Die Beatmung kann nur dann vor der Todeserklärung sistiert werden, wenn keine atemdepressiven Pharmaka (Opiate, Sedativa, Muskelrelaxantien) wirksam sind. Eine Herzmassage wird nicht durchgeführt.
- Gabe von 20000 IE Heparin intravenös.
- Der Tod wird von Ärzten, die vom Transplantationsteam unabhängig sind, nach üblichen klinischen Kriterien festgestellt.
- **Geeignete Spender:**
  - Herzstillstand bei laufender Hirntodesdiagnostik.
  - Herzstillstand nach Trauma, Myokardinfarkt, zerebrovaskulärem Ereignis.
  - Herzstillstand nach erfolgloser Reanimation.
  - Die totale Zeit des Kreislaufstillstands (Zeit der effektiven kardiopulmonalen Reanimation ausgeschlossen) bis zur In-situ-Perfusion sollte nicht mehr als 30 Minuten betragen.
  - Allgemeine Kriterien zur Nierenspende: Alter bis zu 60 Jahren (bei schlanken Patienten ohne Hypertonieanamnese evtl. bis zu 70), keine Infektionen, keine Malignome, erhaltene Nierenfunktion.

Vorbereitung

- Falls nicht schon bei noch marginaler Kreislaufaktion Heparin verabreicht wurde: 20000 IE Heparin intrakardial oder zentralvenös, gefolgt von einer kurzfristigen Herzmassage (ca. 30 Sek.).
- So rasch wie möglich mit dem Eingriff beginnen. Bei Verzögerungen kann zur rascheren arteriellen Perfusion mit der technischen Variante II (inguinales Kanülieren) außerhalb des Operationssaales begonnen werden.

Lagerung und Abdecken

- **Lagerung:** Rückenlage. Eine Leiste rasieren, falls inguinales Kanülieren vorgesehen.
- **Desinfektion und Abdecken** wie für Laparotomie; bei Variante II unter Einbezug einer Leistengegend.

10.2 Nierenentnahme im Kreislaufstillstand

Instrumente, Material

- 3000–4000 ml kalte (4 °C) Konservierungslösung bereitstellen und entlüften.
- Als Perfusionskatheter kann ein 20 Charr Thoraxschlauch mit passendem Verbindungsstück verwendet werden. Für die technische Variante II (s. S. 187) wird ein spezieller Doppelballonkatheter (z. B. Porgès DBTL No. AJ 6516) benötigt.
- 2–4 kg steriles Eis.
- Steriles Vepackungsmateral für Nieren.
- Sauger mit Auffanggefäß.
- Einfaches Laparotomieset mit dreiteiligem Abdominalspreizer.

Operative Technik

- **Erstes Ziel ist** es, so rasch wie möglich eine genügende aortale Perfusion mit der Konservierungslösung zu erreichen und die Nieren in situ zu kühlen. Die aortale Perfusion kann bei der Laparotomie durch direktes Kanülieren der abdominalen Aorta (Variante I) oder durch inguinales Kanülieren der Femoralarterie durch eine separate Inzision erfolgen (Variante II). Bei Variante I vergeht etwas mehr Zeit bis zur kalten Perfusion der Nieren als bei der inguinalen Kanülierung (Variante II). Für die direkte Kanülierung wird jedoch kein spezieller Katheter benötigt, während bei der inguinalen Kanülierung ein spezieller Doppelballonkatheter erforderlich ist.
- **Zweites Ziel** ist die anschließende beidseitige Nephrektomie, die bei guter Perfusion ohne Hast erfolgen kann. Die anatomisch intakte Entnahme der Nieren mit etwaigen Gefäßvarianten und einem langen, nicht vom Fettgewebe denudierten Ureter haben Priorität. Nieren, v. a. im Unterpol- und Hilusbereich, nicht ausdissezieren.
- **Technik Variante I:**
  1. Mediane Laparotomie und Einsetzen des dreiteiligen Bauchspreizers.
  2. Horizontale Inzision des Peritoneums vom Zäkalpol über die Aortenbifurkation in Richtung Mesosigma. Freilegen der Aortenbifurkation und Lokalisieren der distalen V. cava inferior.
  3. Doppeltes Anschlingen der distalen Aorta mit starker Ligatur. Aorta nach distal ligieren.
  4. Kanülieren der infrarenalen Aorta mit entlüftetem Perfusionskatheter (Thoraxschlauch Charr 20), der 5 cm vorgeschoben wird.

     Cave: Katheter nicht zu weit proximal hochschieben. Sichern des Katheters mit einer Ligatur.
  5. Perfusionslösung langsam laufen lassen.
  6. Abklemmen der suprarenalen, infradiaphragmalen Aorta. Hierzu werden das linke Lig. triangulare der Leber gespalten, der linke Leberlappen eingeschlagen und die Zwerchfellschenkel gespalten. Die Aorta wird stumpf mit dem Finger unterfahren und abgeklemmt.
  7. Kalte Perfusion voll laufen lassen. Maximaler Perfusionsdruck 80 mmHg.
  8. Fassen der Vorderwand der V. cava inferior mit einer Klemme, breite Venotomie durchführen und Einschieben eines Saugers. Erste 100 ml Blut asservieren für Laboruntersuchungen.
  9. Anlagern von sterilem, zerhacktem Eis und Eiswasser an die Nierenlager.
  10. Initiale Perfusion mit 3000 ml Konservierungslösung. Nach einer guten Perfusion ist der venöse Ausfluß leicht blutig bis klar.

11. Für die rechte Nephrektomie wird das rechte Kolon und das Mesenterialpaket von rechts lateral nach medial mobilisiert, so daß die rechte Nierenvorderfläche und die Aorta und V. cava freiliegen.
12. Längseröffnen der Vena-cava-Vorderwand und Identifikation der Nierenvenenmündungen.

Cave: Aberrierende Nierenarterien können ventral der V. cava liegen!

- Absetzen der venösen Zuflüsse (Gonadalvene, Nebennierenvene) und Ausschneiden der Nierenvenen mit einem Kavapatch.

13. Längseröffnen der Aorta von distal nach proximal, streng in der Mitte der Vorderwand. Identifikation der Abgänge der Nierenarterien, anatomische Varianten in Lage (v.a. distal abgehende Polarterien) und Zahl beachten.
14. Ausschneiden der Nierenarterien mit einem Aortapatch (benachbarte Ostien in den gleichen Patch nehmen).
15. Aufsuchen der Ureteren am Eingang ins kleine Becken und stumpf nach distal herausschälen und durchtrennen. Nicht vom periureteralen Fett denudieren.
16. Rechte Niere entnehmen: Laterale Inzision der Gerot-Faszie, Niere anheben und nach medial mobilisieren. Mit der Schere in sicherem Abstand von der Niere Richtung Wirbelsäule schneiden.
17. Für die linke Niere muß die peritoneale Umschlagfalte lateral des linken Kolons inzidiert, das Lig. lienocolicum durchtrennt und das Kolon nach medial geschlagen werden.
18. Sorgsame arterielle Nachperfusion mit 200–400 ml Perfusionslösung (*cave* Intimaläsionen) auf Beistelltisch, falls initiale Perfusion nicht sicher befriedigend war.
19. Separates, luftfreies Einpacken der Nieren in sterilem Beutel mit restlicher Perfusionslösung. Kein Eis direkt an die Organe. Beschriftete Behälter bei 4 °C lagern.

➤ **Technik Variante II:**

– Kanülierung der Iliakalgefäße durch Leistenschnitt und anschließende In-situ-Perfusion der Nieren. Vor allem bei Verzögerungen (Konsensabklärung, kein Operationssaal frei) geeignet, da der Eingriff auch außerhalb des Operationssaales (Intensivstation, Vorbereitungsraum) erfolgen kann. Problematisch ist, daß keine sichere Lagekontrolle des Katheters möglich ist.

1. Inguinaler Längsschnitt über den Femoralgefäßen: 5 cm proximal und 10 cm distal des Leistenbandes.
2. Identifikation der Femoralarterie, Anschlingen und Arteriotomie.
3. Einführen des Doppelballonkatheters so weit kranialwärts wie möglich (Abb. 12).
4. Insufflation des kaudalen Ballons mit 10 ml NaCl 0,9%.
5. Zurückziehen des Katheters, soweit ohne Widerstand möglich, restliche 5 ml insufflieren.
6. Insufflation des kranialen Ballons mit 15 ml NaCl 0,9%.
7. Katheter an Perfusionslösung anschließen und Starten der Perfusion (System vorher entlüften!).
8. Venotomie der Femoralvene und Ablassen des venösen Blutes über Sauger oder Katheter. Erste 100 ml Blut für Labor asservieren.
9. Mediane Laparotomie durchführen, sobald dies von den Umständen her möglich ist.
10. Nephrektomie analog Variante I.

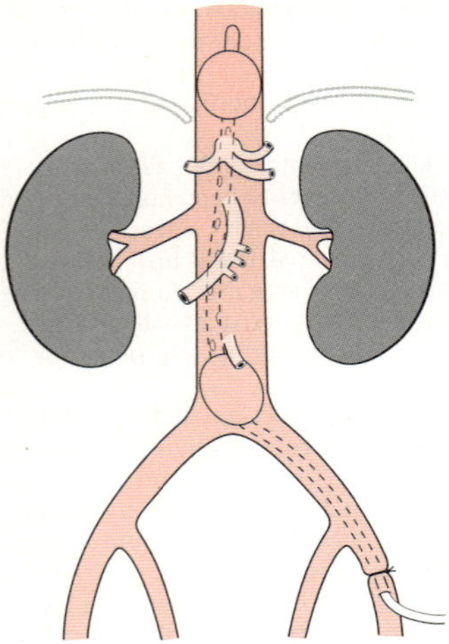

Abb. 12 In-situ-Perfusion mit inguinalem Doppelballonkatheter

10.3 Nierenentnahme beim Lebendspender

Allgemeines

- Die Wahl des Spenders erfolgt nach ausführlicher Aufklärung.
- Die Lebendspender-Nephrektomie stellt eine Besonderheit in der üblichen Arzt-Patient-Beziehung dar. Das Risiko des Eingriffs (geschätzte Letalität unter 0,1%, Morbidität unter 5%) wird nicht durch die Relevanz einer Krankheit in Kauf genommen, sondern durch altruistische Überlegungen, die den Spender motivieren.
- Kommerzielle Motive werden nicht akzeptiert, weil sie ethisch in unserem Kulturkreis nicht zulässig sind. Der Spender muß also mit dem Empfänger genetisch verwandt oder emotional verbunden sein.
- Dank ganz kurzer Ischämiezeit und allenfalls günstigem HLA-Matching sind die Resultate denjenigen einer Leichennierentransplantation überlegen.

Präoperative Abklärung

- HLA-Matching und Cross-match.
- Nachweis der Zweinierigkeit mit normaler Funktion, normalem Urinsediment, normalem Blutdruck.
- Minimieren des Operationsrisikos (kardiopulmonale Vorbereitung, Gewichtsreduktion bei Adipositas).
- Spezifische Abklärungen anderer Systeme, sofern Anamnese und klinische Untersuchung dazu Anlaß geben.
- Nach der somatischen Untersuchung empfiehlt sich die *psychische Evaluation* folgender Elemente (s. S. 7):
  - Nachvollziehbare, nicht psychopathologische Motivation des Spenders.
  - Beleuchtung der Beziehung zwischen Spender und Empfänger zur Überprüfung ihrer Tragfähigkeit beim Auftreten von Komplikationen beim Spender und beim Empfänger im Kurz- und Langzeitverlauf.
  - Ausschluß von Abhängigkeit und ungebührlichem Zwang insbesondere vom Empfänger auf den Spender.
- Arteriographie mit Übersichts-, links- und rechtsselektiven sowie Spätbildern. Gefäß- und Harnwegsvarianten wie Mehrfachanlage von Nierenarterien und Ureteren stellen keine Kontraindikation dar. Die genauen anatomischen Kenntnisse erhöhen jedoch die Sicherheit der Spendernephrektomie. Mögliche Alternativen: Spiral-CT oder Magnetresonanz-Angiographie.
- Die unmittelbar präoperativen Vorbereitungen beschränken sich auf die klinikeigenen Routinemaßnahmen für eine mittelgroße Operation.

Besonderheiten der Anästhesie

- Wichtig und spezifisch ist die **postoperative Analgesie.**
- **Intrapleurale, peridurale Analgesie** oder PCA (patient controlled analgesia) empfehlenswert.
- **Thromboembolieprophylaxe** absolut indiziert.
- **Perioperative Antibiotikaprophylaxe** (single shot).
- **Blasenkatheter** zur Überwachung der Diurese. Vor dem Abklemmen der Nierengefäße gute Diurese, allenfalls 25 mg Lasix und 10 mg Adalat i.v.

10.3 Nierenentnahme beim Lebendspender

Lagerung und Abdecken

- **Lagerung:** Halbseitenlagerung mit Aufklappen des Operationstisches. Der linksseitigen Nephrektomie wird der Vorzug gegeben, weil die Aorta einfach zu erreichen ist und die Nierenvene lang gewonnen werden kann. Alternativ: Rückenlage, Nephrektomie rechts oder links.
- **Abdecken:** Anklebbare Tücher oder Papierstreifen zur Sicherung der Sterilität verwenden.

Instrumente, Material

- Bauchsieb für größere viszerale Eingriffe.
- Gefäßsieb.
- Vorbereitung der Spülung der Niere mit Konservierungslösung (Eurocollins, Belzer-Wisconsin-Lösung).
- Weiche Spülkatheter verwenden, die keine Intimadissektion verursachen.

Operative Technik

- Nephrektomie durch Rippenbogenrandschnitt (Abb. 13).
- Zugang großzügig, da gute Übersicht die intraoperative Sicherheit erhöht.
- Automatische, am Tisch fixierte Wundhaken erleichtern die Exposition.
- **Wichtig:** im Laufe der Nephrektomie die Niere nur so weit manipulieren, daß eine adäquate Durchblutung gewährleistet bleibt; übermäßiges Kippen der Niere nach ventral-medial vermeiden.
  1. Großzügige Hautinzision vom 11. Interkostalraum bis zum Rectusrand, Mitte zwischen Nabel und Xiphoid.
  2. Durchtrennung der Muskulatur, evtl. Resektion der distalen 12. Rippe.
  3. Eingehen von dorsal, rein retroperitoneal. Einbringen einer Rippensperre.
  4. Lösen des Peritonealsackes von der Bauchwand nach ventral, großzügig und ausgedehnt, sonst Zugang auf die großen Gefäße eingeschränkt.
  5. Eingehen durch die Gerota-Faszie.
  6. Freipräparieren der Vene hilusfern unter Ligatur von V. spermatica/ovarica, V. suprarenalis sowie meist vorhandener Lumbalvenen.
  7. Freipräparieren der meist kranial und dorsal der Vene gelegenen Arterie hilusfern. Beträufeln mit verdünntem Papaverin (Spasmusprophylaxe). Polarterien (speziell Unterpol) wenn möglich erhalten.
  8. Aufsuchen des Ureters am Eingang ins kleine Becken und Anschlingen.
  9. Erhalten des Hilusfettes und des periureteralen Gewebes.
  10. Vollständige Mobilisation des gesamten Transplantats in situ (Abb. 13).
  11. Durchtrennen und Ligatur des Ureters distal. Objektivierung der Diurese.
  12. Durchtrennen von A. renalis aortennah über Gefäßklemme, dann V. renalis kavanah über Gefäßklemme.
  13. Spülung des Transplantats mit ca. 200 ml gekühlter Lösung.
  14. Versorgen der Gefäßstümpfe. Arterie Durchstechung und Ligatur, Vene übernähen (atraumatisch, monofile Fäden).
  15. Kontrolle der Hämostase.
  16. Evtl. retroperitoneale Drainage.
  17. Schichtweiser Wundverschluß, nervenschonend.

10.3 Nierenentnahme beim Lebendspender

Alternative Zugangsmöglichkeiten

- Transperitonealer Zugang via medianer oder querer Laparotomie (Vorteil: Geringeres postoperatives Schmerzempfinden).
- Laparoskopischer, transperitonealer Zugang. Derzeit nur bei linker Spendernephrektomie, kombiniert mit kurzer medianer Unterbauchlaparotomie (handbreit) zur Entnahme der laparoskopisch mobilisierten Niere. Die Gefäße werden vorgängig mit Klammerapparat ligiert und durchtrennt (z. B. vaskulärer Endo-GIA). Vorteil dieses Zugangs: Kurze Hospitalisations- und Rekonvaleszenz-Dauer. Möglicher Nachteil: Verlängerung der warmen Ischämie auf ca. 5 bis max. 10 Minuten.

Postoperative Behandlung

- Frühmobilisation.
- Evtl. retroperitoneales Blutungsdrain, geschlossene Saugdrainage für 1 – 2 Tage.
- Subkutane Saugdrainage für 24 Stunden.

Komplikationen

- **Intraoperativ:** Blutung bei Gefäßpräparation, Pleuraeröffnung.
- **Postoperativ:** Bauchwandrelaxation, Narbenhernie, Neurom, Thromboserisiko bei sonst gesunden Spendern, Harnwegsinfekt, Wundinfekt, pulmonale Komplikationen. Gelegentlich psychische Dekompensation. Häufig sehr starke Schmerzempfindlichkeit.

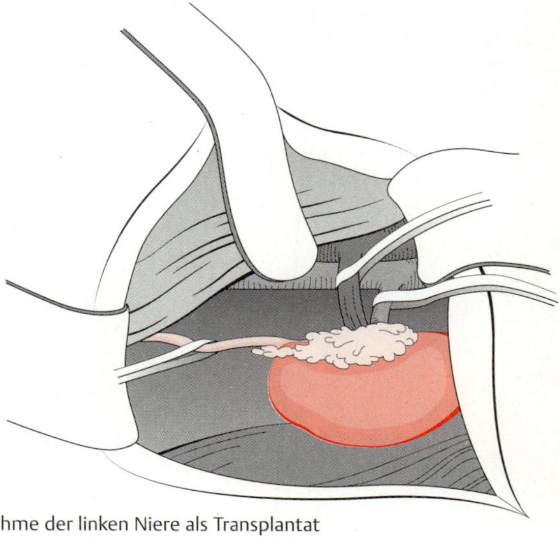

Abb. 13 Entnahme der linken Niere als Transplantat

10.4 Korneaentnahme

Lagerung

- **Rückenlage** des Spenders.

Desinfektion

- Hautdesinfektion mittels PVP-Jod-Lösung.
- Abdecken mit sterilen Tüchern, Einsetzen eines Lidsperrers.
- Bindehautdesinfektion mittels PVP-Jod 1,25% Lösung über etwa 2–3 Minuten, bei Epithelschäden kürzer, Abspülen der Bindehaut mittels NaCl 0,9%.

Serologische/molekulargenetische Tests

- Blutentnahme mittels 2 mm Kanülen aus den Femoralgefäßen oder Sectio der V. femoralis (HIV AK, Hepatitis B AK, Hepatitis C AK, HLA, AB0).

Entnahme

- **Nur eines Korneoskleralrings:**
  1. Parazentese am Limbus, Eingabe von verdünnter Hyaluronsäure.
  2. Absetzen der Bindehaut zirkulär am Limbus.
  3. Trepanieren der Sklera mittels 14 mm Trepan, danach Ausschneiden mit der Rundschere.
  4. Einbringen des Spenderscheibchens in 4 °C Likorol.
  5. Aufsetzen einer harten Kontaktlinse auf den Spenderbulbus.
  6. U-Naht der Lidkante mit Vicryl 8.0 mittig.
- **Enukleation:**
  1. Absetzen der Bindehaut zirkulär am Limbus.
  2. Absetzen der geraden bulbären Muskeln am Ansatz.
  3. Absetzen des Optikus am Eintritt in den Bulbus, Absetzen der schrägen Muskeln.
  4. Einbringen einer Augen-Prothese in die Orbita.
  5. U-Naht der Lidkante mit Vicryl 8.0 mittig.
  6. Weitere desinfizierende Maßnahmen und weitere Transplantatpräparation in der Hornhautbank.

Vorbereitung

- **Empfängerauswahl:**
  - *Blutgruppe:* AB0-identisch (Rhesusfaktor irrelevant).
  - *Körpergröße/Gewicht:* ± 15%.
  - *Dringlichkeit* (medikamentöse oder mechanische Kreislaufunterstützung).
- **Ganzkörperrasur und Desinfektion** des Empfängers.
- **Medikation:** Tranquilizer, Antibiotika, Immunsuppressiva (z. B. Azathioprin).
- **Lagerung** auf Wärmematte.
- **EKG-Monitoring**.
- **Venöse Zugänge:** 2 periphere großlumige Braunülen (13 Gauge). Dreilumiger zentralvenöser Katheter. Einführungsbesteck für Swan-Ganz-Katheter, vorzugsweise links (wegen späterer Biopsie rechts).
- **Arterieller Zugang:** A. radialis.
- **Urinkatheter**.
- **Temperaturmessung:** ösophageal und rektal, alternativ Blasentemperatur.

Besonderheiten der Anästhesie

- **Sterile Applikation** der Katheter.
- Kontrolle und Ausgleich der **Gerinnungsparameter**.
- **Beeinflussung des pulmonalarteriellen Drucks:** Prostaglandin E_1, Prostaglandin I_2, ggf. NO-Inhalation, Phosphodiesterasehemmer.

Lagerung und Abdecken

- **Rückenlagerung** zur medianen Sternotomie.
- **Desinfektion:** Hals bis mittleres Abdomen sowie einer Leistenregion (Vasa femoralia).

Apparate, Instrumente, Material

- **Extrakorporale Zirkulation** (ggf. mit Trasylolapplikation: 2 Mio./Herz-Lungen-Maschine, 500 000 IE/h postop. für 4 Std.).
- **Anastomosen:**
  - Vorhöfe: Cufftechnik. Prolene 3 – 0 fortlaufend.
  - Lungenvenen- und Hohlvenenanastomosierung Prolene 4 – 0.
  - Aorta/Pulmonalarterie: End-zu-End, Prolene 4 – 0 fortlaufend.

Operative Technik

- **Spenderauswahl:**
  - Niedrige Katecholamindosis ggf. Messung des linksatrialen Drucks per Direktpunktion (< 15 mmHg).
  - Keine makroskopisch sichtbare Koronarsklerose.
  - Unauffälliges Kontraktionsverhalten.
  - Keine schwere systemische Infektion.
  - Keine systemische Tumorerkrankung.

10.5 Herztransplantation

- **Total orthotope Herztransplantation:**
  1. Zugang: Mediane Sternotomie.
  2. Anschluß der Herz-Lungen-Maschine durch Kanülierung der Aorta ascendens und beider Hohlvenen, Ganzkörperkühlung auf 28–30 °C.
  3. Abklemmen der Aorta ascendens und vollständige Exzision des Herzens einschließlich der Vorhöfe.
  4. Präparation des Spenderherzens: Verbindung der ipsilateralen Lungenvenenostien.
  5. Alle Anastomosen mit fortlaufender monofiler nicht resorbierbarer Naht (Prolene 4×0), in der Regel zuerst Lungenvenen links, dann rechts; Hohlvene unten, dann oben. Variante (nur noch wenig gebräuchlich): Cuffanastomosierung der Vorhöfe (Abb. 14).
  6. End-zu-End-Anastomose der Aorta ascendens und A. pulmonalis durch fortlaufende Naht (Prolene 4–0) (Abb. 15).
  7. Perikardverschluß unter Raffung des reduzierten Perikards.
  8. Wiedererwärmung, Defibrillation des Spenderherzens und Beendigung der extrakorporalen Zirkulation.
  9. Einlegen einer temporären Schrittmachersonde für Vorhof und Ventrikel, eines linksatrialen Katheters und zweier Thoraxdrainagen.
  10. Sternum-/Wundverschluß.
- **Heterotope Herztransplantation:**
  1. Zugang: Mediane Sternotomie.
  2. Anschluß der Herz-Lungen-Maschine durch Kanülierung der Aorta ascendens und beider Hohlvenen, Ganzkörperkühlung auf 28–30 °C.
  3. Eröffnen der rechten Pleura.
  4. Seit-zu-Seit-Anastomosierung des linken und rechten Vorhofes (Prolene 4×0).
  5. End-zu-Seit-Anastomose von Aorta und Pulmonalarterie, wobei die Spender-Pulmonalarterie mit Homograft oder Dacron-Prothese verlängert wird (Abb. 16) (alternativ Anastomosierung der Spender-Pulmonalarterie mit dem rechten Vorhof des Empfängers möglich).

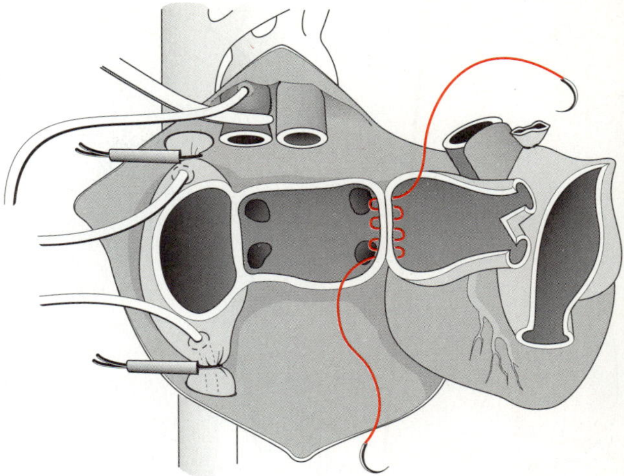

Abb. 14 Implantation des Herzens: Beginn mit der linksatrialen Anastomose

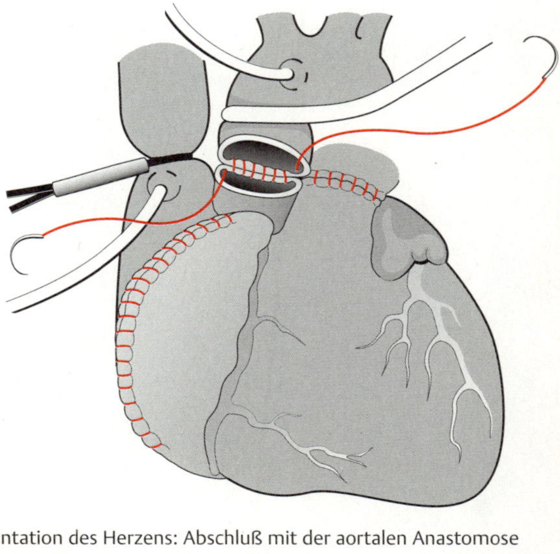

Abb. 15 Implantation des Herzens: Abschluß mit der aortalen Anastomose

10.5 Herztransplantation

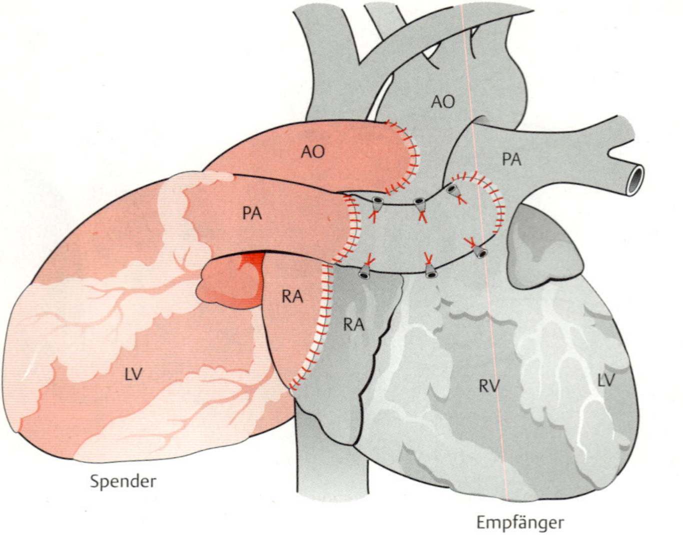

Abb. 16 Heterotop transplantiertes Herz

Vorbereitung

- **Seitenwahl bei unilateraler Transplantation** aufgrund der präoperativen Abklärung. In der Regel Transplantation der Seite mit der schlechteren Funktion. Falls der Einsatz eines kardiopulmonalen Bypasses erwartet wird (schwere pulmonale Hypertonie), wird der rechten Seite den Vorzug gegeben. Ebenfalls bei Patienten mit Eisenmenger-Syndrom, wo gleichzeitig ein ASD oder VSD verschlossen wird.
- **Immunsuppression:** Präoperativer Beginn mit Azathioprin 300 mg i.v. und Cyclosporin 5 mg/kg KG über 24 Std. per inf. oder per os (s. S. 76).
- **Perioperative Antibiotikaprophylaxe**; sofern vorhanden entsprechend der Mikrobiologie des Tracheobronchialsekrets des Empfängers, sonst Breitbandantibiotikum.
- **Operationsplanung:**
  - Vorbereitungszeit des Anästhesieteams sowie benötigte Operationszeit bis zum Beginn der Implantation abschätzen und Operationsbeginn mit der Lungenexplantationszeit und Transportzeit des Organs koordinieren.
  - Abschätzen, ob der Eingriff obligat oder mit hoher Wahrscheinlichkeit mit dem kardiopulmonalen Bypass erfolgen wird.

Besonderheiten der Anästhesie

- **Narkoseleitung** durch einen Anästhesisten mit Erfahrung in kardiothorakaler Anästhesie, Bronchoskopie und kardiopulmonalem Bypass.
- **Vollständiges Monitoring der Hämodynamik** mit zentralvenösem Katheter, Pulmonaliskatheter und Radialiskatheter. Bei kardiopulmonalem Bypass zusätzlich Femoralarterienkatheter. Die transösophageale Echokardiographie ist bei Patienten mit schwerer pulmonaler Hypertonie und rechtsventrikulärer Dysfunktion sehr hilfreich.
- **Intubation:**
  - Mit linksseitigem Doppellumentubus.
  - Alternative: Normaler Tubus mit eingesetztem endobronchialem Fogarty-Katheter auf der Transplantationsseite.

  Beachte: Bei Patienten mit zystischer Fibrose initial großkalibrigen endotrachealen Tubus einsetzen und ausgedehnte Tracheobronchialtoilette mit Fiberbronchoskop durchführen. Anschließend Plazierung des Doppellumentubus.
- Bei Patienten mit ausgeprägten pleuralen Adhäsionen und bei zusätzlicher Anwendung des kardiopulmonalen Bypasses bei Operationsende Aprotinin.

Lagerung und Abdecken

- **Unilaterale Transplantation:**
  - Halbseitenlage = Schräglage.
  - Großzügiges Abdecken unter Einbeziehung der ipsilateralen Leistenregion, so daß allenfalls eine inguinale Kanülierung möglich ist.
- **Bilaterale Transplantation:**
  - Rückenlage des Patienten, die Arme rechtwinklig über dem Kopf gelagert, wobei die Vorderarme in einer parallelen Ebene zum Schultergürtel plaziert sind. Anheben des gesamten Rückens durch Unterlage. Seitenstützen am Becken und Schultergürtel, die ein Seitwärtskippen des Tisches erlauben.
  - Großzügiges Abdecken unter Einbeziehung der rechten Leistenregion.

10.6 Lungentransplantation

Apparate, Instrumente, Material

- Kardiopulmonaler Bypass verfügbar.
- Bronchoskop.
- Evtl. transösophageale Echokardiographie.
- Instrumente wie bei größeren thorakalen Eingriffen.

Technik unilaterale Transplantation

1. Anterolaterale Thorakotomie unterhalb der 4. Rippe: leicht bogenförmiger submammärer Hautschnitt vom Sternumrand konkav submammär und anschließend analog dem Rippenverlauf bis zur hinteren Axillarlinie auf Höhe der Skapulaspitze.
2. Durchtrennen der Subkutis, Faszie und des ventrothorakalen Ansatzes des M. pectoralis major. Lateral Spreizen des M. serratus anterior in Faserrichtung über der 4. Rippe. Längsinzidieren des Periosts der 4. Rippe mit dem Elektrokauter. Abschieben des Periosts mit dem Raspatorium nach kaudal und Befreien der unteren Rippenkante. Eingehen durch den Interkostalraum und parasternales Durchtrennen des Rippenknorpels der kranialen Rippe. Falls Vergrößerung nötig: Einkerben der Mm. serratus anterior und latissimus dorsi.
3. Eröffnen der Pleura mediastinalis über dem Lungenhilus unter Schonung des N. phrenicus und N. laryngeus recurrens.
4. Doppeltes Anschlingen der Lungenvenen mit Seide 0 extraperikardial und nach Aufzweigung der ersten Segmentäste. Extraperikardiales Anschlingen der A. pulmonalis mit Seide 0 und der ersten 2 – 3 gut zugänglichen Äste zum Oberlappen.
5. Durchtrennen der pleuralen Adhäsionen, die zeitweise bei septischen Lungenerkrankungen, Fibrosen bzw. nach Pleurektomien sehr ausgedehnt sein können. Durchtrennen des Lig. pulmonale bis zur unteren Lungenvene.
6. Probatorisches Abklemmen der A. pulmonalis. Falls dies kardiopulmonal während 5 Minuten toleriert wird, kann der Eingriff ohne kardiopulmonalen Bypass begonnen werden.
7. Bei Einsatz des kardiopulmonalen Bypasses Kanülierung in der Aorta ascendens sowie im rechten Vorhof und Plazierung der Kanülen im ventralen Bereich der Thorakotomie. Das Operationsfeld ist dadurch frei. Alternative: Inguinale Kanülierung.
8. Ligieren und Durchtrennen der Lungenvenen distal des Hauptstamms. Alternative: Verschluß mit Klammernahtgerät (Stapler).
9. Ligieren und Durchtrennen der ersten zwei Äste der A. pulmonalis zum Oberlappen und des Hauptstamms distal davon. Ein langer Pulmonalisstumpf erlaubt einen kleineren Kalibersprung der Anastomose. Zusätzlich wird durch den 1. Ast die Orientierung bezüglich Rotation der zu anastomosierenden Gefäße erleichtert (Abb. 17).
10. Durchtrennen des peribronchialen Gewebes und Ligieren der Bronchialarterien mit resorbierbarem Faden. Durchtrennen des Bronchus direkt distal des Oberlappenabgangs und Entfernen der Lungen.
11. Kürzen des Bronchus bis direkt einen Ring proximal des Oberlappenabgangs unter Schonung des peribronchialen Gewebes (Abb. 17).
12. Zirkuläres Eröffnen des Perikards um die Lungenvenen, so daß eine Satinsky-Klemme an den Vorhof gesetzt werden kann.

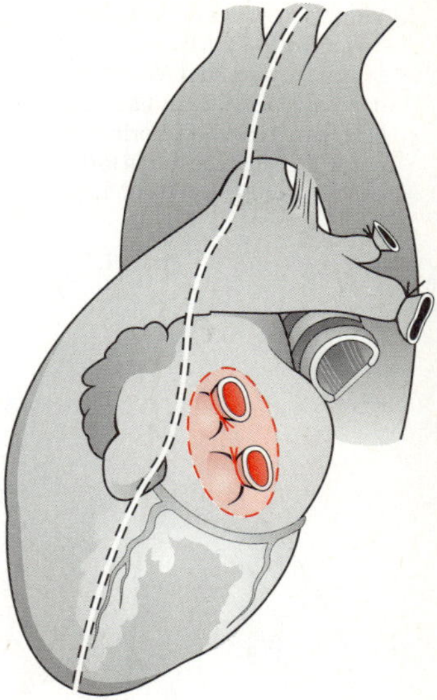

Abb. 17 Ligatur der linken Pulmonalarterie und der Pulmonalvenen beim Empfänger

13. Eingehende Hämostase.
14. Einbringen der Empfängerlunge in den Thorax, eingepackt in kalte Gazekompressen. Evtl. zusätzlich Einlage von Eis in den posterioren Thorax.
15. Bronchusanastomose: Eckfäden am Übergang Pars membranacea–Pars cartilaginea. Fortlaufende Naht der Pars membranacea mit monofilem, resorbierbarem Faden der Stärke 4 – 0 (z. B. PDS, Maxon). Naht der Pars cartilaginea mit vorgelegten Einzelknopfnähten. Nahtreihe halbieren durch Setzen eines ersten Fadens in der Mitte der Zirkumferenz. Bei Kaliberdifferenz Teleskopierung des kleineren Bronchus in den größeren. Sonst genaue End-zu-End-Anastomose durch vorgelegte Einzelknopfnaht (Abb. 18). Deckung der Anastomose mit peribronchialem Gewebe oder Perikardschwenklappen.

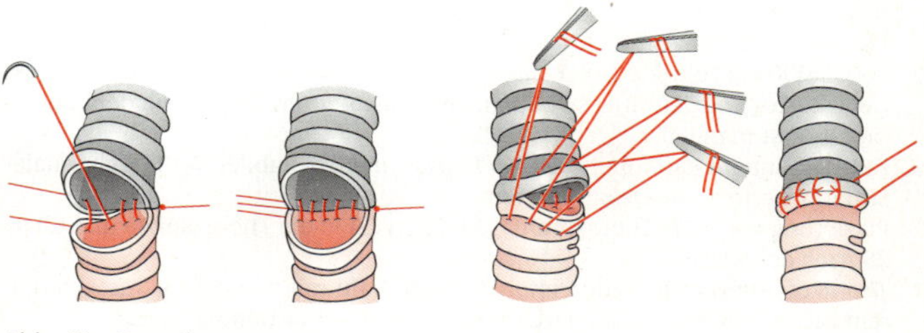

Abb. 18 Bronchusanastomose

16. Vorhofsanastomose: Plazierung einer abgewinkelten Satinsky-Klemme an den linken Vorhof durch Zug nach lateral an den Lungenvenenstümpfen möglichst zentral. Kürzen der Venenstümpfe und Durchtrennen der dazwischenliegenden Gewebebrücke, so daß ein gemeinsames Lumen entsteht. Setzen von zwei Eckfäden zwischen Vorhofcuff der Spenderlunge und der linken Vorhoföffnung. Anastomose durch fortlaufende Naht mit Prolene 4 – 0. Knüpfen der Naht nach Entlüften des Vorhofs (s. Abb. 19).

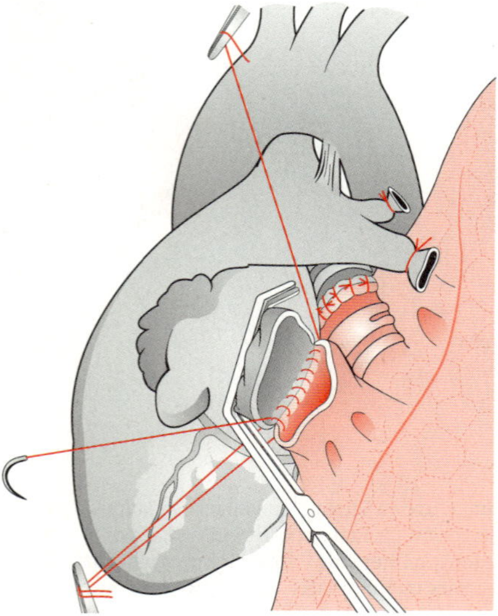

Abb. 19 Vorhofsanastomose

17. Pulmonalarterienanastomose: Setzen einer Gefäßklemme so zentral wie möglich an den Hauptstamm der A. pulmonalis. Kürzen der Spender- und Empfängerarterie auf ideale Länge. End-zu-End-Anastomose mit Prolene 5 – 0 fortlaufend (s. Abb. 20). Vermeiden einer Torquierung durch Orientierung jeweils am Abgang des 1. Astes.
 Cave: Zu lange Arterie führt zum Kinking.
18. 500 – 1000 mg Solu-Medrol per infus. Öffnen der Gefäßklemme, Entlüftung des Gefäßbettes und definitives Knüpfen der Anastomosen. Beginn mit der Ventilation, zuerst manuell.
19. Falls Patient am kardiopulmonalen Bypass und bei stabiler kardiopulmonaler Situation, erfolgt die Dekanülierung.
20. Plazierung von zwei Thoraxdrainagen, Charr 24 in die Thoraxspitze und Charr 28 nach dorsolateral.
21. Thorakotomieverschluß durch fortlaufende Naht mit monofilem, resorbierbarem Faden (z. B. Maxon Loop) der Rippen und Interkostalmuskulatur.

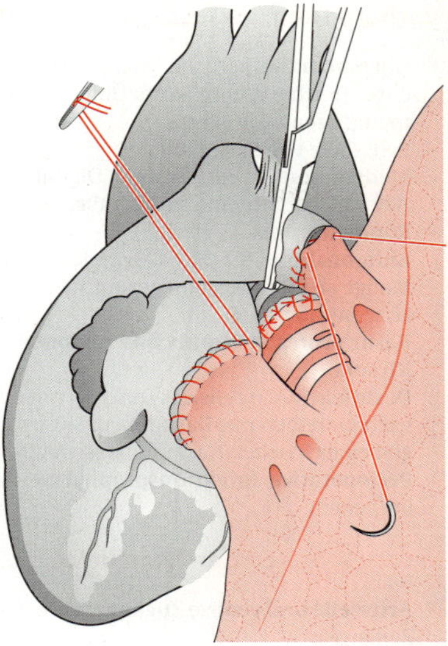

Abb. 20 Pulmonalarterien-anastomose

22. Submuskuläre Redon-Drainage, Refixation der Pektoralismuskulatur und Fasziennaht mit fortlaufender Naht mit resorbierbarem Faden. Subkutannaht und Hautverschluß mit fortlaufender intrakutaner Naht mit monofilem resorbierbarem Faden (z. B. Maxon 5 – 0).

Technik bilaterale Transplantation

1. Bilaterale, anterolaterale Thorakotomie im 4. oder 5. ICR von der mittleren Axillarlinie bis zum Sternum. Verbinden der Thorakotomien durch quere Durchtrennung des Sternums. Beiderseits Durchtrennen der A. mammaria int.
2. Präparation des Lungenhilus beiderseits mit Anschlingen der Gefäße wie bei der unilateralen Transplantation. Cave: Bei bilateraler Thorakotomie kann nach Einsetzen des Thoraxspreizers der N. phrenicus gedehnt werden. Ein unvorsichtiger, zusätzlicher Zug, z. B. durch einen Haken, kann zur Neuropraxie und postoperativen Phrenikuslähmung führen.
3. Zuerst Implantation der Transplantationslunge auf der funktionell schlechteren Seite in analoger Technik wie für die unilaterale Transplantation. Bei identischer Funktion zuerst Implantation der rechten Seite. Perfusion und Ventilation der Transplantats.
4. Implantation der zweiten Lunge unter Beatmung der Transplantatlunge.
5. Falls der Patient kardiopulmonal instabil ist, Installation des kardiopulmonalen Bypasses unter Kanülierung an der Aorta ascendens und dem rechten Vorhof. Indikation wenn möglich *vor* der Implantation der ersten oder zweiten Lunge stellen.
6. Thorakotomieverschluß wie oben beschrieben. Fixation der queren Sternotomie durch 1 – 2 Sternumdrähte.

10.7 Herz- und Lungentransplantation

Vorbereitung

- **Allgemein:** Körperliche Schonung, dennoch gezieltes leichtes Muskeltraining; eiweißreiche Wunschkost; Übungen zur Kräftigung der Bauch- und Brustatmung; Bronchialtoilette.
- Evtl. Gabe von Sauerstoff.
- **Medikamente:** Diuretika, ggf. Digitalis, periphere Vasodilatantien, Dicumarine, Aderlaß, gezielte Antibiotikagabe, wenn notwendig.
- **Röntgenthorax** (siehe S.).
- **Blutabnahme** für Basislabor, Kreuzblut; Anforderung einer ausreichenden Menge an Erythrozytenkonzentraten, Fresh-frozen-Plasma und Thrombozytenkonzentraten.
- **Rasur ventraler Thorax und Abdomen** sowie beider Leisten.
- **Klysma**.
- **Desinfektion:** Intensives Duschen mit desinfizierender Seife, z. B. Hibiscrub, danach Einreiben mit Desinfektionslösung, z. B. Chlorhexidin, anschließend Anlegen eines frischen Nachthemdes, neubezogenes Bett.
- **Perioperative Infektionsprophylaxe** mit einem Breitbandantibiotikum, z. B. Imipenem.

Besonderheiten der Anästhesie

- **Arterielle und venöse Zugänge** wie bei jeder Herzoperation üblich (großlumige Zugänge).
- Vorschieben des **Tubus mit Cuff** gerade distal der Stimmritze.

Beachte: Beatmungsspitzendrücke vermeiden.

- **„Balanced anaesthesia“:** Analgetikum z. B. Fentanyl, Relaxans z. B. Pancuronium, Hypnose z. B. Isofluran.
- **Zugabe von kolloidalen Lösungen**, z. B. Humanalbumin 20%, zur üblichen Füllung der Herz-Lungen-Maschine (Erhöhung des kolloidosmotischen Drucks).
- **Bis zur Reperfusion niedrige Kaliumwerte** anstreben (Kaliumeinstrom bei Reperfusion der transplantierten Organe).
- Nach Transplantat-Reperfusion **forcierte Diurese**.
- **Normalisierung der Gerinnungsparameter**.

Lagerung und Abdecken

- **Lagerung:** Rückenlage.
- **Abdecken:** Freilassen von Thorax und beiden Leisten (evtl. femorale Kanülierung für Anschluß an die Herz-Lungen-Maschine).

Apparate, Instrumente, Material

- Zur Herz-Lungen-Transplantation sind keine anderen Instrumente erforderlich als bei jeder Herzoperation (s. S. 193).

Operative Technik

- **Spender:**
  - *Voraussetzungen:*
    - Das Körpergewicht des Spenders sollte in etwa mit dem des Empfängers übereinstimmen, die Maße der Lungen etwas kleiner sein.
    - Blutgruppenidentität (oder zumindest Kompatibilität).
    - Ausschluß einer Aspiration mit Hilfe des Bronchoskops.
    - Kreislaufstabilität ohne Katecholamine (Ausnahme Dopamin).
    - Adäquate Lungenfunktion (bei F_{IO2} 0,3 P_{O2} > 100 mmHg; bei F_{IO2} 1,0 P_{O2} > 400 mmHg).
  - *Entnahme:*
    1. Mediane Sternotomie, Entfernen des vorderen Perikards.
    2. Umschlingen von Hohlvenen und Aorta ascendens.
    3. Längseröffnen der beiden Pleuren.
    4. Systemheparinisierung, Kanülieren von Aorta ascendens und A. pulmonalis und Anschluß an die Perfusionsleitungen.
    5. I.v. Gabe von Methylprednisolon und Prostacyclin.
    6. Durchtrennen der V. cava inferior, Inzision des linken Vorhofohres, damit Druckentlastung der beiden Herzhälften.
    7. Querklemmen der Aorta ascendens.
    8. Doppelligaturen von Cava superior/V. azygos; Durchtrennen der Gefäße.
    9. Beginn der Konservierung von Herz (University of Wisconsin-Lösung, 4 °C) und Lungen (Perfadex Lösung 4 °C); beide Organe werden extern zusätzlich mit eiskalter physiologischer Kochsalzlösung gekühlt.
    10. Fortdauernde Ventilation der Lungen bis zum Querklemmen der Trachea, Absetzen im geblähten Zustand.
    11. Entfernen des Organblocks von kranial nach kaudal; Einbringen des Organblocks in sterile Plastiksäcke mit Ringer-Lösung gefüllt; Transport in Kühlbox.
- **Empfänger, Transplantation:**
  1. Mediane Sternotomie; bei vorliegenden pulmonalen Verwachsungen quere bilaterale Thorakotomie wegen des besseren Zugangs, Längsinzision des Perikards.
  2. Systemheparinisierung und Anschluß des Patienten an die Herz-Lungen-Maschine.
  3. Querklemmen der Aorta ascendens, Exzision des Herzens wie bei der orthotopen Herztransplantation beschrieben; dann Präparation des Mediastinums mit Stehenlassen der Hinterwand des rechten Vorhofs und des Aorta-ascendens-Stumpfes.
  4. Längseröffnen der beiden Pleuren unter Belassen eines breiten Perikardstreifens beiderseits der Nn. phrenici, zu deren Schutz.
  5. Durchtrennen der Lungenligamente.
  6. Präparation des linken Lungenhilus.
  7. Durchtrennen des linken Hauptbronchus mit Stapler und Entfernen des Organs; gleiches Vorgehen auf der rechten Seite (beim Patienten sind danach alle kardialen wie pulmonalen Nerven durchtrennt).
  8. Präparation der Trachea oberhalb der Karina; Durchtrennen ohne das Setzen einer Klemme (Abb. 21).

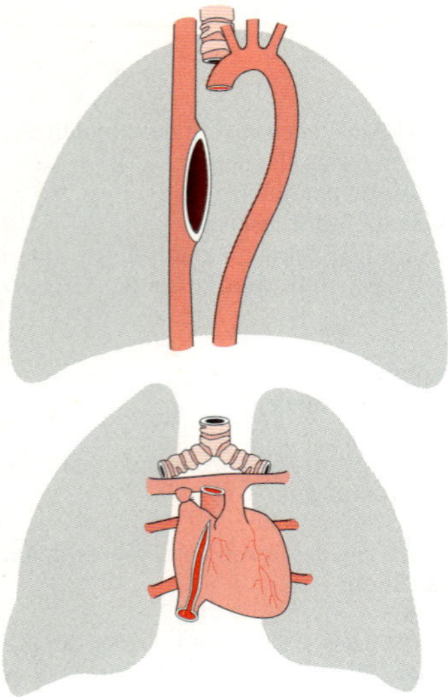

Abb. 21 Empfängersitus und Spenderorganblock

9. Einbringen des (Spender-)Herz-Lungen-Pakets nach Entblähen der Lungen in den Thoraxsitus (Abb. 21).
10. Trachealnaht, fortlaufend mit Polypropylen 4–0; Prüfen auf Luftdichtigkeit unter Wasser.
11. Fortlaufende Naht (Polypropylen 4–0) des rechten Vorhofs.
12. Anastomose der Aorta-ascendens-Stümpfe.
13. Entlüften des Herzens über Apex und Aorta ascendens; Öffnen der Aortenklemme; Reperfusion der transplantierten Organe und schrittweises Abgehen von der extrakorporalen Zirkulation; Neutralisieren des Heparins mit Protamin.
14. Einlegen von Drainagen in den rechten und linken Recessus, den Thorax-Apex beiderseits, perikardial sowie substernal.

Vorbereitung

- **Blutbank:** Bereitstellen von 20 Erythrozytenkonzentraten, 20 Packungen gefrorenes Frischplasma, 20 Thrombozytenkonzentraten.
- **Pflegerische Vorbereitung:** Rasur des kompletten Abdomens, linke und rechte Leiste, linke und rechte Achsel. Wenn Vena saphena-Entnahme geplant, dann entsprechendes Bein. Klistier.
- **Medikamente:**
  - Präoperativ selektive Darmdekontamination (6,5 ml einer 100 ml Lösung mit 1 g Tobramycinsulfat, 0,8 g Colistinsulfat und 6 g Amphotericin B).
  - Intraoperativ zu verabreichende Medikamente (z. B. 6 g Cefotaxim, 1,5 g Metronidazol und 1000 mg Methylprednisolon) bereitstellen.
  - Bei Hepatitis-B-Patienten an Immunprophylaxe denken (Immunglobuline wie 10 000 IE Hepatect, evtl. antivirale Medikation).

Besonderheiten der Anästhesie

- **Allgemeines:** Durch schnelle Änderungen hämodynamischer und metabolischer Zustände im Verlauf (Hepatektomie, Klemmen der V. portae und V. cava inferior etc.) werden besondere Anforderungen an die Anästhesie gestellt.
- **Präoperativer Zustand:** Patienten mit chronisch eingeschränkter Leberleistung haben gehäuft Hypokaliämie, Hypomagnesiämie, Hypokalzämie, Koagulopathie mit erhöhten Fibrinogenspaltprodukten etc. Aufgrund der engen zeitlichen Vorgabe bei der Lebertransplantation sind größere Korrekturmaßnahmen nicht möglich.
- **Monitoring:** Intensive Überwachung der Vitalparameter ist wichtig (Abb. 22).

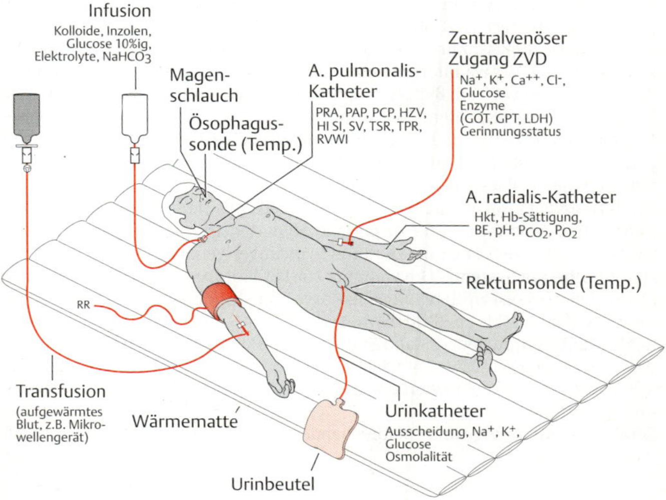

Abb. 22 Monitoring

10.8 Lebertransplantation

- **Körpertemperatur:** Starkes Auskühlen muß vermieden werden. Wegen Blutungen (Hepatektomie) und/oder Blutdruckschwankungen (Reperfusionsphase) sind große Transfusions-/Infusionsmengen notwendig; diese sollten angewärmt appliziert werden.
- **Anhepatische Phase:**
  - Ohne Bypass: Erheblicher Volumenbedarf, Blutdruckschwankungen.
  - Mit Bypass: Ausgeglichenere Hämodynamik.
- **Reperfusion:** Das Reperfusionsblut kann hohe K^+-Konzentrationen besitzen und azidotisch sein (Reste der kaliumreichen Konservierungslösung, Stauungsblut aus dem Splanchnikusgebiet). Dies kann zu Herz-Kreislaufstörungen bis zum funktionellen Herzstillstand führen.

Lagerung und Abdecken

- **Allgemeines:** Gute Lagerung und sichere, sterile Abdeckung sind besonders bei der Länge des Eingriffs wichtig.
- **Lagerung:** Der Patient sollte auf einer Wärmematte gelagert werden. Alternativ kommen andere Wärmetechniken zur Anwendung (Warmluftgebläse). Beide Arme ausgelagert (Zugang zur V. axillaris für den Bypass, periphere Gefäße für die Narkoseführung).
- **Sterile Abdeckung:** Abdomen (Xyphoid-Symphyse/linke und rechte Medioaxillarlinie). Linke Leiste und linke Achsel abdecken (Zugang zur Bypass-Kanülierung). Rechtes Bein bei Notwendigkeit zur Vena saphena-Entnahme mitabdekken.

Apparate, Instrumente, Material

- **Bauch-Retraktor-Systeme:** Bessere und konstante Exposition möglich. Mehrere Systeme erhältlich (z. B. Stieber Rip Grip).
- **Venovenöser Bypass:** Zur Dekompression des portalen Stromgebietes und der subhepatischen V. cava inferior einschließlich der V. renalis während der anhepatischen Phase wird ein Bypass zwischen V. portae/V. femoralis und V. axillaris installiert. Bypass-Kanülen: 2×9 mm und 1×7 mm Gott-Aneurysma-Shunts; 1× Flow-Guard 7–9 mm; 2× gerade Konnektoren 3/8 Zoll; 1× Y-Konnektor 3/8 Zoll. Pumpe: Biokonsole mit Zentrifugalpumpe, Flowaufnehmer mit integriertem Flowmeter (Biomedicus).
- **„Cell-saver“:** Einsatz indiziert bei Patienten mit hoher Blutungsneigung (schlechte Gerinnung), stärkerer portaler Hypertension, Retransplantation. Bei Patienten mit maligner Grunderkrankung nicht verwenden.
- **„Rapid Infusion System“**: Um während starker Blutdruckabfälle (anhepatische Phase, Reperfusion) größere Infusions- bzw. Transfusionsmengen schnell applizieren zu können (bis zu 2000 ml/min).
- **Gefäßklemmen:** Allgemein sind Standardgefäßklemmen ausreichend. Für die suprahepatische V. cava ist eine dem Zwerchfell angepaßte Gefäßklemme nützlich. Von diesen Klemmen werden zwei gegenläufig gesetzt, alternativ große Satinsky-Klemme.
- **Gefäßclips:** Klippzange und entsprechende Hämoclips wichtig für die Lebertransplantation.

- **Nahtmaterial:** Gefäßanastomosen: bei Erwachsenen mit nichtresorbierbarem, monofilem Faden (z.B. Prolene), bei Kindern mit resorbierbarem Faden (z.B. PDS). Stärken: suprahepatische Anastomose 3–0, infrahepatisch 5–0, V. portae 6–0, Arterie abhängig von der Lokalisation 5–0 bis 6–0. Gallengangsanastomosen: Resorbierbarer Faden (z.B. Vicryl oder PDS).
- **Gallengangsdrainage:** Zur Schienung der Anastomose wird ein T-Drain eingelegt (T-Rohr nach Kehr, 2,5 mm).
- **Wunddrainagen:** Als Wunddrainagen werden zwei Ziel-Drainagen (z.B. Baxter-Jackson-Pratt 10 mm) sub- und suprahepatisch plaziert.
- **Fibrinkleber:** Vorteilhaft bei schlechter Gerinnungssituation (z.B. Tissucol). Bei Leberteiltransplantation zur Abdichtung der Resektionsfläche (ex situ).

Operative Technik

- **Vorbereitung für den Bypass:**
  1. Freilegung der linken V. femoralis: Leisten-Längsinzision lateral der A. femoralis. Lymphbahnen werden über Klemmen abgesetzt und ligiert (cave: Lymphozele). Kanülierungshöhe der V. femoralis: Strecke zwischen Einmündung der V. saphena magna und Höhe des Leistenbandes.
  2. Freilegung der linken V. axillaris: Längsinzision in der Achselhöhle. Die Vene muß ein entsprechendes Kaliber zur Kanülierung aufweisen. Bei kleineren Gefäßen bewußt kleinere Katheter mit Ringarmierung verwenden (geringere Traumatisierung der Vene).
- **Laparotomie:**
  3. Quere Oberbauchlaparotomie, wenn nötig mit Erweiterung durch Längsinzision zum Xyphoid (Vorsicht bei Verwachsungen, hier können bereits große Kollateralgefäße an der Bauchdecke adhärieren).
  4. Einbringen des Bauchretraktors.
- **Hepatektomie:**
  5. Durchtrennung der folgenden Strukturen: Lig. teres hepatis (*cave:* Kollateralen bei ausgeprägter portaler Hypertension), Lig. falciforme bis zur suprahepatischen V. cava, Lig. coronarium und Lig. triangulare sinistrum.
  6. Durchtrennen des Omentum minus. Akzessorische Lebergefäße werden über Klemmen abgesetzt.
  7. Hiluspräparation: Darstellung und Durchtrennen der A. hepatica propria. Absetzen des Ductus cysticus. Darstellung und Absetzen des Ductus hepaticus communis. Durchtrennen aller restlichen Hilusstrukturen (Lymphbahnen, Nerven) außer der V. portae.
  8. Darstellung, zirkuläre Präparation und Anschlingen der subhepatischen V. cava, die meist von einem verdickten Bindegewebsmantel mit Begleitgefäßen umgeben ist. Gelegentlich ist die Darstellung der V. cava von linkslateral vorteilhaft.
  9. Mobilisierung der rechten Leberhälfte: Durchtrennen des Lig. triangulare dextrum, des Lig. coronarium dextrum, Präparation der Area nuda.
  10. Darstellung der retrohepatischen V. cava: Absetzen der Vv. suprarenales.
  11. Präparation der suprahepatischen V. cava. Gelegentlich müssen Zwerchfellvenen abgesetzt werden.
  12. Kanülierung der V. axillaris und der V. femoralis mit entsprechenden Gott-Aneurysma-Shunts, die mit Tourniquets fixiert werden. Beim Klemmen der distalen V. axillaris ein Mitklemmen von Anteilen des Plexus brachialis

vermeiden. Absetzen der V. portae soweit lebernah wie möglich und Kanülierung der V. portae mit entsprechendem Flow-Guard. Steriles Anreichen der Bypass-Schläuche, Konnektion mit der Biopumpe, auf Lufteinschlüsse achten und Beginn der venovenösen extrakorporalen Zirkulation.

13. Bei Pfortaderthrombose Versuch der Thrombektomie mit Dissektor. Wenn dies nicht möglich, z. B. portal-/mesenterialvenöse Revaskularisierung über langstreckige Spendergefäße an distale Gefäßabschnitte in Erwägung ziehen.
14. Klemmen der subhepatischen und suprahepatischen V. cava.
15. Hepatektomie.
16. Blutstillung im retrohepatischen Bett. Durchstechungsligaturen im Bereich der rechten Nebenniere meist notwendig. Bei Malignompatienten Fortführung der Lymphadenektomie im Bereich der V. portae, Pankreasoberrand, A. hepatica communis und Truncus coeliacus. Bei primär sklerosierender Cholangitis Absetzen des Ductus choledochus nahe am Duodenum (höhere Inzidenz des Gallengangskarzinoms).
17. Zurückkürzen und Vorbereiten der suprahepatischen V. cava zur Anastomosierung.
18. Bei aortalem Anschluß der Leberarterie Aorta abdominalis zwischen Truncus coeliacus und Hiatus aorticus freilegen.

➤ **Implantation:**
  - Das Transplantat wird bei der Ex-situ-Präparation zur Anastomosierung vorbereitet. (Entfernen des perihepatischen Fettes, Cholezystektomie, Präparation der supra- und subhepatischen V. cava, Präparation der Leberarterie und des Gallenganges.)
  - Während der Implantation wird das Organ mit kaltem 0,9% NaCl über die Oberfläche intermittierend gekühlt.
  - Die Reihenfolge der Anastomosierung ist variabel (Zustand des Empfängers, Einsatz des Bypasses etc.). Standard ist eine simultane Reperfusion arteriell und portalvenös. Es besteht aber auch die Möglichkeit, eine initiale portalvenöse Reperfusion vor der arteriellen Rekonstruktion vorzunehmen. Der Gebrauch der Lupenbrille ist bei der Anastomosierung kleinerer Gefäße und des Gallengangs hilfreich.

19. Anastomose suprahepatische V. cava: Überlänge vermeiden. Kaliberunterschiede mit entsprechender Anastomosierungstechnik ausgleichen.
20. Anastomose subhepatische V. cava: Überlänge vermeiden. Kaliberunterschiede mit entsprechender Anastomosierungstechnik ausgleichen. Drainagekatheter in die nicht geknüpfte Anastomose einlegen (Reperfusionsblut).
21. Anastomose Arterie: Verschiedene Rekonstruktionen möglich, Aorta abdominalis zwischen Zwerchfell und Truncus coeliacus, Truncus coeliacus mit Abgang der A. hepatica communis, Aufzweigung der A. gastroduodenalis/A. hepatica propria. Der genaue Ort der Anastomosierung muß individuell nach Gefäßstatus (z. B. Kaliber und Beschaffenheit der A. hepatica propria, Anzahl der Spender-Leberarterien) gewählt werden.
22. Anastomose V. portae: Überlänge und Einengung des Lumens durch die Anastomose durch Zug am Faden vermeiden, deswegen Knüpfen des Anastomosenfadens nach Öffnen der distalen Klemme und Setzen der Klemme proximal der Anastomose.

23. Anastomose Gallengang:
   - Rekonstruktion 1. Wahl: Seit-zu-Seit-Choledochocholedochostomie; Schienung mit T-Drain (empfängerseitig ausgeleitet).
   - Rekonstruktion 2. Wahl: biliodigestive Anastomose.
24. Reperfusion: Drainage von ca. 300 ml Efluat aus dem Transplantat über die subhepatische Vena-cava-Anastomose. Öffnen der subhepatischen Vena-cava-Klemme (vermehrte Bypass-Zirkulation). Dann Öffnen der suprahepatischen Klemme.

Beachte: Selten funktioneller Herzstillstand nach Reperfusion (Konservierungslösung, Reperfusionsblut): Öffnen des Zwerchfells und offene Herzmassage (Reanimation meist erfolgreich).

25. Entfernung der Bypass-Kanülen, Ausschwemmen der distalen Thromben, Verschluß der Venotomien.

- **Bauchdeckenverschluß:**

26. In der Regel primär möglich. Wenn jedoch der intraabdominelle Druck markant ansteigen würde (Verschlechterung der Transplantatdurchblutung), Verschluß mit Vicryl-Netz.
   - Bei langen Operationszeiten mit Auskühlen des Patienten oder bei ödematös veränderten Darmschlingen (Operation ohne Bypass-Einsatz) kann zweizeitiges Vorgehen mit Gallengangsrekonstruktion zu einem späteren Zeitpunkt vorteilhaft sein.

Drainagen

- **Allgemeines:** Drainagen sollten möglichst früh gezogen werden (Reduktion des Infektionsrisikos). Zum Teil jedoch längere Verweilzeiten notwendig (z.B. bei Aszitesbildung).
- **Wunddrainagen:** Periphere Drainagen (Leiste, Achsel) in der Regel am 1. postoperativen Tag entfernen; abdominelle Drainagen, wenn Flüssigkeitsmenge < 150 ml/Tag.
- **Gallengangsdrainage:**
  - *T-Drain:* Darstellung der Gallengangsdrainage am 7. postoperativen Tag oder bei Problemen. Verschluß des T-Drains 2.–3. Woche, anschließend entfernen.
  - *Transhepatische Drainage:* Evtl. bei biliodigestiver Anastomose notwendig. Entfernen ca. 3. postoperative Woche nach unauffälliger Kontrastmitteldarstellung.

10.9 Pankreastransplantation

Vorbereitung

- **Hoher Einlauf.**
- **Korrektur eines erhöhten Serumkaliums** durch Resoniumeinlauf, Insulin-Glukose-Infusion, evtl. Dialyse.

Besonderheiten der Anästhesie

- Inbationsnarkose, zentralvenöse Leitung, arterielle Leitung, Blasenkatheter (großer Durchmesser).
- Intraoperativ auf Verabreichung von Insulin verzichten (sofern die Serumglukose 20 mmol/l nicht übersteigt).
- Bei einwandfreier Funktion des Pankreastransplantats (rasch absinkender Blutzuckerwert) glukosehaltige Infusion noch während der Operation.
- Vor der Eröffnung der Gefäßanastomosen zum Pankreas Verabreichung von 100 mg Prednisolon (Wiederholung vor der Eröffnung der Gefäßanastomosen zum Nierentransplantat).
- Ansonsten s. Nierentransplantation, (S. 229).

Lagerung und Abdecken

- **Lagerung:**
  - Rückenlage, Arme gespreizt oder anliegend.
  - Wärmematte, evtl. Wärmeschutzfolie um die Beine.

  Beachte: Die Fersen sind bei Gefährdung durch diabetische Mikro- und Makroangiopathie besonders sorgfältig zu lagern bzw. zu polstern.
- Ansonsten s. Nierentransplantation, (S. 229).

Apparate, Instrumente, Material

- **Rundkopf-Nahtklammergerät:** Durchmesser 21 mm (z. B. ILS), lineares Nahtklammergerät für Okklusion 60 mm (z. B. TL) und Okklusion/Durchtrennung 55 mm (z. B. TLC).
- Ansonsten s. Nierentransplantation, (S. 229).

Technik ganzes Pankreas mit Duodenum

- Ein solches Transplantat besitzt als arteriellen Gefäßstiel entweder die A. mesenterica superior und den Truncus coeliacus, mit einem gemeinsamen Aortenpatch, oder die A. mesenterica superior mit Aortenpatch und separat den Stumpf der A. lienalis (Abb. 23), der Truncus coeliacus ist mit der simultan entnommenen Leber weggegeben. Für den zweiten Fall ist eine Ex-vivo-Gefäßrekonstruktion am Transplantat erforderlich.
- **Rekonstruktion des Pankreastransplantat-Gefäßstiels:**
  - *Variante A:* End-zu-Seit-Anastomose der A. lienalis zur A. mesenterica superior (Abb. 24 oben); knapp distal des Aortenpatch wird aus der linken Wand der A. mesenterica superior eine kreisrunde Öffnung gestanzt; Anastomose zur A. lienalis mit Prolene 6–0 fortlaufend.
  - *Variante B:* „Y-graft" unter Verwendung der Iliakalbifurkation des Spenders mit End-zu-End-Anastomose der A. iliaca interna des Interponats zur A. lienalis bzw. der A. iliaca externa zur A. mesenterica superior (Abb. 24 unten).

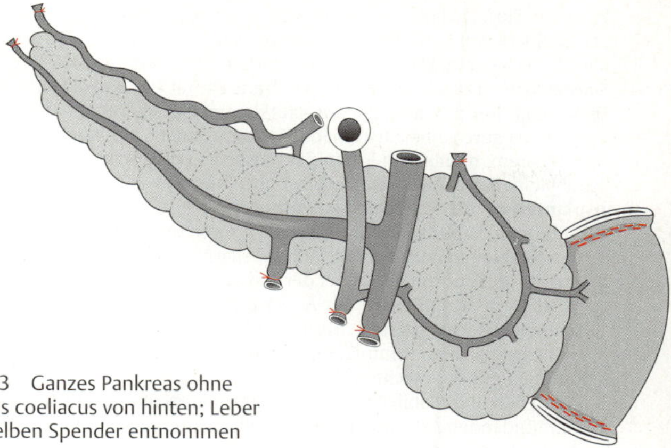

Abb. 23 Ganzes Pankreas ohne Truncus coeliacus von hinten; Leber vom selben Spender entnommen

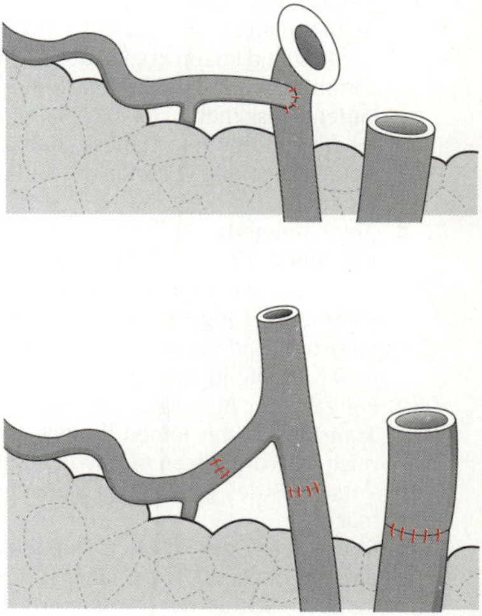

a

b

Abb. 24 Gefäßrekonstruktion am Pankreastransplantat.
a: End-zu-Seit-Anastomose der A. lienalis zur A. mesenterica superior.
b: Y-„graft"-Iliakalbifurkation des Spenders zur A. mesenterica superior und zur A. linealis. Verlängerung der V. portae mit Veneninterponat

10.9 Pankreastransplantation

- *V. portae:* Sie ist gelegentlich sehr kurz (simultane Leberentnahme von demselben Spender); falls nicht ausreichend, kann sie mit einem Veneninterponat (V. iliaca communis) verlängert werden (Abb. 24 unten).
- *Splenektomie:* Falls die Milz noch am Transplantat ist, wird sie entfernt.
- *Duodenum:* Der proximal lineare Nahtklammerverschluß des Duodenalsegments wird durch eine einstülpende, seromuskuläre, einreihige Naht mit resorbierbarem, monofilem Faden der Stärke 4–0 (PDS) zusätzlich gesichert; distal bleibt das Duodenum zunächst noch offen.

➤ **Transplantation mit enteraler Anastomose:**

1. Untere mediane Laparotomie bis zur Symphyse, mindestens 2–3 QF über den Nabel erweitert; Peritonealdialysekatheter entfernen.
2. Inzision des Peritoneums über der A. iliaca communis rechts ab Aortenbifurkation bis zum Eintritt der A. iliaca externa in den Femoralkanal; Anschlingen der vollständig frei präparierten A. iliaca communis, interna und externa separat mit Gummibändchen; Abschieben nach medial zusammen mit dem rechten Ureter.
3. Darstellen und Mobilisieren der Iliakalvenen rechts: Sämtliche von dorsal einmündenden Äste, inklusive der V. iliaca interna, werden zwischen Seideligaturen durchtrennt (evtl. zusätzliche Sicherung des distalen Stumpfes mit Titan-Clip); die V. iliaca communis und V. iliaca externa müssen danach gut nach ventral (vor den M. psoas) mobilisierbar sein.
4. Extraperitoneale breitflächige Mobilisation der Blasenvorderwand.
5. Einbringen des Transplantats, in kalte, feuchte Kompressen gehüllt (NaCl-Eisstücke auflegen); es wird zunächst nach rechts lateral gehalten.
6. Abklemmen der V. iliaca mit Satinsky-Klemme und gerade Inzision an der Vorderwand knapp kranial des Übergangs der V. iliaca externa zur V. iliaca communis; End-zu-Seit-Anastomose der V. portae mit Prolene 6–0, fortlaufend ausgehend von 2 Eckfäden. Die Arterie verläuft medial oder lateral der venösen Anastomose (Abb. **25**).
7. Abklemmen der V. portae mit Bulldogklemme und Öffnen der Satinsky-Klemme.
8. Abklemmen der A. iliaca communis knapp unter der Aortenbifurkation mit Pilling-Klemme von lateral her (*cave:* dorsale Plaques) und der A. iliaca externa und interna. Kranial der Venenanastomose Inzision der A. iliaca communis (Länge je nach Typ des arteriellen Gefäßstiels des Transplantats) und End-zu-Seit-Anastomose der Transplantatarterie mit Prolene 6–0 fortlaufend ausgehend von 2 Eckfäden.
9. Freigabe der Blutzirkulation, zuerst Vene, dann Arterie; Blutstillung am Transplantat mit feinen Prolene-Durchstechungen insbesondere im Bereich der vormaligen Mesowurzel und am distalen Pankreasschwanz.
10. Verschluß des proximalen Duodenums, wenn nicht bereits ex vivo gemacht.
11. Mobilisieren des distalen Duodenalstumpfs vom Pankreaskopf soweit, daß ein maximal 12 cm langes Duodenalsegment zurückbleibt. Maschineller Verschluß des Duodenums mit zusätzlicher Sicherung der Okklusion durch je eine halbe Tabaksbeutelnaht an den Ecken.
12. Herstellen einer Roux-Y-Schlinge mit einer proximalen Dünndarmschlinge.
13. Seit-zu-Seit-Anastomose des Transplantat-Duodenums mit der Roux-Y-Schlinge, fortlaufende, einstülpende Allschichtnaht mit monofilem Faden (z. B. PDS 4–0).

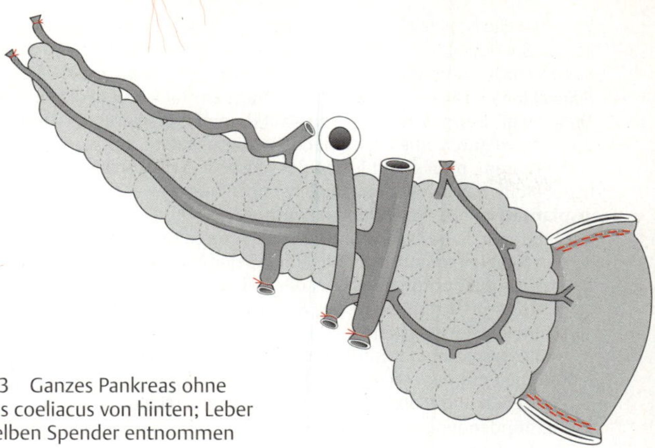

Abb. 23 Ganzes Pankreas ohne Truncus coeliacus von hinten; Leber vom selben Spender entnommen

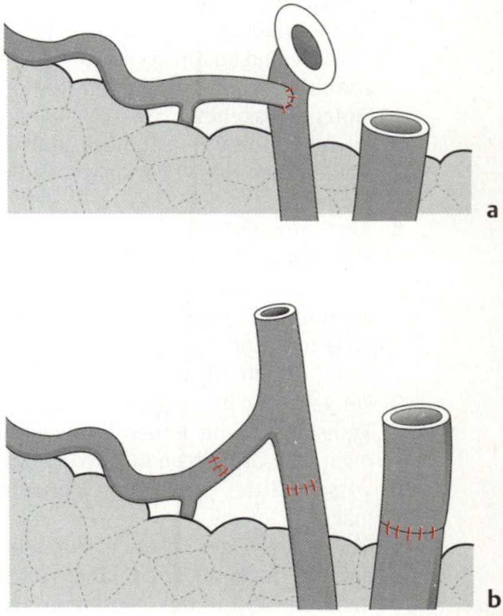

Abb. 24 Gefäßrekonstruktion am Pankreastransplantat.
a: End-zu-Seit-Anastomose der A. lienalis zur A. mesenterica superior.
b: Y-„graft"-Iliakalbifurkation des Spenders zur A. mesenterica superior und zur A. linealis. Verlängerung der V. portae mit Veneninterponat

- *V. portae:* Sie ist gelegentlich sehr kurz (simultane Leberentnahme von demselben Spender); falls nicht ausreichend, kann sie mit einem Veneninterponat (V. iliaca communis) verlängert werden (Abb. 24 unten).
- *Splenektomie:* Falls die Milz noch am Transplantat ist, wird sie entfernt.
- *Duodenum:* Der proximal lineare Nahtklammerverschluß des Duodenalsegments wird durch eine einstülpende, seromuskuläre, einreihige Naht mit resorbierbarem, monofilem Faden der Stärke 4 – 0 (PDS) zusätzlich gesichert; distal bleibt das Duodenum zunächst noch offen.

➤ **Transplantation mit enteraler Anastomose:**

1. Untere mediane Laparotomie bis zur Symphyse, mindestens 2 – 3 QF über den Nabel erweitert; Peritonealdialysekatheter entfernen.
2. Inzision des Peritoneums über der A. iliaca communis rechts ab Aortenbifurkation bis zum Eintritt der A. iliaca externa in den Femoralkanal; Anschlingen der vollständig frei präparierten A. iliaca communis, interna und externa separat mit Gummibändchen; Abschieben nach medial zusammen mit dem rechten Ureter.
3. Darstellen und Mobilisieren der Iliakalvenen rechts: Sämtliche von dorsal einmündenden Äste, inklusive der V. iliaca interna, werden zwischen Seideligaturen durchtrennt (evtl. zusätzliche Sicherung des distalen Stumpfes mit Titan-Clip); die V. iliaca communis und V. iliaca externa müssen danach gut nach ventral (vor den M. psoas) mobilisierbar sein.
4. Extraperitoneale breitflächige Mobilisation der Blasenvorderwand.
5. Einbringen des Transplantats, in kalte, feuchte Kompressen gehüllt (NaCl-Eisstücke auflegen); es wird zunächst nach rechts lateral gehalten.
6. Abklemmen der V. iliaca mit Satinsky-Klemme und gerade Inzision an der Vorderwand knapp kranial des Übergangs der V. iliaca externa zur V. iliaca communis; End-zu-Seit-Anastomose der V. portae mit Prolene 6 – 0, fortlaufend ausgehend von 2 Eckfäden. Die Arterie verläuft medial oder lateral der venösen Anastomose (Abb. **25**).
7. Abklemmen der V. portae mit Bulldogklemme und Öffnen der Satinsky-Klemme.
8. Abklemmen der A. iliaca communis knapp unter der Aortenbifurkation mit Pilling-Klemme von lateral her (*cave:* dorsale Plaques) und der A. iliaca externa und interna. Kranial der Venenanastomose Inzision der A. iliaca communis (Länge je nach Typ des arteriellen Gefäßstiels des Transplantats) und End-zu-Seit-Anastomose der Transplantatarterie mit Prolene 6 – 0 fortlaufend ausgehend von 2 Eckfäden.
9. Freigabe der Blutzirkulation, zuerst Vene, dann Arterie; Blutstillung am Transplantat mit feinen Prolene-Durchstechungen insbesondere im Bereich der vormaligen Mesowurzel und am distalen Pankreasschwanz.
10. Verschluß des proximalen Duodenums, wenn nicht bereits ex vivo gemacht.
11. Mobilisieren des distalen Duodenalstumpfs vom Pankreaskopf soweit, daß ein maximal 12 cm langes Duodenalsegment zurückbleibt. Maschineller Verschluß des Duodenums mit zusätzlicher Sicherung der Okklusion durch je eine halbe Tabaksbeutelnaht an den Ecken.
12. Herstellen einer Roux-Y-Schlinge mit einer proximalen Dünndarmschlinge.
13. Seit-zu-Seit-Anastomose des Transplantat-Duodenums mit der Roux-Y-Schlinge, fortlaufende, einstülpende Allschichtnaht mit monofilem Faden (z. B. PDS 4 – 0).

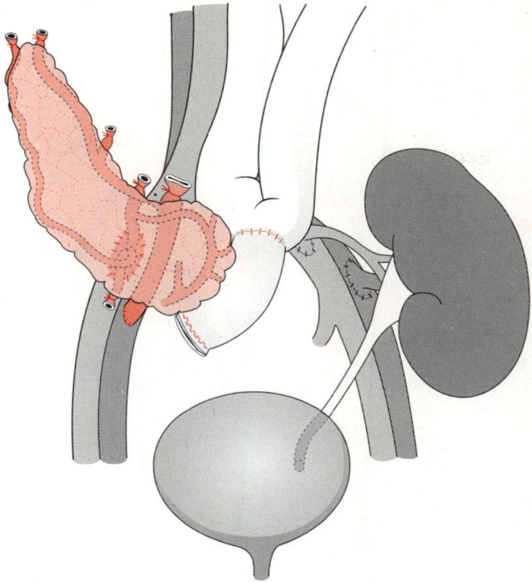

Abb. 25 Transplantation des ganzen Pankreas mit Duodenalsegment und enteraler Anastomose

14. Aufsteppen des blinden Endes der Roux-Y-Schlinge auf die distale Duodenalokklusion.
15. Variante: Verzicht auf eine Roux-Y-Schlinge. Direkt-Anastomose des Transplantat-Duodenums zu einer möglichst proximal gelegenen, nicht ausgeschalteten Dünndarmschlinge (Abb. 25).
16. Silikonkapillardrain in den Douglas-Raum und hinter das Pankreas.
17. Anschließend Nierentransplantation links transabdominal oder in standardisierter Weise durch zusätzlichen extraperitonealen Zugang (S. 230).
18. Verschluß der queren, anterioren Zystotomie nach der Nierentransplantation mit fortlaufender PDS-3 – 0-Naht dreireihig.
19. Schichtweiser Verschluß der Laparotomie.

➤ **Transplantation mit Blasenanastomose:** Zugang, Gefäßpräparation und Abdominalverschluß wie Pankreastransplantation mit enteraler Anastomose (Ziff. 1 – 10, 16 – 19).

11. Quere, extraperitoneale Eröffnung der Blasenvorderwand, monofile Haltefäden 3 – 0 in den Ecken. Einbringen der abgenommenen Rundkopfstapler-Gegendruckplatte (Durchmesser 21 mm) in die Blase und Perforation mit deren aufgesetzter Spitze durch die Blasenhinterwand in die Peritonealhöhle.

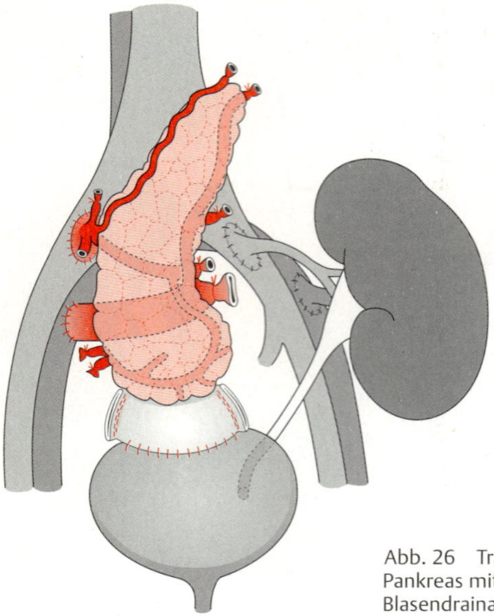

Abb. 26 Transplantation des ganzen Pankreas mit Duodenalsegment und Blasendrainage

12. Einführen des Stapler-Schaftes ins distal offene Ende des Transplantatduodenums und Perforation der Darmwand mit der Geräteachse gegenüber der Papilla Vateri; maschinelle Duodenozystostomie.
13. Mobilisation des distalen Duodenalstumpfes vom Pankreaskopf so weit, daß ein maximal 12 cm langes Duodenalsegment zurückbleibt (Abb. 26).
14. Durchtrennen und Nahtklammerverschluß des Duodenums mit dem GIA oder TA; zusätzliche Sicherung der Okklusion durch einstülpende, fortlaufende PDS-4–0-Naht (je eine halbe Tabaksbeutelnaht an den Ecken).
15. Positionierung des Pankreas rechts lateral des Colon ascendens.

Technik Pankreassegment

- **Positionierung:** Pankreassegmente können rechts wie links an die Beckenstrombahn angeschlossen werden. Aufgrund der Gefäßanatomie sind sie bei Implantation rechts mit der Schnittfläche nach kaudal, bei der Implantation links mit der Schnittfläche nach kranial auszurichten.
- **Arterielle Gefäßanastomose:**
  - Ein segmentales Transplantat besitzt als arteriellen Gefäßstiel entweder den Truncus coeliacus (inkl. Abgang der A. lienalis) mit Aortenpatch oder die A. lienalis ohne zusätzlichen Patch.
  - Im ersteren Fall Anastomose des Aortenpatch (bzw. Truncus coeliacus) des Transplantats zur A. iliaca communis mit Prolene 6–0 fortlaufend.

- Im zweiten Fall:
  - *Variante A:* Längsschlitzung der A. lienalis, ca. 8 mm und Direktimplantation in die A. iliaca communis mit Prolene-6–0-Einzelknopfnaht oder fortlaufend.
  - *Variante B* (nur bei gutem Zustand der A. iliaca interna): Durchtrennen der A. iliaca interna des Empfängers ca. 2–3 cm distal ihres Abgangs aus der A. iliaca communis und End-zu-End-Anastomose zur A. lienalis des Transplantats mit Prolene-6–0-Einzelknopfnaht oder fortlaufend.

➤ **Transplantation mit enteraler Anastomose:**

1. Zugang wie Transplantation des ganzen Pankreas mit Duodenalsegment und Blasenanastomose; Darstellung der Beckenstrombahn (vorzugsweise links) nach Abschieben der Mesowurzel des Sigmas nach medial (alternativ nach lateral).
2. Bei Positionierung des Transplantats links kommt dieses in den Douglas-Raum zu liegen, die Schnittfläche ist nach kranial orientiert.
3. Gefäßanastomosen wie ganzes Pankreas mit enteraler Anastomose; venöse Anastomose medial, arterielle lateral.
4. Herstellen einer Roux-Y-Schlinge im mittleren Jejunum; Durchziehen des Darmschenkels durch eine Lücke im Mesosigma (falls dieses medialisiert wurde).
5. Pankreatikusschienung (z. B. Pflaumer Charr 6), mit Tabaksbeutelnaht fixiert; Ableitung durch Darmschlinge, Ausleitung durch einen kurzen Witzel-Kanal und perkutan in der linken Flanke.
6. Pankreatikojejunostomie: Erste Nahtreihe fortlaufend (PDS 4–0), Pankreasschnittfläche und Vollwandstiche am Darmlumen; zweite Nahtreihe nach Einstülpen der ersten in das Jejunallumen, seromuskulär am Darm und Pankreaskapsel fortlaufend oder Einzelknopfnähte (Abb. 27).
7. Fußpunktanastomose.
8. Silikonkapillardrain in den Douglas-Raum hinter das Pankreas.
9. Anschließend Nierentransplantation entweder transabdominal oder in standardisierter Weise durch zusätzlichen extraperitonealen Zugang rechts.
10. Schichtweiser Verschluß der Laparotomie.

➤ **Transplantation mit Duktokklusion:**

1. Zugang wie Transplantation des ganzen Pankreas mit Duodenalsegment und enterale Anastomose; Darstellung der Beckenstrombahn (vorzugsweise links) nach Abschieben der Mesowurzel des Sigmas nach lateral (alternativ nach medial).
2. *Immediate Duktokklusion:* Unmittelbar nach Implantation, Injektion von Prolamin (Ethibloc) in den Ductus pancreaticus (nicht empfehlenswert).
3. Bei Positionierung des Transplantats links kommt dieses in den Douglas-Raum zu liegen, die Schnittfläche ist nach kranial orientiert.
4. Gefäßanastomosen wie segmentales Pankreas mit enteraler Drainage.
5. *Verzögerte Duktokklusion:* Einbringen einer dünnen Silicondrainage in den Ductus pancreaticus (z. B. Pflaumer Charr 6); über diesen Katheter wird zunächst ein etwas dickerer Rundgummidrain geschoben (Überlaufdrain nach verzögerter Okklusion und Entfernen der inneren Drainage); das Doppelkathetersystem wird durch das Mesosigma hindurch und perkutan zur linken Flanke abgeleitet (Abb. 28). Ca. 4 Wochen nach Transplantation Prolamininstillation durch den liegenden Pankreatikusdrain.

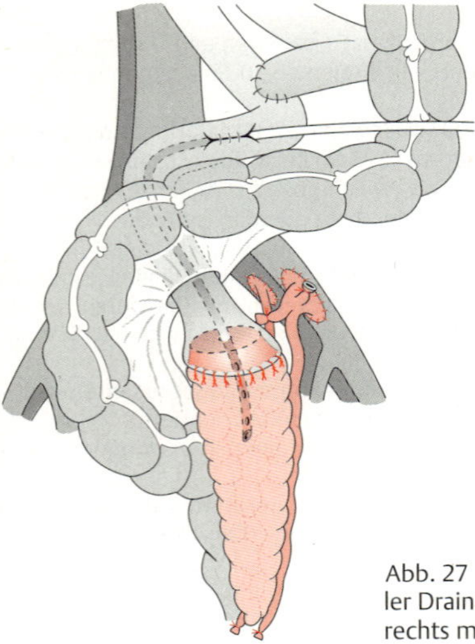

Abb. 27 Segmentales Pankreas mit enteraler Drainage. Mesosigma nach medial bzw. rechts mobilisiert

6. Lockeres Aufsteppen des Mesosigmas auf die Pankreasschnittfläche mit einigen Einzelknopfnähten.
7. Silikonkapillardrain in den Douglasraum, hinter das Pankreas.
8. Anschließend Nierentransplantation rechts transabdominal oder in standardisierter Weise durch zusätzlichen extraperitonealen Zugang (S. 230).
9. Schichtweiser Verschluß der Laparotomie.

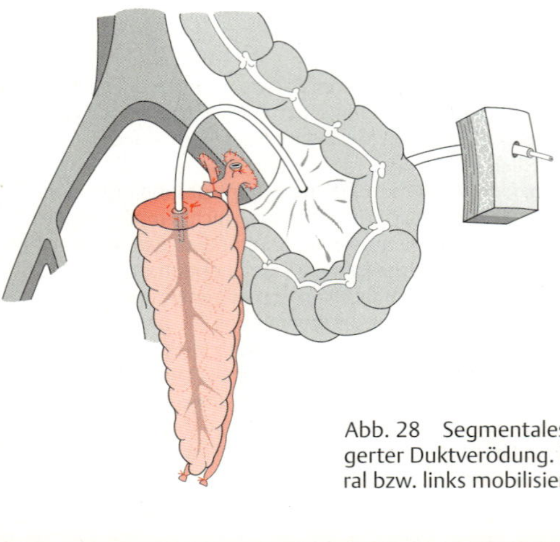

Abb. 28 Segmentales Pankreas mit verzögerter Duktverödung. Mesosigma nach lateral bzw. links mobilisiert

Isolation der Pankreasinseln

➤ **Prinzip:** Durch intraduktaler Kollagenaseinjektion und Erwärmung werden mittels eines enzymatischen Prozesses die Inseln vom exokrinen Anteil des Pankreas gelöst und das gesamte Pankreasgewebe in Suspension („crude digest") gebracht (vgl. Abb. 29).

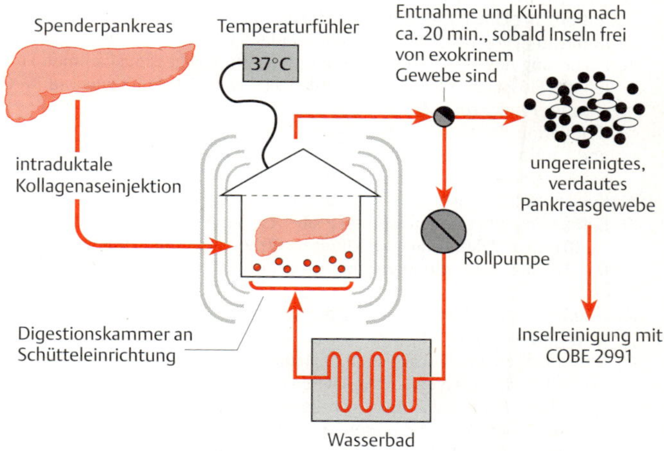

Abb. 29 Pankreasinsel-Separation

➤ **Apparate, Instrumente, Material:**
- Sterilkammer mit einem regulierbaren Wasserbad, einem Metallständer mit Klemmvorichtungen für die Digestionskammer und Schläuche, einer regulierbaren Peristaltikpumpe, einem Temperaturmeßgerät mit Temperaturfühler.
- Kleines chirurgisches Instrumentarium zur Präparation und Kanülierung des Spenderpankreas.
- Ca. drei sterilisierbare Metallschalen verschiedener Größe.
- Meßzylinder, Glasflaschen und Plastikschlauchsystem.
- Digestionskammer (Inhalt ca. 500 ml) mit Metallsieb (Porendurchmesser 320 bis 500 micrometer) und 7 Glasmurmeln.
- Automatische Schütteleinrichtung für die Digestionskammer.
- Kühlbare Zentrifuge mit sterilen, konischen 250 ml Plastikflaschen.
- Inversionsmikroskop.
- Enzymmischung zur Digestion des Pankreas: 500 mg Liberase HI (Boehringer Mannheim).
- Hanks-Lösung (5 – 8 Liter) mit FCS (fetal calf serum).
- Verdünnte Diphenylthiocarbazone (DTZ) Lösung: 50 mg DTZ gelöst in 5 ml Dimethylsulfoxide (DSMO) und verdünnt 1 : 20 mit 2% FCS-Hanks-Lösung.

10.10 Pankreasinseltransplantation

➤ **Methode:**

1. Plazierung des Pankreas in einer Metallschale mit kalter Hanks-Lösung, welche durch eine zweite größere Schale mit Eiswasser gekühlt wird.
2. Entfernung von peripankreatischem Fett und allenfalls Duodenum, ohne die Pankreaskapsel zu verletzen. Bestimmung des Organgewichtes.
3. Kanülierung des Ductus pancreaticus auf beide Seiten nach Durchtrennung des Pankreas zwischen Kopf und Korpus.
4. Vorsichtige und möglichst vollständige Distension des gesamten Pankreas mit 500 mg Liberase gelöst in ca. 300 ml Hanks.
5. Entfernung von restlichem Fett und Bindegewebe.
6. Plazierung des Präparates in der vorgewärmten Digestionskammer. Füllen des Flüssigkeitskreislaufes mit der restlichen Enzymlösung und 37 °C warmer Hanks-Lösung.
7. Zirkulation der Flüssigkeit im Schlauchsystem mittels Peristaltikpumpe und kontinuierliches Erwärmen des Kammerinhalts mittels Wärmespirale im Wasserbad bis zu einer Temperatur von 37 °C.
8. Kontinuierliches Schütteln der Kammer.
9. Entfernung einer ersten kleinen Probe (ca. 3 ml) aus dem Kreislauf nach ca. 10 min und dann alle zwei Minuten. Färben der Proben mit verdünnter DTZ Lösung. Beurteilung der nun rot gefärbten Inseln unter dem Mikroskop.
10. Beendigen der Digestion. sobald die Mehrzahl der Inseln frei von exokrinem Gewebe sind.
11. Unterbrechen des Flüssigkeitskreislaufes und Sammeln des gesamten, verdauten Pankreasgewebes in 1-Liter-Flaschen. Entfernen der Spirale aus dem Wasserbad und Zufuhr von gekühlter Hanks-Lösung in die Digestionskammer. Während dieser Phase verstärktes Schütteln der Kammer.
12. Die Zufuhr von gekühlter Hanks-Lösung, bzw. das Sammeln des Effluats aus der Kammer wird solange fortgesetzt, bis kein Gewebe mehr in den Proben feststellbar ist.
13. Zentrifugieren der 1-Liter-Flaschen in der gekühlten Zentrifuge bei 400 g während 4 Minuten. Sammeln aller Bodensätze in zwei konischen 250 ml Flaschen und Resuspendieren in Hanks-Flüssigkeit mit 10% FCS.

Reinigung der Pankreasinseln

➤ **Prinzip:** Die freien Pankreasinseln werden vom übrigen, v. a. exokrinen Gewebe mittels Zentrifugation in einem diskontinuierlichen Dichtegradient (Euro-Ficoll) getrennt und gereinigt. Der Gebrauch des Cobe 2991 Zellprozessors erlaubt eine rationelle und sterile Verarbeitung von größeren Mengen von verdautem Pankreasgewebe (vgl. Abb. 30).

➤ **Apparate, Instrumente, Material:**

- Cobe 2991 Zellprozessor mit zugehörigen Plastikbeutel.
- Digitales Dichtemeßgerät.
- Vorbereitete, sterile Euro-Ficoll-Stammlösung. 500 g Ficoll gelöst in 1400 ml Euro-Collins Lösung (gemixt mit Magnetrührer während ca. 6 Stunden) und anschließend versetzt mit 8.814 g HEPES Puder, gefolgt von pH-Korrektur (pH 7.4) mit 20 M Natriumhydroxid.
- Leere Bluttransfusionsbeutel.
- 250 ml 10%iges Human-Albumin.

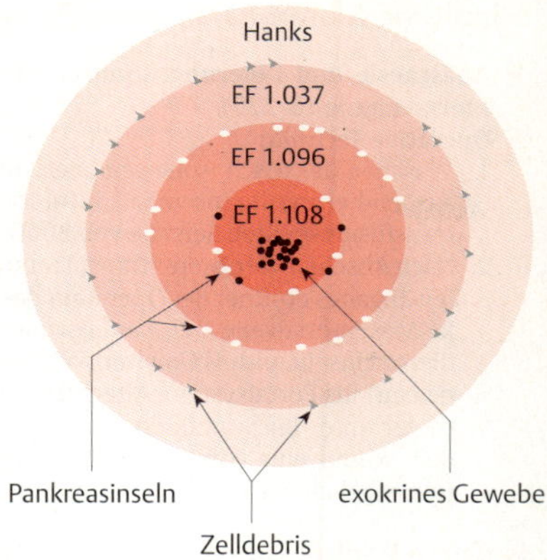

Abb. 30 Pankreasinsel-Reinigung mittels diskontinuierlichem Dichtegradient auf Cobe-Zellprozessor

➤ **Methode**

1. Herstellen einer Euro-Ficoll-Stammlösung mit 1400 ml Euro-Collins-Preservationslösung (Fresenius AG) und 500 g Ficollpuder (Ficoll 400-DL, Sigma), welche bei einem pH 7,4 mit HEPES (Sigma) und NaOH gepuffert werden. Nach Filtration und Sterilisation im Autoklaven (121 °C) werden die drei verschiedenen Dichtegradienten (1.037, 1.096 und 1.108) für die humane Inselreinigung durch Verdünnung mit Euro-Collins-Lösung zubereitet.
2. Resuspendierung des verdauten und gewaschenen Pankreasgewebes in der dichtesten Fraktion (1.108) der Euro-Ficoll-Lösung (EF). Anschließend einfließen lassen dieser Suspension in den Cobe-Beutel mittels Gravitation. Starten der Cobe-Zentrifuge.
3. Herstellen eines diskontinuierlichen Dichtegradienten durch Einpumpen der weiteren Fraktionen in abnehmender Dichte (1.096, 1.037 und Hanks-Lösung) in den rotierenden Cobe-Beutel.
4. Nach Abschluß der Konstruktion eines diskontinuierlichen Dichtegradienten wird der Beutel während weiteren 6 min. im Cobe-Zellprozessor zentrifugiert. Dies erlaubt dem Gewebe die Migration zu dem ihm entsprechenden Dichte-Interface. Die Inseln sammeln sich in den beiden Interface zwischen EF 1.037 und EF 1.096, sowie EF 1.096 und EF 1.108.
5. Anschließend werden die verschiedenen Fraktionen bei rotierendem Beutel abgepumpt, wobei die Menge nun so gewählt wird, daß nur je ein Dichte-Interface pro Fraktion enthalten ist.
6. Das Gewebe der einzelnen Fraktionen wird mehrfach in Hanks-Lösung resuspendiert und zentrifugiert, um die Euro-Ficoll-Lösung zu entfernen.
7. Die Reinheit und das Gesamtvolumen der gewonnen Pankreasinseln wird mittels DTZ-Färbung in kleinen Proben aus den einzelnen Fraktionen unter dem invertierenden Mikroskop bestimmt.
8. Die so gereinigten Pankreasinseln werden nun im Brutschrank kultiviert oder sofort transplantiert.

10.10 Pankreasinseltransplantation

Simultane Nieren-Pankreasinseltransplantation

- **Anästhesie und Lagerung:** Intubationsnarkose und Rückenlage (vgl. Nierentransplantation S. 229).
- **Operative Technik:**
  1. Waschen der frisch isolierten oder kultivierten Inseln in Hanks-Lösung. Resuspendierung der Inseln in 250 ml 10%igem Human-Albumin in einem Bluttransfusionsbeutel. Beigabe von 3000 IE Heparin.
  2. Nach Abschluß der Nierentransplantation und vor Verschluß des ilioinguinalen Zugangs eröffnet der Operateur das Peritoneum und legt eine kaliberstarke Mesenterialvene frei. Kanülierung der Vene und Infusion der resuspendierten Inseln mittels Gravitation (Transfusionsbeutel ca. 60 cm über Körperniveau) ins Portalsystem. Alternativ kann ein mehrlumiger Zentralvenenkatheter unter Bildwandlerkontrolle bis in die Portalvene vorgeschoben werden, womit eine Portalvenendruckmessung während der Inseltransplantation möglich wird.

Isolierte Pankreasinseltransplantation

- **Anästhesie und Lagerung:**
  - Prämedikation, anästhesiologische Überwachung des wachen Patienten, Lokalanästhesie.
  - Rückenlage.
- **Operative Technik:**
  1. Vorbereitung der Insel wie oben beschrieben und Resuspendierung in 250 ml 10%igem Human-Albumin mit 3000 IE Heparin.
  2. Transkutane, transhepatische Einlage eines mehrlumigen Katheters ins Portalvenensystem unter radiologischer Kontrolle.
  3. Infusion der resuspendierten Inseln mittels Gravitation (Transfusionsbeutel ca. 60 cm über Körperniveau) ins Portalsystem. Anpassen der Infusionsgeschwindigkeit entsprechend dem Portalvenendruck.

Vorbereitung

- **Orthograde Darmspülung des Empfängers** mit salinischer Lösung und Zusatz von nichtresorbierbaren Antibiotika.
- **Perioperative Antibiotikaprophylaxe**.
- Evtl. **elektive Darmdekontamination**.
- **Suprapubische Urinableitung** oder Blasenkatheter.
- Vorbehandlung des Spenders mit mono- oder polyklonalen Antikörpern, selektive Darmdekontamination, präoperative Spülung des Spenderdarms oder Bestrahlung des lymphozytenreichen Mesenteriums haben keinerlei Vorteile erbracht.
- **Orthograde Darmspülung** des Spenders bei Lebendspende.

Besonderheiten der Anästhesie

- Verabreichen von Glucocorticoiden als Bolus vor Transplantation.
- Ausreichende Flüssigkeits- und Volumenzufuhr.
- Volumenauffüllung nach Freigabe der Transplantatperfusion.

Lagerung und Abdecken

- **Lagerung:** Übliche Rückenlagerung des Empfängers.
- **Abdecken** des gesamten Bauchraumes von der Symphyse bis zum Xyphoid.

Instrumente, Material

- Grundinstrumentarium der Viszeralchirurgie.
- Instrumentarium für Organperfusion.
- Kanülen, Behälter für Perfusionslösung.
- Gefäßchirurgisches Instrumentarium.
- Atraumatische, resorbierbare und nichtresorbierbare Nähte.
- Gerade Stapler (z.B. TA, GIA).

Operative Technik - alleinige Darmtransplantation

- **Spenderoperation (hirntoter Spender):**
  1. Darmentnahme in der Regel im Rahmen einer Multiorganentnahme.
  2. Anschlingen der supracoeliakalen und infrarenalen Aorta mit Darstellung des Abganges der A. mesenterica superior und des Truncus coeliacus.
  3. Darstellung der V. mesenterica, V. lienalis und V. portae.
  4. Organperfusion mittels UW-Lösung über die Aorta/A. iliaca communis.
  5. Dünndarmentnahme bei nicht gleichzeitiger Entnahme des Spenderpankreas: Die A. mesenterica superior wird mit einem Aortenpatch entnommen; die V. lienalis wird am Confluens ligiert, die V. mesenterica superior vollständig freipräpariert (analog der Whipple-Operation) und die V. portae wird auf halber Länge des Lig. hepatoduodenale durchtrennt (der proximale Anteil der V. portae verbleibt beim Darm-, der distale am Lebertransplantat) (Abb. 31).
  6. Darmentnahme bei gleichzeitiger Pankreasentnahme: Darstellung der A. mesenterica superior mit Abgang der A. pancreaticoduodenalis inferior (verbleibt beim Pankreastransplantat); die A. mesenterica superior wird distal dieses Abganges durchtrennt, die V. mesenterica superior distal der Einmün-

dung der V. lienalis. Bei unzureichender Länge werden Arteria und Vena mesenterica superior durch Spendergefäßsegmente aus der Arteria und Vena iliaca communis oder externa verlängert.

7. Das Darmtransplantat wird mit dem Stapler durchtrennt. Die Durchtrennungsstelle ist abhängig davon, ob Magen oder Colon zusätzlich mitentnommen werden. Bei alleiniger Dünndarmtransplantation wird der Darm auf Höhe des Treitz-Bandes sowie unmittelbar vor der Ileozökalklappe durchtrennt. Wird Colon mittransplantiert, so handelt es sich in der Regel nur um einen relativ kurzen Abschnitt des Colon ascendens, allenfalls des Colon transversum unter Mitnahme von A. colica dextra und media. Die gleichzeitige Transplantation der Ileozökalklappe führt häufig zu einer Reduktion der ansonsten postoperativ beschleunigten Transitzeit. Wird zusätzlich der Magen mittransplantiert, so wird die A. gastrica sinistra mit dem Abgang des Truncus coeliacus und einem Aortenpatch mitentnommen.

➤ **Empfängeroperation (hirntoter Spender)** (Abb. 32):

- Das Schlüsselwort für die Transplantationstechnik beim Empfänger lautet: Flexibilität. Die definitive Operationstechnik (z.B. venöse Drainagetechnik) kann oft erst intraoperativ festgelegt werden aufgrund der in aller Regel hohen Anzahl vorausgegangener Operationen. Darmtransplantationen vom hirntoten Spender sollten grundsätzlich nur dann vorgenommen werden, wenn das Spendergewicht ca. 20 – 60% unter dem des Empfängers liegt. Nach Reperfusion kommt es häufig zu einem erheblichen Ödem des Spenderdarmes (welches zu signifikanten Problemen beim Abdominalverschluß führen kann), wenn die obengenannten Größenverhältnisse von Spender und Empfänger nicht beachtet wurden.

1. Darstellung der infrarenalen Aorta.
2. Die Wahl der Empfängervene richtet sich nach den vorgefundenen Verhältnissen: Die venöse Anastomose kann sowohl systemisch (infrarenale V. cava) oder portal (V. mesenterica superior oder V. portae) angelegt werden.

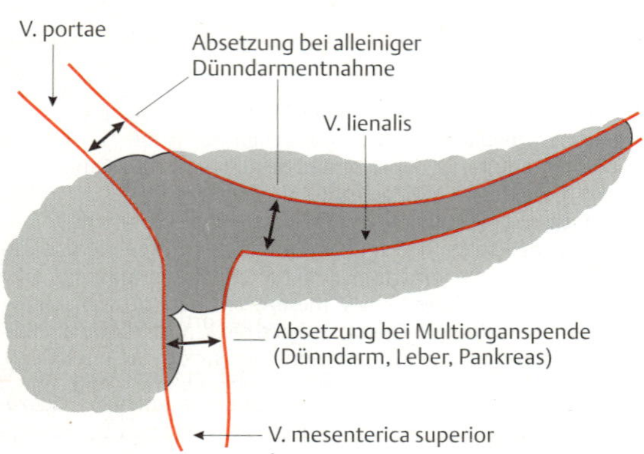

Abb. 31 Präparation der Venen bei alleiniger Dünndarmtransplantation und Multiorganspende

3. Präparation des verbliebenen Restdarmes. Die proximale Darmanastomose kann von Hand End-zu-End genäht werden; alternativ kann di Anastomose auch mittels Stapler Seit-z-Seit (funktionell End-zu-End) vorgenommen werden. Das distale Ileum wird als Bishop-Koop-Ileostomie nach außen gebracht, um regelmäszlig]ige Biopsieentnahmen aus dem Ileum zu ermöglichen. Die distale Darmanastomose wird ebenfalls von Hand genäht.
4. Wird eine endständige Ileostomie angelegt, entfällt die distale Darmanastomose.
5. Während der Operation werden multiple Abstriche aus dem Empfänger-und Spenderdarm entnommen. Die Abdominalhöhle wird vor Verschluß ausgiebig mit Amphotericin- und antibiotikahaltigen Lösungen gespült.

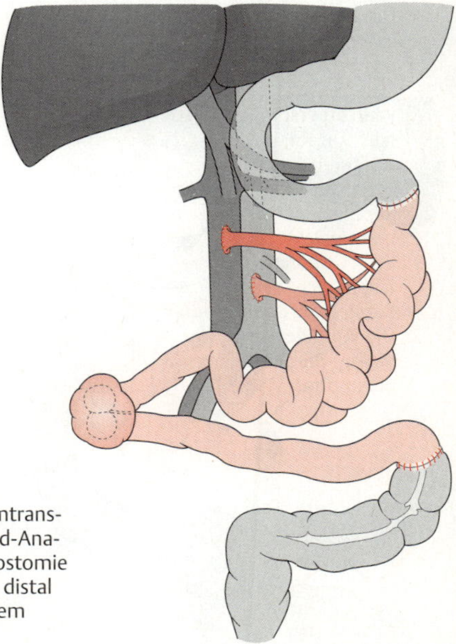

Abb. 32 Situs nach Dünndarmtransplantation: Proximal End-zu-End-Anastomose mit dem Jejunum, Ileostomie mit dem distalen Transplantat, distal End-zu-End-Anastomose mit dem Kolon

- **Spenderoperation (vom Lebendspender):**
  1. Beim Lebendspender muß präoperativ eine sorgfältige orthograde Darmspülung vorgenommen werden.
  2. Entsprechend der präoperativen Angiographie werden in der Regel A. und V. ileocolica mit einem 1,5 – 2 m langem Ileumsegment entnommen. Die Ileozökalklappe sowie die terminalen 20 – 25 cm Ileum (zur Vitamin B_{12} Resorption) verbleiben beim Spender. Die arterielle Versorgung von Coecum, Ileozökalklappe und terminalem Ileum des Spenders wird durch die A. colica dextra gewährleistet.

3. Darstellung von A. und V. ileocolica am Abgang von A. und V. mesenterica superior. Durchtrennung des Mesenteriums nach Markierung und Messung des zu entfernenden Ileumsegmentes. Das proximale und distale Ileum werden mit dem Stapler durchtrennt.
4. Das verbliebene Spenderileum wird entweder von Hand End-zu-End oder mittels Stapler Seit-zu-Seit (funktionell End-zu-End) anastomosiert.
5. Einlage von Drainagen ist nicht erforderlich.
6. Die A. ileocolica wird ex situ mit 0,5 – 1 l UW-Lösung gespült.

➤ **Empfängeroperation (vom Lebendspender)** (Abb. 33):
1. Darstellung der infrarenalen Aorta und V. cava inferior.
2. Gefäßanastomosen zwischen A. ileocolica und Aorta sowie V. ileocolica und V. cava inferior End-zu-Seit mit 6 – 0 Prolene.
3. Das Darmtransplantat wird proximal End-zu-End von Hand anastomosiert.
4. Distal wird eine Ileostomie angelegt.

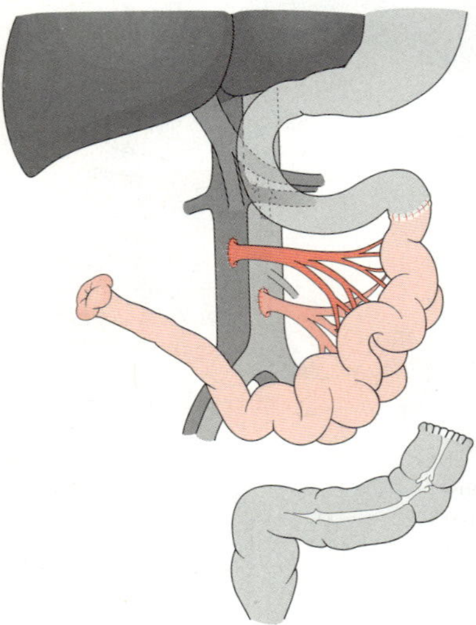

Abb. 33 Situs nach Dünndarmtransplantation von Lebendspender: Proximal End-zu-End-Anastomose mit dem Jejunum, distal terminale Ileostomie, Kolon blind verschlossen

Kombinierte Darm- und Lebertransplantation

➤ **Spenderoperation:**
1. Organentnahme im Rahmen der Multiorganentnahme.
2. Darstellung der thorakalen und abdominellen Aorta mit Präparation der Abgänge von Truncus coeliacus und A. mesenterica superior.
3. Präparation der suprarenalen V. cava.
4. Darstellung der V. mesenterica superior, die nach Durchtrennung des Pankreas auf der gesamten Länge freipräpariert wird, über den Confluens hinaus bis in den Leberhilus.

5. Der Gallengang wird durchtrennt. Alternativ kann (insbesondere bei Kindern) der Pankreaskopf mit dem Duodenum mittransplantiert werden; dadurch entfällt die Gallengangsanastomose beim Empfänger.
6. Organperfusion mit 2 l UW-Lösung über die infrarenale Aorta/A. iliaca communis.
7. Das Darm-Leber-Präparat wird en bloc entnommen mit einem etwa 10 cm langen Segment der supracoeliacalen Aorta einschließlich Truncus coeliacus und A. mesenterica superior. Das distale Aortensegment (unterhalb des Abganges der A. mesenterica superior) wird übernäht. Die V. cava inferior wird suprarenal und supradiaphragmal durchtrennt. Der gesamte Dünndarm wird (nach proximaler und distaler Darmdurchtrennung mittels Stapler) einschließlich der frei präparierten V. mesenterica superior/V. portae en bloc mit der Leber entnommen. Bei der kombinierten Darm-Leberentnahme ist die gleichzeitige Entnahme des gesamten Pankreas nicht möglich; es kann jedoch das distale Pankreas (Corpus und Schwanz) mit der A. und V. lienalis für eine segmentale Pankreastransplantation verwendet werden.

➤ **Empfängeroperation** (Abb. 34 und Abb. 35):
1. Exstirpation der Empfängerleber wie bei alleiniger Lebertransplantation. Die Cavaanastomose kann dann entweder in Piggy-back-Technik (unter Belassung der retrohepatischen V. cava inferior) oder orthotop (unter Ersatz der retrohepatischen V. cava) vorgenommen werden. Die V. portae des Empfängers wird distal des Confluens durchtrennt. Die infrarenale Aorta wird freipräpariert.
2. Zuerst wird die Spenderaorta mit der Empfängeraorta End-zu-Seit anastomosiert.
3. Danach erfolgt die Cavaanastomose, entweder orthotop (bei Resektion der V. cava des Empfängers) oder in der Piggy-back-Technik (Seit-zu-Seit).
4. Danach End-zu-Seit-Anastomose zwischen der Spender-Portalvene und der Empfänger-Portalvene (welche Pankreas, Milz und Magen des Empfägers drainiert).
5. Danach Flush des Darm-Lebertransplantates unter Verwendung des Cell savers und der Rapid-Infusion-Device.
6. Rekonstruktion des Darms mit proximaler Anastomose. Distal entweder Bishop-Koop-Ileostomie und distale Anastomose oder distale, terminale Ileostomie (Abb. 34). Die Anastomosen werden entweder End-zu-End von Hand oder mittels Stapler Seit-zu-Seit (funktionell End-zu-End) vorgenommen. Die Darmanastomosen werden mit resorbierbarem Nahtmaterial (z. B. 4–0 PDS) für die innere Nahtreihe und nicht resorbierbarem Material (z. B. 4–0 Prolene) für die äußere Nahtreihe angelegt.
7. Die Gallendrainage erfolgt in der Regel über eine Roux-Y-Schlinge des Darmtransplantates (Abb. 34). Werden Pankreaskopf und Duodenum vom Spender mittransplantiert, so ist eine separate Gallengangsanastomose nicht erforderlich (Abb. 35).
8. Sorgfältige Spülung der Bauchhöhle mit Amphotericin- und antibotikahaltigen Spüllösungen.

➤ **Drainagen:** Bei sauberer Operationstechnik, geringem Blutverlust und übersichtlichen Verhältnissen kann auf Einlage von Drainagen verzichtet werden.

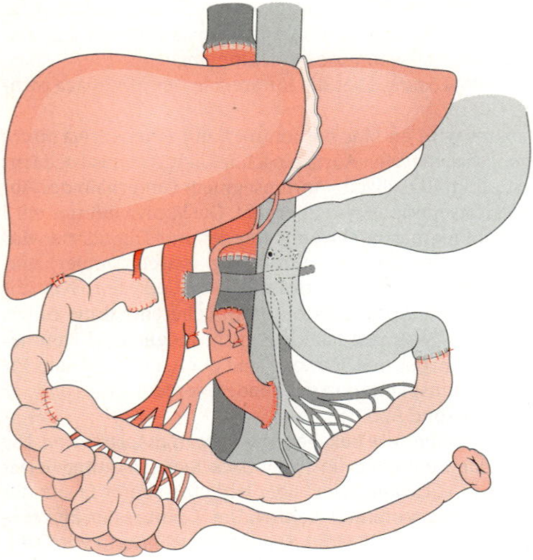

Abb. 34 Situs nach kombinierter Darm- und Lebertransplantation: Gallengang-Anastomose mit einer Roux-Y-Schlinge des Darmtransplantats

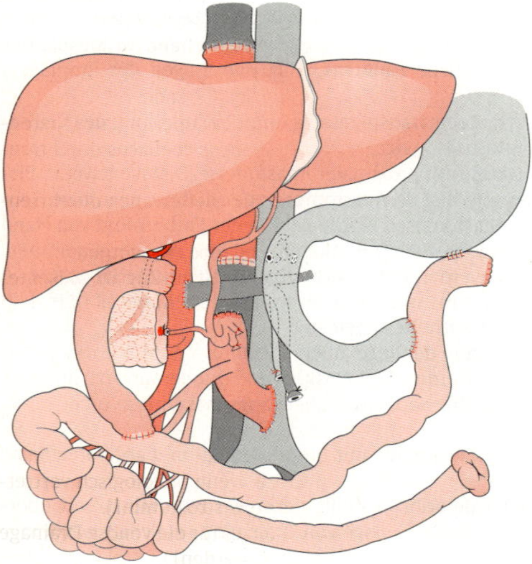

Abb. 35 Situs nach kombinierter Darm- und Lebertransplantation: Mit-Transplantation von Pankreaskopf und Duodenum des Spenders en bloc mit der Leber

10.12 Multiviszerale Transplantation

Vorbereitung

- **Reinigung bzw. Rasieren der Haut** des gesamten Abdomens.
- **Darmvorbereitung** nicht notwendig, da dieser nicht vorhanden oder im Rahmen der Operation reseziert wird.

Besonderheiten der Anästhesie

- Narkoseführung wie bei der Verpflanzung der Leber alleine.

Operative Technik

- **Spenderoperation:**
  - *Beachte:* Blutgruppenidentität ist wichtig wegen der Möglichkeit der Bildung von Isoagglutininen durch das reichlich mittransplantierte lymphatische Gewebe!
  1. Mobilisation des Colon ascendens, Durchtrennung des Mesenterialansatzes bis Pankreasunterrand.
  2. Dissektion und Anschlingen der infrarenalen V. cava und Aorta.
  3. Transthorakale oder transdiaphragmale Dissektion und Anschlingen der Aorta etwa 10 cm proximal des Truncus coeliacus.
  4. Perfusion mit 4 l University-of-Wisconsin-Lösung nur über Aorta. Keine Perfusion mit Anti-T-Zell-Präparaten.
  5. Darmlumenspülung mit 4 l Ringer-Lactat mit Amphotericin B und Baneocin-Zusatz.
  6. Oberflächenspülung mit eiskalter Kochsalzlösung.
  7. Durchtrennen des untersten Ileums und des abdominellen Ösophagus zwischen Nahtklammerreihen. Soll Kolon mittransplantiert werden: Durchtrennen des Colon transversum mit entsprechendem Mesokolon. Transsektionsränder desinfizieren!
  8. Abtrennen des großen Netzes außerhalb der Gefäßarkade.
  9. Aorta knapp distal des Abgangs der A. mesenterica superior (*cave* Nierenarterien!) und etwa 6–10 cm proximal des Truncus coeliacus durchtrennen.
  10. V. cava intraperikardial und knapp proximal der Nierenvenen durchtrennen.
  11. Leber, Magen, Dünndarm, Pankreas und Milz en bloc entnehmen.
  - *Cave:* Alle Organe unterstützen, um damit übermäßigen Zug am Mesenterium zu vermeiden.
  12. *In vitro:*
     - Abpräparieren der Milz.
     - Spülen der Gallenwege über Ductus cysticus.
     - Abnähen des distalen Aortenstumpfes.
- **Empfängeroperationen (Eviszeration):**
  1. Anschlingen der V. cava supra- und infrahepatisch.
  2. Durchtrennen des Magens an der 2/3-Grenze, wenn onkologisch vertretbar (Gastrogastrostomie sicherer als Ösophagogastrostomie!).
  3. Mobilisieren von Leber, Pankreas (V. lienalis muß für die venöse Drainage der Milz und des linken Hemikolons erhalten werden!).
  4. Dissektion und Durchtrennen des zu entfernenden Restdarms.

5. Ligatur und Durchtrennen der A. hepatica (bzw. des Truncus coeliacus bei gleichzeitiger Splenektomie) und der A. mesenterica superior.
6. Bei maligner Grundkrankheit Entfernen von Leber, Magen, Pankreas und Darm en bloc.

➤ **Implantation** (Abb. 36):

7. Anastomosen: V. cava suprahepatisch, infrahepatisch.
8. Aortensegment mit Truncus coeliacus und A. mesenterica superior: End/Seit mit Aorta etwas proximal des Truncus coeliacus.
9. Magen: Mit Empfängermagenstumpf zweischichtig, Pyloroplastik.
10. Dünndarm: Anlage einer endständigen Ileostomie mit Blindverschluß des Eigenrestdarms oder Ileotransversostomie und etwa 7–10 cm proximal eines Ileostoma lateroterminale.
11. Dickdarm: Endständige Kolostomie mit lateroterminaler Kolokolostomie.
12. V. lienalis: Portokavale oder splenorenale Anastomose.

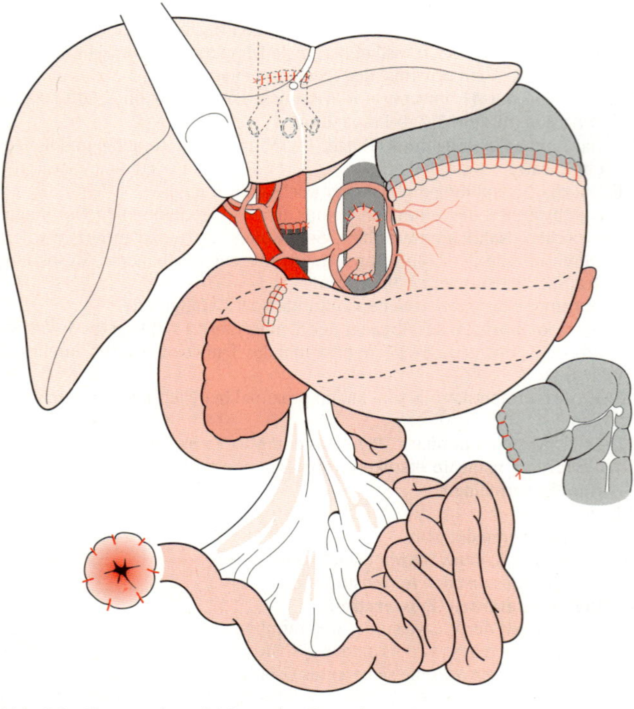

Abb. 36 Situs nach multiviszeraler Transplantation

Vorbereitung

- Urologisch-nephrologische Diagnostik: Ausschluß von Blasenentleerungsstörungen und Harnwegsobstruktionen (Miktionszystourethrogramm, Restharnbestimmung, Uroflow).
- Empfängernephrektomie; einseitig bei großen Zystennieren und bei vesikorenalem Reflux, vor Retransplantation evtl. Transplantatektomie.
- Aktueller Laborstatus einschl. Virologie (insbesondere Hepatitis A, B und C, CMV und HIV).
- Unmittelbar präoperative Dialyse nur dann, wenn Feuchtgewicht überschritten und Kalium i. S. > 6 mmol/l.
- Aufklärung über: Allgemeine Operationsrisiken, Abstoßung, erhöhtes Infektionsrisiko sowohl durch direkte Übertragung mit dem Transplantat als auch durch Immunsuppression, Urinfistel, Harnleiterobstruktion, erhöhte Karzinominzidenz.

Besonderheiten der Anästhesie

- Intubationsnarkose unter Verwendung von Isofluran (nicht nephrotoxisch).
- Normo- bis Hyperventilation zur Regulation einer bestehenden chronischen, urämischen Azidose (Ziel: endexspiratorischer P_{CO2} bei 30 mmHg).
- Optimierung der Perfusion und des O_2-Transports nach Reperfusion durch: ZVD 15–20 cm H_2O, RR perioperativ etwa 10% über dem Ausgangswert, Dopamin 5 µg/kg KG/min. Unmittelbar vor Anastomosenfreigabe Mannit 20% 1 ml/kg KG. Vermeiden einer zu starken Hämodilution insbesondere bei Patienten mit Koronarischämie-Anamnese.

Lagerung, Abdecken und Desinfektion

- **Lagerung:** In Rückenlage übliches Desinfizieren des rasierten Unterbauches.
- 14–18 Charr Latex-**Blasenverweilkatheter**, dreimaliges Spülen und Auffüllen der Blase mit 100–150 ml aminoglykosidhaltiger Spüllösung nach vorheriger Abnahme einer mikrobiologischen Probe. Nochmaliges Desinfizieren.
- **Abdecken** des Operationsgebietes von der Symphyse bis unterhalb des Nabels sowie lateral beider Beckenschaufeln.
- **Antibiotikaprophylaxe** unmittelbar präoperativ und dann postoperativ bis zum Vorliegen des Ergebnisses der perioperativen Abstriche von Empfängerblase, Spenderureter und Konservierungsflüssigkeit. Antibiotikakombination aus Cephalosporin (staphylokokkenwirksam) und Breitspektrum-Penicillin (enterokokkenwirksam), in Niereninsuffizienzdosierung nachgewiesen nicht toxisch.

Instrumente und Material

- Genügend gerade und gebogene arterielle und venöse Gefäßklemmen unterschiedlicher Größen (De Bakey und Ochsner).
- Monofile, atraumatische Gefäßnähte 5–0 und 6–0 aus Polypropylen, resorbierbare Nähte 5–0 aus Polyglykonat für die Ureterozystoneostomie, ansonsten resorbierbare Fäden für Unterbindungen.

10.13 Nierentransplantation

Operative Technik

➤ **Gefäßanastomosierung:**

1. Definitive Inspektion und Präparation des Transplantats auf gesondertem Präpariertisch.
2. Prinzipiell heterotope extraperitoneale Implantation, bevorzugt in die rechte Fossa iliaca, da hier leichterer Zugang zur V. iliaca externa und Ausweichen auf die V. cava inferior möglich.
3. Transmuskulärer lateraler Zugang zur Fossa iliaca und extraperitoneale Freilegung der Beckengefäße mit sorgfältiger Ligatur der durchtrennten Lymphbahnen (*cave* Lymphfistelung!).
4. Ausreichende Mobilisation der Gefäße mit Darstellung der Arterie nach proximal über die Iliakalgabel hinaus, Anschlingen mit Gummizügeln und Klemmenprobe.
5. Ausklemmen der Vene mit Ochsner-Klemme und Venotomie, Spülung und Anlage der End-zu-Seit-Anastomose zwischen der V. renalis mit Kavapatch und der V. iliaca externa in fortlaufend evertierender Technik mit einem doppelt armierten monofilen Faden (Polypropylen 5 – 0 oder 6 – 0). Hinter- bzw. Vorderwand der Gefäßanastomose werden jeweils durch Umlagerung des Transplantats zugänglich gemacht (Abb. 37).

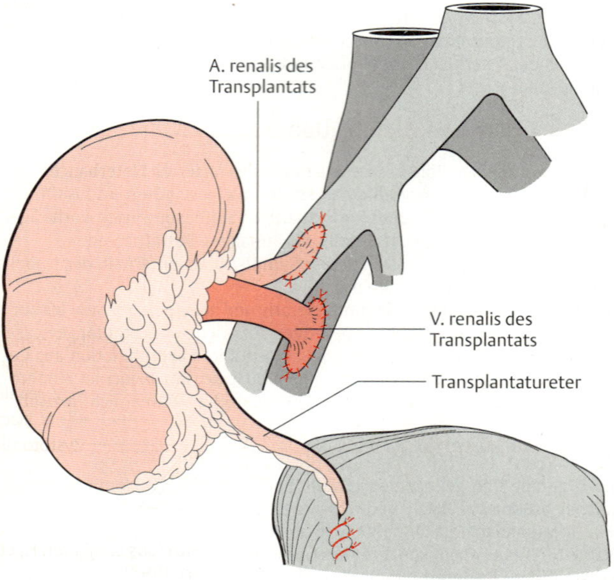

Abb. 37 Nierentransplantat in der rechten Fossa iliaca mit typischen End-zu-Seit-Anastomosen zwischen Patch und Empfängergefäßen; extravesikale Ureterozystoneostomie (nach Eigler u. Mitarb. 1988)

- *Alternative Technik der Venenimplantation:* Implantation in die V. iliaca communis. Die V. iliaca communis wird mobilisiert (links ist zum Teil eine Durchtrennung der hinteren Zuflüsse nötig). Wenn eine rechte Niere links iliakal (bzw. linke Niere rechts iliakal) transplantiert wird, kann die dorsal der Nierenarterie liegende V. renalis direkt von lateral ohne Überkreuzung der A. iliaca in die V. iliaca implantiert werden (Abb. 38).

6. Nach Ausklemmen der A. iliaca externa und communis möglichst proximale Arteriotomie, so daß die A. renalis nach Anlage der arteriellen Anastomose spannungs- und knickfrei in einem nach kranial stumpfen Winkel zum Gefäß (Abb. 37) liegt. Evtl. kürzen der Spenderarterie unter Verzicht auf den Aortenpatch. Durchführung der arteriellen Anastomose analog des Vorgehens bei der Vene.

- Liegen *mehrere Nierenarterien* nicht gemeinsam auf dem Aortenpatch, können diese vor der Implantation V-förmig anastomosiert oder getrennt implantiert werden.
- Im Gegensatz zur arteriellen Versorgung genügt in der Regel eine einzige venöse Drainage der Niere.
- Bei *sehr kleinen Gefäßen*, z. B. von Kindernieren, beim kindlichen Empfänger oder bei Verzicht auf den arteriellen Patch sollte die Anastomosierung in Einzelknopfnahttechnik erfolgen.
- Für die *En-bloc-Transplantation* von Kindernieren wird nach transperitonealem Zugang die Gefäßanastomosierung über ein Spendergefäßinterponat mit der distalen Aorta bzw. V. cava inferior empfohlen.

7. Freigabe der Perfusion und ergänzende Feinpräparation des Spenderureters, der gekürzt und eingeschnitten wird.

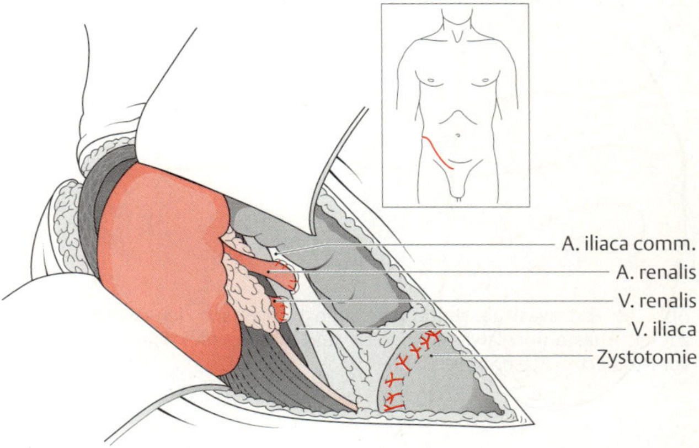

Abb. 38 Nierentransplantat (linke Niere) rechts iliakal in situ (aus Largiadèr, F., et al.: Checkliste Viszerale Chirurgie, 6. Aufl. Thieme, Stuttgart 1993)

➤ **Wiederherstellen der Harnableitung:**

8. Ureterozystoneostomie extravesikal nach Lich-Gregoir oder transvesikal nach Politano-Leadbetter.
   - Zur *extravesikalen Anastomosierung* etwa 1 – 2 cm Inzision der Muskulatur der aufgefüllten Blase auf der seitlich vorderen Konvexität und nach Eröffnen der Blase End-zu-Seit-Anastomosierung des Ureters mit der Blasenschleimhaut in einem flachen Winkel durch 2 fortlaufende überwendliche Nähte mit einem doppeltarmierten monofilen resorbierbaren Faden (Polyglykonat 5 – 0). Anschließend Readaptation der inzidierten Blasenmuskulatur durch Einzelknopfnaht mit resorbierbarem Faden über dem Ureter, so daß ein submuköser, antirefluxiver Tunnel entsteht. Die Einlage von Ureterschienen ist nicht erforderlich (Abb. 39).
   - Bei Organen mit 2 Ureteren oder en-bloc-transplantierten Kindernieren werden beide Ureteren meist getrennt implantiert, können aber auch nach V-förmiger Vereinigung oder mit erhaltenem Trigonum-vesicae-Patch in die Blase implantiert werden.
   - Bei der *intravesikalen Ureterozystoneostomie* nach Politano-Leadbetter erfolgt eine submuköse Tunnelierung nach separater Eröffnung der Blase von innen. Die Anastomose wird passager für 8 – 10 Tage mit einer Silikon-Ureterschiene (8 Charr) überbrückt (Abb. 40).
9. Einlage und separate Ausleitung der Drainagen, schichtweiser Verschluß der lateralen Bauchwand, Hautverschluß und steriler Verband.

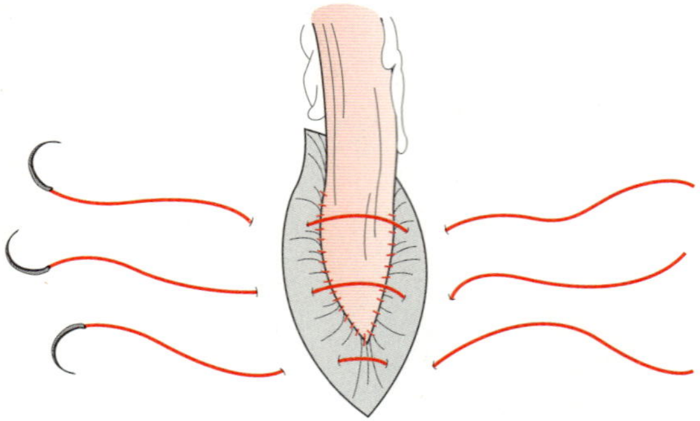

Abb. 39 Extravesikale Ureterozystoneostomie nach Lich-Gregoir: Über der End-zu-Seit-Anastomose zwischen Ureter und Blasenschleimhaut Readaption der zuvor inzidierten Blasenmuskulatur

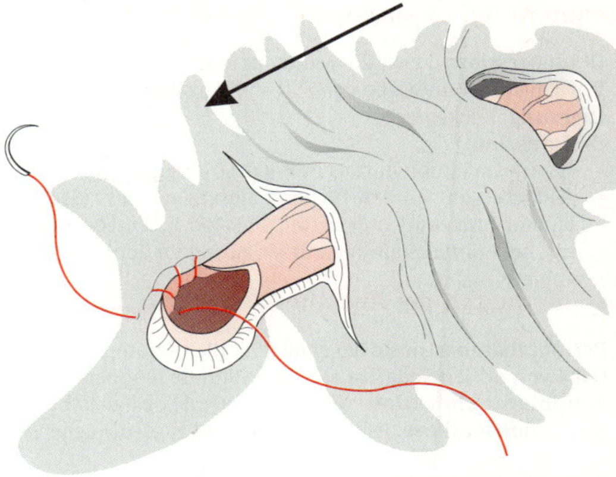

Abb. 40 Transvesikale Ureterozystoneostomie nach Politano-Leadbetter (intravesikaler Situs): Der Ureter verläuft intravesikal durch einen etwa 2,5 cm langen submukösen Tunnel zur Mündung im Trigonum vesicae. Anschließend transvesikale perkutane Harnleiterschienung

Drainagen

- Belassen des Blasenverweilkatheters für 5 Tage.
- Eine dünne Latexlasche im Bereich der Ureterozystoneostomie, suprapubisch ausgeleitet, wird 1 Tag nach Entfernen des Blasenverweilkatheters und bei suffizienter Ureterozystoneostomie entfernt.
- Eine 16er Redon-Drainage des Transplantatlagers wird nach proximal durch die Fossa lumbalis ausgeleitet, Entfernen nach 2 Tagen.
- Je nach Bauchdeckendicke eine subkutane Redon-Drainage.

10.14 Korneatransplantation

Vorbereitung, Lagerung und Desinfektion

- **Okulopression:** Etwa 20 Minuten unmittelbar präoperativ, unterstützende Wirkung durch i. v. Gabe von 250 – 500 mg Acetazolamid.
- **Lagerung:** Rückenlage.
- **Desinfektion:**
  - Hautdesinfektion mittels PVP-Jod-Lösung.
  - Abdecken mit sterilen Tüchern, Einsetzen eines Lidsperrers.
  - Bindehautdesinfektion mittels PVP-Jod 1,25%-Lösung über etwa fünf Minuten, bei Epithelalteration kürzer, Abspülen der Bindehaut mittels NaCl 0,9%.

Besonderheiten der Anästhesie

- **Retrobulbäranästhesie** bei etwa 95% aller Keratoplastiken möglich.
- **Gabe von oralen Sedativa** etwa eine Stunde präoperativ.
- **Retrobulbäre Injektion** von etwa 5 – 10 ml Lokalanästhetikum.
- **Intubationsnarkose** bei Kindern oder auf ausdrücklichen Patientenwunsch.

Transplantationsarten

- Die autologe Transplantation ist sehr selten (< 1%).
- **Allogen lamellär:**
  - *Häufigkeit:* < 1% aller Transplantationen.
  - *Vorteil:* Keine gefährlichen endothelialen Immunreaktionen.
  - *Nachteil:* Durch Interface-Irregularitäten oft suboptimale Visusergebnisse.
- **Allogen perforierend:**
  - *Häufigkeit:* > 99% aller Transplantationen.
  - *Vorteil:* Optimale Visusergebnisse erreichbar.
  - *Nachteil:* Immunreaktionen gegen alle zellulären Transplantatschichten möglich.
  - *Konventionell:* > 99% aller Transplantationen. Transplantation eines zentral trepanierten Scheibchens.
  - *Zentrale Limbo-Keratoplastik:* < 1% aller Transplantationen. Unterschied zur konventionellen Technik ist die exzentrische Trepanation der Spenderscheibe mit Limbusanteilen in etwa 40% der Zirkumferenz zur Rehabilitation von Patienten mit schwerer Limbusstammzellinsuffizienz.

Operative Technik

- Technik der allogenen perforierenden konventionellen Keratoplastik.
  1. Anschlingen des Mm. recti superior et inferior.
  2. Parazentese limbal.
  3. Trepanation des Transplantats in der erforderlichen Größe (überwiegend 7,7 mm).
  4. Trepanation der Wirtshornhaut in der erforderlichen Größe (überwiegend 7,5 mm; 0,2 mm Disparität zwischen Transplantat und Wirtshornhautöffnung zur spannungsfreien Wundabdichtung).
  5. Einnähen des Transplantats mit Nylon 10,0. Beste Ergebnisse bei Verwendung der doppelt gekreuzten diagonalen Kreuzstichnaht nach Hoffmann.
  6. Simultan können Kataraktoperationen, Linsenex- und implantationen, Linseneinnähungen, Iris- und Glaskörpereingriffe vorgenommen werden.

A

Abdomen apertum, Verbandswechsel 146
Abdominalorgantransplantation, Österreich **26**
Abdominaltrauma 4
AB0-Inkompatibilität **62**
Abkühlung, topische 12
Absaugung, endobronchiale 132
Abstoßung s. jeweiliges Organ; s. Transplantatabstoßung
Abstoßungskrise **105**
- Patienteninformation 113
- psychische Probleme 53
Abszeß
- Intraabdomineller 164
- peripankreatischer 73
ACAID (Anterior Chamber Associated Immune Deviation) 56
Acetazolamid 176 f
À-chaud-Keratoplastik 174, 176
Achillessehnendegeneration, prednisonbedingte 76
Aciclovir 92, 126, 140, 176
Adalat 169
Adenin 9, **10**
Adenosin 9, **10**
Akustisch evozierte Potentiale, Hirntodfeststellung 3
Alagille-Syndrom 144
ALG (Antilymphozytenglobulin) 125, 127, 134, 141, 148, 172
Alloantigen, Toleranz, aktive 56
Allokation **48**, **49 f**
- Dringlichkeit 49
- Ethik **45**, **48 ff**
- Indikation, medizinische **48**
- Kontraindikation, medizinische 48
- Kriterien **49**
- Losentscheid 50
- Nutzenmaximierung 48
- Österreich **38**
- Punktesystem 50
- Verteilungsgerechtigkeit 48
- Wartefrist 50
Allopurinol 9, **10**, 78, 81
Alopezie, Tacrolimus-bedingte 84
Alveolarwandschaden 71
Amöbenkeratitis 174
Amphomoronal 89, 95, 170, 179
Amphotericin B 95
- Inhalation 132,147
Ampicillin 95
Amylasebestimmung 153, 155
Anastomose, entero-enterale, Insuffizienz 160
Anastomoseninsuffizienz 165
Angiographie, zerebrale, Hirntodfeststellung 3
Anterior Chamber Associated Immune Deviation 56
Anti-Amöben-Therapie 176
Antibiotikaprophylaxe **169**
- perioperative **89**
Anti-CD3-Antikörper **85 f**, 125, 127, 134 f, 141, 148 f, 155
- Dosierung **86**
- Indikation **86**
- Nebenwirkung **86**, 149
- Wirkung **85**
Anti-ICAM-Antikörper 87
Anti- IL-2-Antikörper 148
Anti-Interleukin-2-Rezeptor-Antikörper **86**
- Dosierung **87**
- Wirkung **86**
Anti-Kaninchen-Antikörper 85
Antikörper
- antilymphozytäre **76**
- lymphozytotoxische **63**
- monoklonale 134 f, 148, 160
- natürliche, xenoreaktive 64
- präformierte 56
- zytotoxische 123
Antikörperablagerung 56
Antikörperbestimmung **63**
Antikörpergabe
- Induktionstherapie 76
- prophylaktische 76
- therapeutische 76
Antikonzeption **99**
Anti-LFA1-Antikörper 87
Anti-Lymphozyten-Antikörper 56
- CMV-Infektions-Risiko 90
Antilymphozytenglobulin 125, 141, 148
Antithymozytenglobulin 125, 127, 134, 141, 148, 172
Anti-T-Lymphozyten-Globulin **84**, 154 f, 171
- Anwendung 85
- Dosierung **85**
- febrile Reaktion 172
- Indikation **85**
- Nebenwirkung **85**
- Wirkung **84**
Arteria mesenterica superior, Thrombose 164
Arteriitis
- intimale 75
- nekrotisierende 73
Arteriolenmuskulatur, glatte, Ciclosporin-A-Wirkung 81
Arteriolopathie, CiclosporinA-bedingte 80
Arteriopathie
- obliterative 72 f
Arteriosklerose, Viszeralgefäße 164
Aspergillosis **95**
- tracheobronchiale, invasive 133
Aspergillus-Infektion 148
Aspiration 5
Aszites 137, 144
Atemtraining 132
ATG s. Anti-T-Lymphozyten-Globulin
ATG Fresenius 155
Atgam Upjohn 155
ATP **9**
Atrophie, tubuläre 80
Aufklärung
- Lebendorganempfänger 55
- Transplantatempfänger 49
Augenabschnitt, vorderer 56
Augenblutung, expulsive 120
Augeninnendruck 175
Augeninnendruckanstieg, kortikosteroidbedingter 176 f
Augmentin 169
Austrotransplant **26**
AV-Kanal, kompletter 137
Azathioprin **78 f**, 79, 81, 84, 125, 133 f, 140 f, 148, 161, 165, **170**
- Dosierung **79**
- Indikation **78**
- Nebenwirkung **78**
- Toleranzsenkung, virusinfektionsbedingte 78
Azidose, intrazelluläre **8**

Halbfette Seitenzahlen = Haupttextstelle.

Azinusinfiltrate 73
Azoospermie 100

B

Bactrim 11, 126
Bakteriämie 94
Balanced anaesthesia 202
Banff-Klassifikation 74
Banff-Konferenz 67
Basaliom 97
Basisimmunsuppression
- Azathioprin 78
- Ciclosporin A 81
- Mycophenolat Mofetil 79
- Prednison 77
- Tacrolimus 84
Bauchwandhernie 144
Beatmung
- nach Lebertransplantation 145
- nach Lungentransplantation **131**
Begleiterkrankung, psychische 52
Betamethason 100
Bewältigungsstrategie 51
Bewußtlosigkeit 2
Bikarbonatsubstitution 154
Bikarbonatverlust 154
Bilirubinspiegel 144
Bioimplant Services 24
Biopsie 67
- transbronchiale 70, 134f
Biopsiequalität 67
Bishop-Koop-Ileostomie 223, 225
Blasenanastomose s. Pankreastransplantation, Blasenanastomose 156
Blasenkatheter 169
Blasenspülung 229
Blasenverweilkatheter 229
Blutdruckeinstellung nach Nierentransplantation 173
Blutgasanalyse 5
Blutgruppenidentität 227
Blutreperfusion s. Reperfusion
Bluttransfusion, spenderspezifische 76
Blutung
- alveoläre, akute 71
- gastrointestinale 144, 147
- intrazerebrale 146
- nach Lebertransplantation 146f
Blutviskosität, erhöhte 137
Blutzuckeranstieg, transienter, prednisoninduzierter 155
Blutzucker-Tagesprofil 156
BOS (Bronchiolitis-obliterans-Syndrom) **135f**
Braunol 179
Bredinin 87
Breitspektrum-Penicillin 229
Brequinar 87
Bronchiallavage 131
Bronchialtoilette 132
Bronchiolitis
- lymphozytäre 70
- obliterans 71, 134, 142
Bronchiolitis-obliterans-Syndrom **135**
Bronchitis
- chronische 137
- lymphozytäre 70
Bronchoskopie 5, 132, 135
- Patienteninformation 110
Bronchusanastomose 199
Bronchusanastomoseninsuffizienz 133
Bronchusanastomosenstenose 133
Bronchusischämie, diffuse 133
Budd-Chiari-Syndrom 16, 146, 150, 164
Bulbus nach Enukleation, Konservierung 12
Bulbusenukleation 192
Bundesgesetzgebung, Schweizerische 40
Buphthalmus 174
Bypass, venovenöser 206
B-Zell-Antikörper 136
B-Zell-Cross-match, positiver 63
B-Zell-Lymphom 97
- malignes 136
B-Zell-Lymphoproliferation 136

C

Calcineurin-Inhibitor 83
Candida-albicans-Infekt **95**,148
Candidainfekt, oropharyngealer, Schutz 89
Cefotaxim 205
CellCept 154
Cell-saver 206
Cephalosporin 229
Cholestase 72
Cholinesterase 144
Chronische Erkrankung 52
Ciclosporin A **80f**, 134, 140, 148, 154f, 165, **171**, 176
- Toxizität 172
- blutspiegelerhöhende Medikamente 83
- blutspiegelsenkende Medikamente 83
- Dosierung **82f**
- Ersatz 84
- Indikation **81**
- Nebenwirkung **80**
- Umstellung
- - auf konventionelle Therapie 172
- - auf Tacrolimus 173
- Wirkung 80
- - unerwünschte 125, 127
- Zielspiegel 82
Ciclosporin-A-Basisimmunsuppression 77
Ciclosporin-A-Monotherapie 77
Ciclosporin-A-Nephrotoxizität **80**, 81,152
- akute 83
- chronische 79, **82**
Ciclosporin-A-Schaden, Nierentransplantat **75**
Ciclosporin-A-Spiegelbestimmung 171
Ciclosporin-A-Talspiegel 154, 171
Ciclosporin-A-Tripeltherapie 82
Ciclosporin-Neoral 79
Citrat 8, **10**
CMV s. auch Zytomegalievirus
CMV-Hyperimmunglobulin 126, 132, 140
Cobe-Beutel 219
Code HU **16**
Code NT **16**
Code SU **16**
- Herztransplantatverteilung **29**
Code T **16f**
Community-acquired-Keime, Pneumonie 94

Halbfette Seitenzahlen = Haupttextstelle.

Cor pulmonale 137
Co-trimoxazol 95 f, 132, 140
Cross-match-Test 56, 60, **63**
CSA s. Ciclosporin A 148
Cytokine release syndrome 86

D

Darmanastomose 223, 225
Darmbiopsie 165
Darmdekontamination, selektive 140, 162, 205
Darmentnahme
- bei gleichzeitiger Pankreasentnahme 221
- hirntoter Spender **221**
- Lebendspender **223**

Darmimplantation **222**, 224
Darm-Leber-Entnahme en bloc 225
Darm-Leber-Transplantation, kombinierte 158 f, **224 f f**
- - Indikation **159**

Darmmotilitätsstörung 164
Darmpseudoobstruktion 164
Darmschleimhautdesquamation 161
Darmspülung 227
- orthograde 223

Darmtransplantat, Durchtrennung 222
Darmtransplantatabstoßung **161**
- chronische 166
- endoskopischer Befund 161
- segmentale 161

Darmtransplantation **158 f f**, **221 f**
- Anästhesie 221
- Empfänger 159
- Frühkomplikation **160**
- Immunsuppression **160**
- Infektion 162
- Infektionsprophylaxe 161
- im Kindesalter 163
- Kontraindikation 159
- Lebendspender 159
- Nachbehandlung **160**
- operative Technik **221**
- Resultat 163
- Spender, hirntoter 159
- Überlebensrate 163
- Untersuchung, obligate **159**
- Vorbereitung **221**

Delir **53**
Deoxyspergualin 87
Dexamethason 11, 100
Dexamethason-21-Acetat 177
Diabetes mellitus
- - prednisonbedingter 77
- - Tacrolimus-bedingter 84
- - Typ 1 152
- - - Rezidiv 73
- - unkomplizierter 152

Dialyse 168
Diaphragma 99
Diarrhoe, hyperosmolare 160
Dickdarmtransplantation 158
Diltiazem 81
Diphtherieimpfung 89
DNA-Hybridisierung 58
Dokumentation, Österreich 36
Dokumente 14
Donor lung capacity **5**
Doppellungen-Transplantation, Indikation 137
Doppler-Sonographie, transkranielle, Hirntodfeststellung 3
Drainage, peripankreatische 153
Dringlichkeit 33, 49
Dringlichkeits-Code **16 f**
Drogenmißbrauch 1
Druck
- kolloidosmotischer, intravasaler 133
- pulmonalarterieller 123

Druckerhöhung, intraokuläre, prednisonbedingte 77
Dünndarm-Biopsie 161
Dünndarmdekontamination, selektive 165
Dünndarmentnahme, hirntoter Spender 221
Dünndarmtransplantat
- Abstoßung **74**
- Nullbiopsie **74**
- Reperfusionsschaden 74
- Ulzera 74

Dünndarmtransplantation 158
- Indikation **159**
- Pathologie **74**

Duktokklusion 215
Duodenoenterostomie 156
Duodenozystostomie 156
Durchgangssyndrom 146 f
Dyspnoe 137, 141

E

Ebstein-Barr-Virus 136
EBV (Epstein-Barr-Virus) **92**, 136, 148
Echokardiographie 138, 141, 145
EEG-Untersuchung, Hirntodfeststellung 2
Eigennierenresektion 74
Einwilligungslösung s. Zustimmungslösung
Einzellungen-Retransplantation 142
Einzellungentransplantation, Indikation 137
Eisenmenger-Komplex 129 f
Eisenmenger-Reaktion 137
Ejektionsfraktion 123
EKG-QRS-Summenpotentialanalyse 126
Ekzem, endogenes 174
Elektroenzephalographie **2**
Endomyokardbiopsie 68, 107, 126
Endophthalmitis 120
Endothelitis 70, 72 f
Endothelzellverlust, kornealer, idiopathischer 177
Energiehaushalt, zellulärer **9**
Enlimomab 87
Enzephalitis, posttransplantationäre 92
Enzephalopathie, hepatische 143
Eosinopenie 77
EPH-Gestose 99
Epstein-Barr-Virus-Infektion **92**, 136, 148
Erblindung 152
ERCP 145
Erhaltungstherapie, immunsuppressive
- - Darmtransplantation 160
- - Herztransplantation **125**
- - Lebertransplantation 148
- - Lungentransplantation 134

Ernährung
- totale parenterale 158, 160
- nach Transplantation 110

Erythrozytenantigene **62**
Ethik **43 f**
Euro-Collins-Lösung 8, **9**, 9
Euro-Ficoll-Stammlösung **219**

Halbfette Seitenzahlen = Haupttextstelle.

Eurotransplant International Foundation **16**
Eurotransplant-Verbund **16ff**
- Organaustausch **27**
EU-Vorschrift **39**
Eviszeration 227
Explantat, Biopsie 67
Explantation, totale 44

F

FACS-Technologie 63
FAEP s. Frühe akustisch evozierte Potentiale
Fallot-Tetralogie 137
Feinnadelaspirationszytologie, Lebertransplantat 149
Fettleber 4
Fettstoffwechsel, Ciclosporin-A-Wirkung 81
FEV_1-Wert 135
Fibrinablagerung 67
Fibrinkleber 207
Fibroplasie, subepitheliale 177
Fluconazol 95
Flucytosin 95
Fluocortolon 177
Fluorescence activated cell sorter 63
Flush-out 8, **12**
Frühe akustisch evozierte Potentiale, Hirntodfeststellung 3
FTY 720 87

G

Gallendrainage 225
Gallengangsanastomose 207, 209
Gallengangsdrainage 207, 209
Gallengangsläsion 72
Gallengangsleck 147
Gallengangsstenose 147
Gallengangsveränderung 150
Gallengangsverlust 72
Gallenwegssystem-Erkrankung 143
Gammopathie, monoklonale 86
Ganciclovir 91, 132, 140, 148
Gardner-Syndrom 164
Gastritis 137
Gastrointestinaltrakt, oberer, Dekontamination 179
Geburt **100**
Gefäßanastomose, Thrombose 160
Gefäßveränderung, obliterative 67, 72f
Genfer Gesetz **41**
Gerinnungsfaktoren, Substitution 145, 147
Geschlechtsfunktion, männliche **100**
Gesundheitszustand, Lebendnierenspender **116**
Gewebeantigene **58**, **60**
Gewebeazidose 8
Gewebe-Ischämie 8
Gewebsnekrosen 67
Gewichtsverlust 137
Gewichtszunahme 141
Gichtanfall 81
Gingivahyperplasie, Ciclosporin-A-bedingte 80
Glaukom 174, 176f
Glomeruläre Filtration, Ciclosporin-A-Wirkung 80
Glomerulonephritis, Hepatitis-C-Virus-Infekt 93
Glomerulonephritits 75
Gluconat 8
Glucose 8, **9**
Glukokortikoide
- Darmtransplantatabstoßung 162
- Darmtransplantation 160
Glukosetoleranztest, oraler 156
Glutamin 160
Glutathion 9, **10**
Graft related erythema 134
Graft-versus-host-Krankheit 62
Graft-versus-host-Reaktion **162**, 165
Grippeimpfung 89
Grundkrankheitrezidiv 68
GTT (Glukosetoleranztest) 156
Gürtelrose 92

H

Habitus, cushingoider 76
Hämodynamik, Monitoring 197
Hämoglobinwert, Anstieg 137
Hämolytisch-urämisches Syndrom 75, 170
- - Ciclosporin-A-induziertes 80
- - - ATG-Anwendung 85
- - - OKT-3-Anwendung 86
Hämosiderose, alveoläre 71
Handicap-Niere 30
Harnsäurestoffwechsel, Ciclosporin-A-Wirkung 81
Harnwegsinfekt **93**
Hauttumor **97**
Hautveränderungen, prednisonbedingte 76
HbA_1 153
- Bestimmung 6
HBsAG 93
HBsAG-positive Mutter 100
HBSS (hepatobiliäre Sequenzszintigraphie) 150
HBV (Hepatitis-B-Virus) **93**
HCV (Hepatitis-C-Virus) **93**
Heparinisierung
- In-situ-Perfusion 12
- Lebertransplantation 146
- Nierentransplantation 170
- Pankreastransplantation 153
Hepatektomie 207, 225
Hepatitis 1, 150, 164, 173
- nach Lebertransplantation 90
- posttransplantationäre 92
Hepatitis-B-Immunglobulin, Neugeborenes 100
Hepatitis-B-Immunprophylaxe 205
Hepatitis-B-Impfung 89, 93
Hepatitis-B-Virus-Infekt **93**
Hepatitis-B-Zirrhose 146
Hepatitis-C-Virus-Infekt **93**
Hepatitisprophylaxe 146
Hepatitis-Serologie 145
Hepatorenales, Syndrom 144
Hepatose, cholostatische 78
Hepatozytenballonierung 72
HEPES 9, **10**
Hering-Breuer-Reflex 139
Herpesprophylaxe 126, 140
Herpes-simplex-Keratitis 174
Herpes-simplex-Virus-Enzephalitis 92
Herpes-simplex-Virus-Hepatitis 92

Halbfette Seitenzahlen = Haupttextstelle.

Herpes-simplex-Virus-Infekt **92**
- Prophylaxe 140
Herpes-zoster-Virus-Infekt **92**
Herz
- heterotop transplantiertes 196 f
- Perfusionsweg **13**
Herzbiopsie, Patienteninformation **107**
Herzerkrankung 144
Herzfehler, kongenitaler 122
Herzindex 123
Herzinsuffizienz 128, 140
- therapierefraktäre 122
Herzkatheter 137
Herzkonservierung **13**
Herz-Kreislauf-Untersuchung 131
Herz-Lungen-Entnahme **203**
Herz-Lungen-Retransplantation 142
Herz-Lungen-Transplantation **137 ff**, **202 f**
- Abstoßungsreaktion **140**, 141
- Anästhesie 202
- Frühkomplikation **140**
- Immunsuppression 140
- Indikation **137**
- Infektionsprophylaxe 140
- klinische Parameter, präoperative 137
- Kontraindikation 138
- Nachbehandlung **139**, 140
- Nachkontrolle **141**
- operative Technik **203**
- Physiotherapie 139
- Spätkomplikation **142**
- Spenderauswahl 203
- Thorax-Röntgenbild 138 f
- Transplantatreaktion, chronische 142
- Überlebensraten 142
- Untersuchung, obligate **138**
- Urinproduktion 139
- Vorbereitung 202
Herz-Nieren-Transplantation, kombinierte 123
Herz-Retransplantation 128
Herzrhythmusstörung 125, 128, 141
- ventrikuläre, intraktable 122
Herzschrittmacherimplantation 125
Herzspender **5**
- Auswahl 193
Herzstillstand, plötzlicher 1
Herztransplantat
- Biopsiequalität 68
- Infektionszeichen 70
- Konservierung 203
- Nullbiopsie 68
- Verpackung **14**
Herztransplantatabstoßung **126 f**
- akute
- - Klassifikation 68, 126
- - Pathologie **68**
- chronische, Pathologie **68**
- hyperakute 125
- Therapie 127
Herztransplantation **122 f**, **193 f**
- AB0-Inkompatibilität **62**
- Anastomosen 193
- Erfolgsrate, HLA-abhängige 61
- Erhaltungsimmunsuppression **125**
- Frühkomplikation **125**
- Geburtsleitung 100
- Haupttodesursachen 128
- heterotope **124**, **194**
- HLA-Kompatibilität **61**
- Immunsuppression **125**
- Indikation **122**
- Intensivpflege **124**
- körperliche Aktivität 108
- Kontraindikation **123**
- Krankenhausaufenthalt 107
- Letalität, perioperative 128
- Maßnahmen, postoperative **107**
- Monitoring, postoperatives 124
- Nachuntersuchung **127**
- Operationsdauer 107
- operative Technik **193 f**
- orthotope **124**, 194
- Patienteninformation **107**
- Spätkomplikation **127**
- Untersuchung, obligate **123**
- Vorbereitung 193
Herztransplantatvaskulopathie 128
Herztransplantatversagen 16
Herztumor 122
HÄS (Hydroxyäthylstärke) 8, **9**
High urgency **16**
Hirnarterien
- Angiographie 3
- Doppler-Sonographie 3
Hirnschädigung, organische, vorbestehende 53
Hirntod 1, **2 f**
- Beobachtungsdauer **3**
- Ethik **43**
- psychologische Wahrnehmung **44**
- Säugling/Kleinkind 3
Hirntodbestimmung
- gesetzliche Regelung 32
- Österreich **36**
Hirntoddiagnostik **2 f**
- Empfehlungen, Österreich **36**
- Protokoll 2, **3**
Histidin 9, **10**
Histokompatibilität **58**, **60**
HIT-Patient 31
HIV-Infektion 144
HLA-Antigene **58**
HLA-Kompatibilität 17, 49
HLA-Typisierung **58**, 103
- molekulargenetische **58**
- post mortem 61
- serologische **58**
Hochrisikokeratoplastik **174 ff**
- Nachbehandlung **175**
- Oberflächenstörung 176
- Resultat 177
- Säugling/Kleinkind 174
Host-versus-graft-Reaktion **161**
HSV s. Herpes-simplex-Virus
HTK-Lösung 8, **9**, 9
Human Leukocyte Antigen s. HLA
Hustenreflex 139
Hydroxyäthylstärke 8, **9**
Hydroxyl-Radikal 9
Hygienemaßnahmen, Patienteninformation 106
Hyperbilirubinämie, Ciclosporin-A-bedingte 80
Hyperfibrinolyse 147
Hyperglykämie 155
- Tacrolimus-bedingte 84
Hyperimmunglobulin 91
Hyperkaliämie, Ciclosporin-A-bedingte 80

Halbfette Seitenzahlen = Haupttextstelle.

Hyperlipidämie, prednisonbedingte 77
Hyperparathyreoidismus 170
Hypertonie
- arterielle 173
- - Ciclosporin-A-bedingte 81
- - immunsuppressionsbedingte 150
- - Tacrolimus-bedingte 83
- pulmonale 129
- - fixierte 137
- - primäre 129, 137
Hypertrichose, Ciclosporin-A-bedingte 80
Hyperurikämie, Ciclosporin A-bedingte 81
Hypomagnesiämie, Ciclosporin-A-bedingte 80
Hypothermie **12**, 147
Hypotonie, arterielle 141
Hypoxanthin 9
Hypoxie, chronische 137
HZV s. Herpes-zoster-Virus

I

IEA (Immediate early antigen) 91
Ileozökalklappentransplantation 222
Ileus 161, 165
Imipenem 140
Immediate-early-antigen-Bestimmung 91
Immunantwort, xenogene, TZell-vermittelte 65
Immunpräzipitate, korneale 177
Immunsuppression **76 ff**
- B-Zell-Lymphoproliferation 136
- Darmtransplantation **160**
- Herz-Lungen-Transplantation 140
- Herztransplantation **125**
- Kontraindikation 167
- Korneatransplantation 176
- Lebertransplantation **148**
- Lungentransplantation **133**
- Medikamenteneinnahme
- - Richtlinien 106
- - Zeitpunkt 155
- Multiviszeraltransplantation **165**
- Nebenwirkung 76, **105**
- Nierentransplantation **170 ff**
- Pankreastransplantation **154**
- Patienteninformation **105**
- Quadrupeltherapie 82, 125
- Tripeltherapie 78
- Überwachung 173
- Verfahren 76
Immunsuppressiva 105
Impermeabilien 8, **9**
Impfung **89**
Impotenz 100
Imurek s. Azathioprin 78
Induktionstherapie, immunsuppressive
- Darmtransplantation 160
- Herztransplantation **125**
- Lungentransplantation 134
Infekt
- bakterieller **88**
- gastrointestinaler **94**
Infektion **68**, **88 f**
- Anzeichen 106
- Darmtransplantation 162
- Diagnostik **89**
- eiternde, chronische 144
- Erreger **88**
- generalisierte 1
- nach Herztransplantation 127
- intraabdominelle 165
- nach Lebertransplantation 148
- nicht sanierbare 153
- opportunistische 148, 162
- - Prophylaxe 89
- Patienteninformation **106**
- Screening **89**
- Xenotransplantat 66
- zeitliches Auftreten 88
Infektionsprophylaxe **89**, 140, 147, 161
Infektionsrisiko, postoperatives 88
Infertilität 100
Infiltrat, pulmonales 5
Infusionstherapie 146
In-situ-Flush **12**
In-situ-Perfusion, Heparinisierung 12
Insulin 11
Intensivpflege
- Lebertransplantation **146**
- Nierentransplantation **169**
Intensivstation 104
α-Interferon 93
Internet-Adressen 16
Intestinoskopie, obere 145
Intrauterinpessar 99
Iridektomie, periphere 176
Ischämietoleranz **12 f**
Isolation **89**

K

K+-Lactobionat **10**
K/Na/Mg-Gluconat 10
Kachexie 137
Kalziumantagonisten 129
Kaninchen-Anti-T-Lymphozyten-Globulin 85
Kaposi-Sarkom 91, **98**
Kardiomyopathie 122
Kardiopulmonale Insuffizienz 164
Kardiovaskuläre Abklärung, Flußdiagramm 169
Kardiovaskuläre Störung **173**
Karzinom 97
Katarakt
- prednisonassoziierte 77, 173
Katecholamindosierung
- Herzspender 5
- Leberspender, verstorbener 4
Katheterinfekt **94**
Keratektomie 177
Keratoplastik, konventionelle, perforierende, allogene 234
Ketoglutarat **10**
(-Ketoglutarat 9
Khodadoust-Linie 177
Kindernieren, En-bloc-Transplantation 231
Klopfmassage 132
Knochenmarktransplantation 103
Knochennekrose, aseptische, prednisonbedingte 76
Körperverletzung 33
Kohlenhydratstoffwechsel
- Ciclosporin-A-Wirkung 81
- Prednisonwirkung 77
Koloskopie 145
Kondom 99
Konsens

Halbfette Seitenzahlen = Haupttextstelle.

- aufgeklärter 43
- e silentio 45
Konsensus-Konferenz 67
Konservierungslösung **8ff**>>
Elektrolytkonzentration 10
- organabhängige **13**
- Osmolarität 10
- pH-Wert 10
Konsiliarpsychiater 54
Kontrazeptiva 99
Koordinationsstellen, Deutschland **18**
Korneabanken, Deutschland **24f**
Korneadegeneration, bullöse **174**, 174
Korneadystrophie **174**
Korneadystrophierezidiv 177
Korneaentnahme **192**
Kornealreflex, fehlender 2
Korneanarbe **174**
Korneaspender **6**
Korneatransplantat
- Allokation 24
- Einnähen 234
- HLA-kompatibles 120
- HLA-typisiertes 24
- infektiöses Rezidiv 174
- nicht HLA-typisiertes 24
- Oberflächenstörung 176
- Verpackung **15**
Korneatransplantatabstoßung **177**
- Patienteninformation **121**
Korneatransplantaterosion 176
Korneatransplantation **174ff**, **234**
- Epithelheilungsstörung 174
- Frühkomplikation **176**
- HLA-Kompatibilität **61**
- Immunreaktionsrisiko 174
- Immunsuppression 176
- Indikation **174**
- Kontraindikation 175
- Krankenhausaufenthalt 121
- Nachbehandlung **175**
- Nachkontrolle **176**
- Operationsdauer 120
- operative Technik **234**
- Patienteninformation **120f**
- Resultat 177
- Simultanoperationen 234
- Spätkomplikation **177**
- Untersuchung, obligate **175**
Korneatransplantatposition, limbusnahe 174
Korneatransplantatulkus, bakterielles 176
Korneavaskularisation 174
Korneoskleralringentnahme 192
Korneoskleralscheibe
- in Kurzzeitkultur 12
- in Organkultur 13
Koronarangiographie, selektive 124
Koronare Herzerkrankung 122, 153
Koronarsklerose 152, 167
Kortikosteroide
- Lebertransplantatabstoßung 149
- Lebertransplantation 148
Kortison **133ff**, 140
Kortisonbolus **135**
Kortisontherapie 130, 133, 135
Kreatininclearance 152
Kurzdarmsyndrom **158f**, 164
- TPE-abhängiges 159

L

Lactobionat 8, **10**
Lagertemperatur 12
Lagerungsdrainage 132
Langzeitimmunsuppression, Komplikation 150
Lavage, bronchoalveoläre 135, 141
Lävokardiographie 124
Lebenddarmspende 221
Lebendnierenentnahme, Patienteninformation **118**
Lebendnierenspender
- Arbeitsfähigkeit **118**
- Eignung **116**
- Gesundheitszustand **116**
- Krankenhausaufenthalt 118
- Lebensweise 119
- Risiko **118**
Lebendnierenspende
- an Verwandte 117
- Gründe **116**
- Kostenträger **119**
- zwischen Lebenspartnern 117
- Patienteninformation **116ff**
- Vorteile 116
Lebendnieren-Transplantat, Versagen 119
Lebendorganempfänger 55
Lebendorganentnahme 55
Lebendorganspende 1, 103
- Anonymität 37
- Ethik **43**
- gesetzliche Regelung 33
- - - Österreich **36**
- Gutachterkommission 33
- Kind/Jugendlicher 37
- psychische Belastung des Empfängers 55
- Psychologie **54f**
Lebendorganspender **7**
- Anonymität 37
- Bedenkzeit 55
- Einwilligung, rechtswirksame 33
- Entscheidungsfähigkeit 43
- gesetzliche Regelung **33**
- - - Österreich **36**
- life event 55
- Vorbereitung 55
Lebensqualität 54
Leber
- Perfusion nach Implantation 12
- Perfusionsweg **13**
- Verpackung **15**
Leberarterienthrombose 147
Leberausfall 148
Leberbiopsie 159
- Patienteninformation **111**
Leberentnahme **207**
Leberenzyme 149
Lebererkrankung, chronische 143
Leberexplantat, Biopsie 72
Leberfunktion, Ciclosporin-A-Wirkung 80
Leberfunktionstest 4
Leberimplantation 208
Leberischämie 144
Leberkonservierung **13**
Leber-Pankreas-Trennung ex situ 184
Leberparenchymerkrankung 143
Leberparenchymverfettung 71
Leberperfusionsszintigraphie 150
Leber-Retransplantation 147
Lebersegmententnahme, Lebendspender 7

Halbfette Seitenzahlen = Haupttextstelle.

Leberspender, verstorbener **4**
Lebertransplantat
- Feinnadelaspirationszytologie 149
- Grundkrankheitsrezidiv 73, 150
- Nullbiopsie **71**
- pädiatrisches 30
- Reperfusion 206, 209
- Reperfusionsschaden 72
- unbrauchbares 30
- Verteilung 30

Lebertransplantatabstoßung **148**
- akute, Pathologie **72**
- chronische **72**, 150
- duktopenische 72
- Erfassung 149
- hyperakute **72**, 148
- Patienteninformation **111**
- Schweregrad 72
- steroidresistente 149

Lebertransplantation **143 ff**, **205 ff**
- AB0-Inkompatibilität **62**
- Anästhesie 205
- Anastomosierung, Reihenfolge 208
- anhepatische Phase 206
- Drainagen 209
- Flüssigkeitshaushalt 146
- Frühkomplikation, nichtimmunologische **147**
- Gallengangsanastomose 207, 209
- Gefäßanastomosen 207 f
- Hepatitis-C-Rezidiv 93
- Hepatitisprophylaxe 146
- Herz-Kreislauf-Untersuchung 145
- HLA-Kompatibilität **61**
- Immunsuppression **148**
- Indikation **143**, 144
- Infekthäufigkeit 88
- Infektprophylaxe 147
- Intensivpflege **146**
- Komplikation **144**
- Krankenhausaufenthalt 111
- Labordiagnostik 144 f
- Lagerung 206
- Magen-Darm-Untersuchung 145
- Nachbehandlung **145**
- Nachkontrolle 111, **149**
- Nahtmaterial 207
- operative Technik **207**
- Pathologie **71 f**
- Patientencompliance 144
- Patienteninformation **111**
- Schwangerschaft 99
- Spätkomplikation **150**
- Thromboseprophylaxe 146
- Transplantatdysfunktion 147
- Überlebensraten 151
- Untersuchung, obligate **145**
- Verbandswechsel 146
- Vorbereitung 205

Lebertransplantatversagen 16
Lebertransplantatverlust 148
Lebertrauma, schweres 16
Lebertumor 143, 164
Leberversagen 16, 143
- TPE-induziertes 159

Leberzellschwellung, perizentrale 72
Leberzellverfettung 4
Leukozytopenie 133, 146, 154
- ATG-bedingte 85
- Azathioprin-bedingte 78
- Zytomegalievirus-Infekt 91

Leukozytose, prednisonbedingte 77
Lich-Gregoir-Ureterozystoneostomie **232**, 232
Lidocain-Test 4
Limbo-Keratoplastik 177
Limbusstammzellinsuffizienz 174
Limbustransplantationstechnik 177
Linksherzkatheter 124
Links-rechts-Shunt 137
Lipidstoffwechsel, Ciclosporin-A-Wirkung 81
Listeriose **95**
Lösung, kardioplegische **9**
Lunge
- Infektionsdiagnostik 89
- Perfusionsweg 12, **13**

Lungenarterien, hypoplastische 137
Lungenembolie 137
Lungenemphysem 129, 137
Lungenerkrankung 144
- parenchymatöse 129
- vaskuläre 129

Lungenexplantat, Infektionsausmaß 70
Lungenfibrose 129, 137
Lungengefäßwiderstand 123, 129
Lungenkonservierung **12 f**
Lungenmaße 5
Lungenödem 140
- alveoläres 133

Lungenreifetherapie 100
Lungen-Retransplantation 130, 133
Lungenspender, verstorbener **5**
Lungenstauung, chronische 138 f
Lungentransplantat
- Biopsiequalität 70
- Infektion 71
- Infiltrat, lymphozytäres, perivaskuläres 70
- Konservierung 203
- Nullbiopsie 70
- Reperfusionsschaden 70
- Verpackung **14**
- Verteilung 30

Lungentransplantatabstoßung **70 f**, **134**
- akute
- - Klassifikation, internationale **70**
- - Pathologie **70**
- chronische 134 f
- - Klassifikation, internationale 71
- - Pathologie **71**
- Einteilung 135
- früh postoperative 134
- hyperakute 70
- Patienteninformation **110**
- spät postoperative 134
- steroidrefraktäre 135
- Therapie **135**

Lungentransplantation **129 f**, **197 f**
- Anästhesie **197**
- Beatmung **131**
- bilaterale 109, 130, 197, **201**
- Bronchialtoilette 132
- Bronchuskomplikation **133**
- Erhaltungsimmunsuppression 134
- Frühkomplikation, nichtimmunologische 133
- Herz-Kreislauf-Untersuchung 131
- Immunsuppression **133**, 134
- Indikation **129 f**, 137

- Induktionstherapie, immunsuppressive 134
- Infektionsprophylaxe 132
- Infektions-Screening, postoperatives 135
- Intensivpflege **132**
- Kontraindikation **130**
- Lungenuntersuchung 130
- Mobilisation 132
- Monitoring, postoperatives 131
- Nachbehandlung **131**
- Nachkontrolle **135**
- Operationsdauer 109
- Operationsvorbereitung 131
- operative Technik **198**
- Opertionsplanung 197
- Patienteninformation **109 f**
- Physiotherapie 132
- Reoperation 133
- Reperfusionsödem **133**
- Spätkomplikation **135**
- Überlebensraten 136
- unilaterale 109, 130, 197, **198**, **200**
- Untersuchung, obligate **130 f**
- Verfahrenswahl 130
- Volumenmanagement 132
- Wartezeit 109

Lymphom 86, **97**
- Häufigkeit 97
- posttransplantationäres 92, 162, 166, 173

Lymphoproliferative Erkrankung 68, 166
- - EBV-induzierte 92

M

Magen-Darm-Passage 160
MAK CD24 136
Makroangiopathie, diabetische 152
Makromolekulare Substanzen 8
Makrozytose, Azathioprin-bedingte 78
Malignom 1, **97 f**, 150, 153
- posttransplantationäres 173

Malononitritamid 87
Mannitol 8, **9**
Marshall-Lösung 8, **9**
Medikamente
- Ciclosporin-A-Blutspiegel 83
- Tacrolimus-Blutspiegel 84

Medikamenteneinnahme
- Richtlinien 106
- Zeitpunkt 155, 172

Medikamententoxizität 170
MEGX **4**
Mehrorganentnahme 1, **178 ff**
- Ablauf 178
- Antikoagulation 181
- en bloc **183 f**
- Herzentnahme 181
- Herzpräparation 180
- Instrumente 179
- konventionelle **180 ff**
- Leberentnahme 182
- Leberpräparation 180
- Lungenentnahme 182
- Lungenpräparation 181
- Nierenentnahme en bloc 182
- Nirenpräparation 180
- Pankreas-Duodenum-Präparation 180
- Pankreasentnahme 182
- Perfusion 181
- Transport 179

Melanom 97
Membranen, hyaline 71
Mesenterikographie 159
Methotrexat 127, 141
Methylprednisolon 77, 86, 127, 133, 135, 140 f, 149, 154,162, 165, 171 f, 172, 205
Metronidazol 205
Mikroangiopathie, diabetische 152
Mizoribin 87
MMF s. Mycophenolat Mofetil
Mofetil 133
Morbus Wilson 16
Mukosabarriere 162
Mukoviszidose s. Zystische Fibrose 137
Multiorganentnahme **178 ff**, 224, **227**
- Anästhesie 178
- Medikation **178**
- operative Technik **182 ff**, **186**
- Perfusion 227
- Transfusionsindikation 178

Multiorganspender **4**
Multiviszeraltransplantat, Abstoßung 165
Multiviszeraltransplantation 158 f, **163 ff**
- Frühkomplikation 165
- Immunsuppression **165**
- Indikation **159**, **164**
- Kontraindikation 164
- Nachkontrolle 166
- Resultat 166
- Überlebensrate 163
- Untersuchung, obligate **164**

Mundspülung 170
Muskelschwäche, Ciclosporin-A-bedingte 81
Mycophenolat 88, 133, 141
Mycophenolat Mofetil **79**, 81, 84, 125, 154, 156, 160, 165
- Dosierung 79
- Indikation **79**
- Nebenwirkung **79**, 161

Mycostatin 132
Mykophenolat s. Mycophenolat
Myokardbiopsie 141
Myokardinfarkt, stummer 128
Myokardinfiltrat, lymphozytäres 68
Myokardischämie, chronische 68
Myokardnekrose 68
- abstoßungsbedingte 70

Myopathie, tubuläre 70
Myozytolyse 126

N

Nachbetreuung, psychologische
- Lebendorganspender 55
- Transplantatempfänger 54

Nadelbiopsie, transkutane 73
Nephropathie, diabetische 152
Nephrotoxizität **80**, 83, 160
Nervensystem, peripheres, Ciclosporin-A-Wirkung 81
Neurologisch-psychiatrische Symptome 147
Neuropathie
- autonome 153
- periphere 152 f

Neurotoxizität 160
Niere, Perfusionsweg **13**
Nierenarterien, aberrierende 187

Nierenarterienimplantation 231
Nierenbiopsie, Patienteninformation 115
Nierenentnahme **189ff**
- isolierte 1
- im Kreislaufstillstand **185ff**
- beim Lebendspender
- - Komplikation 191
- operative Technik **190**
Nierenfunktion 146
Niereninsuffizienz, immunsuppressionsbedingte 150
Nierenkonservierung 12, **13**
Nierenlebendspende 7, 34
Nieren-Pankreasinsel-Transplantation, kombinierte **220**
Nieren-Pankreas-Transplantation s. Pankreas-Nieren-Transplantation
Nierenspender, verstorbener **4**
Nierentransplantat
- Biopsie 155
- Ciclosporinschaden **75**
- Funktion, instabile 172
- Funktionskontrolle 173
- Funktionsrate, HLA-abhängige 60
- Funktionsstörung, medikamentenbedingte 170
- Funktionsverschlechterung 173
- In-situ-Perfusion 188f
- Ischämiezeit 171
- Nullbiopsie 74
- Perfusionsstörung 170
- Transport 27
- Verpackung **15**
- Verteilung **30**
Nierentransplantatabstoßung **172f**
- akute **172**
- - Banff-Klassifikation **75**
- - Pathologie **74**
- - Schweregrade **75**
- chronische **173**
- - Banff-Klassifikation **75**
- - Pathologie **75**
- hyperakute, Pathologie 74
- Patienteninformation **114**
- steroidresistente 172
Nierentransplantat-Arterienstenose 173
Nierentransplantation **167**, **229f**, **232**
- AB0-Inkompatibilität **62**
- Anästhesie **229**
- Antibiotikaprophylaxe **169**, 229
- Aufklärung 229
- Blutdruckeinstellung 173
- Cross-match-Test 63
- Drainagen **233**
- Frühkomplikation 170
- Gefäßanastomosierung **230**
- Harnableitung, Wiederherstellung 232
- HLA-Kompatibilität **59f**
- - Langwarter 60
- Immunsuppression **170ff**
- - Überwachung 173
- Instrumente 229
- Intensivpflege **169**
- Kontraindikation **167**
- Krankenhausaufenthalt 114
- Lagerung 229
- Medikamenteneinnahme, Zeitpunkt 172
- Nachbehandlung 168
- Nachkontrolle 114, **173**
- operative Technik **230**
- Patienteninformation **114f**
- präsensibilisierter Patient 60
- Prednison-Stop 172
- Resultat 173
- Schwangerschaft 99
- Spätkomplikation **173**
- Thromboseprophylaxe 170
- Untersuchung, obligate **167**
- Vorbereitung 114, **229**
- Warteliste 60
Nierentransplantatischämie, chronische 75
Nierentransplantatruptur 170
Nierentubulusschädigung, Ciclosporin-A-bedingte 127
Nierenversagen
- akutes 80, 125
- Grundkrankheit 167
- des Lebendnieren-Transplantates 119
Nierenverteilung **60**
Nifedipin 169
Nocardiose **95**
NO-Inhalation 125, 133
Non-Hodgkin-Lymphom 97
Normalrisikokeratoplastik **174f**
- Nachbehandlung 175
- Resultat 177
Nüchternblutzucker 156
Nullbiopsie 67
Null-Linien-EEG 2
Nystatin-Suspension 140

O

Obduktion, gesetzliche, Bestimmung, Österreich 37
ÖBIG-TRANSPLANT 35
Octreotid 153
Ödem **8**
Ödemneigung, generalisierte 137
OKT 3 s. Anti-CD3-Antikörper
OKT 4 87
Oligospermie 100
Operationsrisiko **104**
O_2-Radikale **9**
Orciprenalin 125
Organallokation s. Allokation
Organaustausch
- Eurotransplant-Verbund **27**
- internationaler 29
- nationaler 29
Organbeutel 14
Organentnahme, postmortale, Ethik **43**
Organgewinnung, rechtliche Bestimmung **33**
Organhandel 34
Organkonservierung **8ff**, **13**
Organlebendspende s. Lebendorganspende
Organmangel, Ursache 102
Organspende 102
- Ausschlußgründe **1**
- Eignung **1**
- Kontraindikation, absolute 49
- postmortale
- - /Kind/Jugendlicher, Österreich 38
- - Beschränkung, Österreich **36**,37
- - Ethik **43**
- - Voraussetzung 32
- - Zustimmung 32, **35**
- - - von Angehörigen 32, 35
- - - Schweiz 42
- Zustimmung 1

Halbfette Seitenzahlen = Haupttextstelle.

Organspender
- Motivation 33
- verstorbener 1, **4ff**
- - Angehörige 44
Organtöpfe 14
Organtransplantat
- Verpackung **14f**
Organtransplantation 101
- Dokumentation, Österreich 36
- Dringlichkeit 33
- Erfolgsaussicht 33
- Strafvorschriften **34**
Organtransport **27**, **31**
- grenzüberschreitender 27, 31
Organverteilung
- Beschränkung, gesetzliche, Österreich 36
- Ethik **45**
- Gerechtigkeitsdimension 46,48
- Indikation, soziale 46
- Kriterien **45**
- rechtliche Bestimmung **33**, 33
- Zeitfaktor 45
Organzuteilung s. Allokation
Osteoporose
- steroidbedingte 76, 173

P

Pankreas, Perfusionsweg **12f**
Pankreas-Duodenalentnahme, Medikation 179
Pankreas-Duodenum-Transplantation s. Transplantation, pankreatikoduodenale
Pankreasfibrose 156
Pankreasinsel-Separation **217f**
Pankreasinsel-Transplantation 153, **217ff**
- isolierte **220**
Pankreaskonservierung **12f**
Pankreas-Nieren-Transplantat, Abstoßung, chronische 156
Pankreas-Nieren-Transplantation **152**
Dringlichkeits-Code **17**
- Immunsuppression **154**
- Operationsdauer 112
- Pathologie **73**
Pankreassegmenttransplantation 153, **214ff**
- mit Duktokklusion **215**
- mit enteraler Anastomose **215**
- Gefäßanastomosen, arterielle **214**
- Spätkomplikation 156
Pankreasspender, verstorbener **6**
Pankreasteilentnahme, Lebendspender 7
Pankreastransplantat
- Funktionskontrolle 156
- Infektion 73
- Nadelbiopsie, transkutane **73**
- Verpackung **15**
- Verteilung, Prioritäten 30
Pankreastransplantatabstoßung **155**
- akute **73**
- chronische 156
- - Pathologie **73**
- Patienteninformation **113**
- steroidresistente 155
Pankreastransplantat-Gefäßstiel, Rekonstruktion 210
Pankreastransplantation **152ff**, **210**, **212**
- Anästhesie 210
- Blasenanastomose 153, **213**
- - Probleme 156
- mit enteraler Anastomose **212**
- Frühkomplikation 154
- HLA-Kompatibilität **61**
- Immunsuppression **154**
- Kontraindikation **153**
- Krankenhausaufenthalt 112
- Lagerung 210
- Nachkontrolle 112, **156**
- operative Technik **210**
- Pathologie **73**
- Patienteninformation **112f**
- Resultate 156
- Spätkomplikation 156
- Untersuchung, obligate **153**
- Vorbereitung 210
Pankreastumor 164
Pankreatitis 165
- chronische 73
PAPmean-PCwP-Gradient 123
Parästhesien, Ciclosporin-A-bedingte 81
Patientencompliance **144**
Pay-back 30
PCR (Polymerase-Kettenreaktion) **58**, 68, 91
PCwP 123
Peliosis hepatis 78
Pentamidin 96
Perfusion **12f**
- maschinelle
- - kontinuierliche 8
- - pulsatile 8, **12**
Perfusionsdruck 12
Perfusionskatheter, portaler 181
Perfusionsszintigraphie, zerebrale, Hirntodfeststellung 3
Perfusionsvolumen 13
Peritonitis, bakterielle, spontane 144
Pferde-Anti-T-Lymphozyten-Globulin 85
Pflegschaftsgericht 37
Pfortaderthrombose 144, 147
- prae transplantationem 146
Pharyngealreflex, fehlender 2
Phosphat 8f
Physiotherapie 139
Pilzinfekt **95**
Plasmacholesterin, Ciclosporin-A-Wirkung 81
Plasmapherese 125
Pleuraerguß 146
Pneumocystis-carinii-Infektion 148
- Prophylaxe 140
Pneumocystis-carinii-Pneumonie **96**
Pneumonie 92, **94**, 96
- interstitielle, Zytomegalievirus-Infekt 90
Pneumovac-23-Impfung 89
Pneumozystisprophylaxe 126, 132
Politano-Leadbetter-Ureterozystoneostomie 232, **233**
Polyhexamethylenbiguanid 176
Polymerase-Kettenreaktion **58**, 68, 91
Polyneuropathie, schmerzhafte 81
Polypose 164
- familiäre 164
Portalfeldentzündung 72

Postpartalphase **100**
Posttransplant lymphoproliferative disorder **136**
Potentiale, akustisch evozierte, Hirntodfeststellung 3
P-Patient 31
Präsensibilisierung **63**
Prednisolon 125, 133, 154
Prednisolon-21-Acetat 177
Prednison **76ff**, 79, 81, 84, 140, 154, 171
– Dosierung **77**
– Indikation **77**
– Nebenwirkung **76**
– Wirkung 76
Prednison-Pulstherapie 172
Prednisonstoß 155
Prograf s. Tacrolimus
Prostaglandine 133
Prostaglandin-E_1-Infusion 125
Prostaglandin-I_2-Infusion 125
Proteinase-Inhibitoren 146f
PTE (pulmonale Thrombendarteriektomie) 137
PTLD (Posttransplant lymphoproliferative disorder) **136**
Puffer 10
Pulmonalarterienäste, Pruning 137
Pulmonalarterienanastomose 200
Pulmonalatresie 137
Pupillen, weite, lichtstarre 2
Purinsynthesedrosselung 78f
Pyelonephritis 94
Pyrimethamin 96

Q

Quadrupeltherapie 82
Quick-Wert 144
Quilty-Läsionen 70

R

RAD 87
Raffinose 8, **10**
RAI (Rejection activity index) 72
Rapamycin 87
Rapid Infusion System 206
Rauchen 110
Rechtliche Regelung
– Deutschland **32**
– Österreich **35**
– Schweiz **40**
Rechtsherzdekompensation 129
Rechtsherzinsuffizienz, chronische 137
Rechtsherzkatheter 124
Rechtsherzversagen 125
Reflex, okulozephaler, fehlender 2
Rejection activity index 72
Rekeratoplastik 174
Reperfusion 8f
Reperfusionsödem, pulmonales 133
Reperfusionsschaden 67
– pulmonaler 140
Respiratorabhängigkeit 130
Retinopathie, diabetische 152
Rezidiv-Glomerulonephritis im Transplantat 173
Ribose 9, **10**
Roux-Y-Schlinge 213, 215, 225
Rundherde, intrapulmonale 136

S

Sandimmun s. Ciclosporin A
Sandostatine 153
Sauerstoffabhängigkeit 129
Sauerstoffpartialdruck 131
Sauerstoffsättigung, gemischte venöse 129
Saug-Spül-Drainage 169
Scavenger 9, **10**
Schmerzreiz, Reaktion, fehlende 2
Schnellschnittuntersuchung 71
– Spenderorgan 67
Schock, prolongierter 1
Schwäche, körperliche 143
Schwangerschaft **99**
Schwangerschaftsabbruch 100
Sepsis 88, 146
Sequenzszintigraphie, hepatobiliäre 150
Serumkreatinin 152
Sexualleben **99**
Shunt
– gekreuzter 138
– portosystemischer, intrahepatischer, transjugulärer 144
Simulect s. Anti-Interleukin-2-Rezeptor-Antikörper 86
Sirolimus 87
Skelettmuskulatur, Ciclosporin-A-Wirkung 81
Slush 12
Solu-Medrol s. Methylprednisolon
Somatostatin-Analogon 153
Southern Blot 68
Special urgency 16, **29**
Spender s. Lebendorganspender; s. Organspender
Spendergefäße 14
Spenderherzaustausch, HLA-Kompatibilität 61
Spenderhornhaut 6
Spenderkorneaepithel, hypovitales 176
Spenderorgan, Schnellschnittuntersuchung 67
Spendertier, genmodifiziertes 64
Spinaliom 97
Splenektomie 212
Spontanatmung, Ausfall 2
Stanzbiopsie 164
Stauungsnieren 137
Steroide, inhalative 134
Steroidentzug 84
Stoffwechselerkrankung 143
Sulfadiazin 96
Sultanol 147
SWISS TRANSPLANT **28**, 40

T

Tacrolimus 79, **83f**, 134, 140f, 148f, 155, 160, 165f, 172
– Dosierung **84**
– Indikation **84**
– Kinetik, Medikamenteneinfluß 84
– Mycophenolat-Kinetik 80
– Nebenwirkung **83**, 160
– Nephrotoxizitat83f
– Serumspiegel 160
– Talspiegel 155, 173
– Toxizität 172
Tacrolimus-Ciclosporin-A-Spiegel 166

Halbfette Seitenzahlen = Haupttextstelle.

Tacrolimus-Mycophenolat-Prednison-Kombination 84
Tavegil 155, 172
^{99m}Tc -HMPAO 3
T-Drain 209
Telemetrie-Herzschrittmacher 126
Testverfahren, lymphozytotoxisches, serologisches 63
Tetanusimpfung 89
T-Helfer-/T-Suppressor-Zellverhältnis, Zytomegalievirus-Infekt 91
Theophyllin 125
Thoraxorgantransplantation, Österreich **26**
Thoraxtrauma 5
Thrombenbildung 56
Thrombendarteriektomie, pulmonale 137
Thrombose 67
- venöse 154
Thromboseneigung 164
Thromboseprophylaxe 146, 170
Thrombozytenkonzentrat 146
Thrombozytenzahl 155
Thrombozytopenie 78, 146
- ATG-bedingte 85
- OKT-3-bedingte 86
TIPS (transjugulärer intrahepatischer portosystemischer Shunt) 144
TLI (Total lymphoid irradiation) 76
Tobramycin, Inhalation 147
Todesfeststellung s. auch Hirntoddiagnostik
- Österreich **36**
- Schweiz **41**
Todeszeitpunkt 32, 36
Total lymphoid irradiation 76
Toxizität, gastrointestinale 160
Toxoplasma-gondii-Infekt **96**
TPE (totale parenterale Ernährung) 158, 160
Trachealnaht 204
Trachealreflex, fehlender 2
Tracheostoma 130f
Transaminasen, Leberspender, verstorbener 4
Transjugulärer intrahepatischer portosystemischer Shunt 144
Translokation, bakterielle 162
Transplantat
- pankreatoduodenales **210**
- - Verpackung 15
Transplantatabstoßung **56**, 101, 105
- akute **56**
- - Histologie 67
- humorale, akute **56**
- hyperakute 67
- Maßnahmen 105
- steroidresistente 56, 77, 84ff
- - ATG-Wirkung 85
- - OKT-3-Anwendung 86
- - Therapie **77**, 77, 81, 84
- chronische **57**
- - Histologie 67
- - Therapie 77, **78**, 82
- - Zytomegalievirus-Infekt 91
- Diagnose 67
- Häufigkeit 56
- Therapie 79
Transplantatabstoßung;zelluläre, akute **56**
Transplantatempfänger
- Aufklärung 49
- Betreuung in der Wartephase 52
- infektionsbegünstigende Faktoren 88
- Nachbetreuung, psychologische 54
- Psychologie 49, **51ff**
- stationäre Aufnahme 104
- Transport ins Krankenhaus 103
- Warten
Transplantat-Glomerulonephritis 93
Transplantat-Glomerulopathie 75, 173
Transplantatinfiltration, zelluläre 56
Transplantation
- Dringlichkeit 49
- Entscheidung **103**
- erstes postoperatives Jahr 53
- frühe postoperative Zeit 53
- Indikation
- - medizinische 48
- - soziale 46
- Kontraindikation, medizinische 48
- multiviszerale **227**
- - Implantation 228
- - operative Technik **227**
- pankreatikoduodenale 153
- - Abstoßungserfassung 155
- Patienteninformation **103ff**
- stationäre Phase, postoperative 53
- Vorbereitung **103**
- Wartefrist 50
Transplantationsgesetz 32
Transplantationspathologie **67f**
Transplantationszentren
- Deutschland **18f**
- Österreich **26**
- Schweiz **28**
Transplantatsklerosierung 57
Transplantattransport **27**, **31**
Transplantatversagen, chronisches 57
Transport **27**, 31
Trauerarbeit 45
Tremor
- Ciclosporin-A-bedingter 81
- Tacrolimus-bedingter 83
Triglyzeride, mittelkettige 160
Tripeltherapie 78
Trnsplantatabstoßung, chronische, Therapie 81
Truncus coeliacus, Thrombose 164
Tryptophan 9, **10**
Tubenligatur 99
Tuberkulose 144
Tubulitis 74
Tubulotoxizität 80
Tubulusnekrose 74, 171
Tumor
- desmoider 164
- extrahepatischer 144
Tumorzellaussaat 164
T-Zell-Antikörper 127
T-Zell-Cross-match, positiver 63
T-Zellen, zytotoxische 56
T-Zell-Rezeptor, Inaktivierung 85

U

Ureterozystoneostomie **230f**
Urikosurika 81
Urinabflußstörung 170

Halbfette Seitenzahlen = Haupttextstelle.

Urothelzellkarzinom 173
UW-Lösung 8, **9**, 9

V

Vaskulitis 67, 70
Vaskulopathie, Ciclosporin-assoziierte 75
Vena mesenterica superior, Thrombose 164
Vena-cava-Anastomose 208
Vena-portae-Anastomose 208
Venenimplantation, Nierentransplantation 231
Venenkatheter 169
Ventrikelseptumdefekt 137
Ventrikulographie 138
Verapamil 81
Verschlußdruck, pulmonalkapillarer 123
Verschlußkrankheit, arterielle, periphere 167
Vibrationsmassage 132
Virenstämme, attenuierte 89
Virusantikörperbestimmung 123, 130
Virusmyokarditis 122
Virus-Reaktivierung 92
Visus 174
Viszerale Organe, Transplantation en bloc s. Multiviszeraltransplantation 164
Volumenmanagement 132
Vorhofsanastomose 200
VSD (Ventrikelseptumdefekt) 137

W

Warteliste 33, 103
Wartezeit 50, 103
- psychische Belastung **51**
Widerspruchserhebung, Österreich **35**
Widerspruchslösung 45
- Österreich **35**
Widerspruchsregister
- Österreich 35
- Schweiz **41**
Winkelblockglaukom 174
Wirtshornhaut-Vaskularisation 61
Wood-Einheit 123
Wunddrainage 209
Wundinfekt **94**

X

Xanthin 9
Xenotransplantat **64 ff**
Xenotransplantatabstoßung **64 f**
Xenotransplantation **64 ff**
- Ethik **46**, 66
- gesetzliche Regelung 66
- - - Schweiz 42
- Infektionsrisiko **66**
- Sicherheit 46
- als Überbrückungsmaßnahme 64
Xenozoonose 66

Z

Zantic nocte 170
Zenapax s. Anti-Interleukin-2-Rezeptor-Antikörper 86
Zerebralarteriensklerose 167
Zirkulation, extrakorporale 193
Zustimmung
- Österreich**35**
- Schweiz 42
- vermutete 42
Zustimmungslösung 45
- erweiterte 32
Zyanose 137
Zystische Fibrose 129, **131 f**, 132, 137, 197
Zytomegalieprophylaxe 126, 132, 140
Zytomegalievirus s. auch CMV
- Übertragung 90
Zytomegalievirus-Chorioretinitis 90
Zytomegalievirus-Enteritis 165
Zytomegalievirus-Enzephalitis 90
Zytomegalievirus-Hepatitis 90
Zytomegalievirus-Infekt **90**, 148, 162
- Diagnose **91**
- Prophylaxe **91**,140
- Therapie **91**

Notizen

Wichtige Immunsuppressiva

Wirkstoff (generic name)	Handelsname	Dosierung
Antilymphozytenglobuline		
Basiliximab	Simulect (Novartis)	40 mg total, verabreicht an 2 Tagen
Daclizumab	Zenapax (Roche)	1 mg/kg/Tag i. v., alle 14 Tage (5mal)
Immunglobulin antihymocyticum (equin.)	Atgam (Pharmacia & Upjohn)	15 mg/kg/Tag (7 – 14 Tage)
Immunglobulin anti-T-lymphocyticum (cuniculi)	ATG-Fresenius (Fresenius)	3 – 4 mg/kg/Tag i. v. (7 – 14 Tage)
Murobonabum-CD3	Orthoclone OKT3 (Janssen-Cilag)	5 mg i. v. an 7 – 14 Tagen (gewichtsunabhängig)
Andere		
Azathioprin	Imurek (Glaxo Wellcome)	2 – 3 mg/kg/Tag (max. 200 mg/Tag) per os in einer Dose (Dosisanpassung an zirkulierende Leukozytenzahl)
Ciclosporin	Sandimmun/ Sandimmun Neoral (Novartis)	6 – 12 mg/kg/Tag per os in zwei Dosen (rasche Dosisanpassung an Blutspiegel)
Mycophenolat Mofetil	CellCept (Roche)	2×1 000 mg/Tag < 50 kg: 2×750 mg > 100 kg: 2×1 250 mg (Bedeutung der Blutspiegel unklar)
Tacrolimus	Prograf (Fujisawa)	2 – 3 mg/kg/Tag per os in zwei Dosen (rasche Dosisanpassung an Blutspiegel)

Checklisten der aktuellen Medizin

Der Grundgedanke:

- Mediziner in Klinik und Praxis benötigen – unabhängig von ihrem Ausbildungsstand – handlungsrelevante Informationen.
- Der Zugriff zu den Informationen soll einfach und schnell möglich sein.
- Die Fakten müssen dabei umfassend und konkret dargestellt werden.

Das Konzept:

- Ein Stichwort wird *einmal ausführlich* behandelt.
- Die Checklisten sind trotz der Faktenfülle handlich, kompakt und übersichtlich.
- Das ausführliche Sachregister mit Erklärung der verwendeten Abkürzungen ermöglicht einen raschen Informationszugriff.
- Die Informationen lassen sich direkt in die Praxis umsetzen.
- Farbliche Untergliederung erleichtert die Orientierung.

In der Checkliste Organtransplantation finden Sie:

im grauen Teil:
Grundlagen und Arbeitsmethoden:
- Alles Wissenswerte zu Spendern und Transplantation
- Information und Adressen zum nationalen/internationalen Organaustausch und Allokation
- Rechtliche Regelungen, Ethik und psychologische Aspekte
- Organunabhängige Behandlungsvorschriften, insbesondere zur Immunsuppression

im grünen Teil:
Patientenrelevante Informationen:
- Allgemeingültige Informationen
- Organspezifische Verhaltensregeln für Patienten vor und nach der Transplantation

im blauen Teil:
Spezielle Organtransplantation:
- Für jedes Organ spezielle Beschreibung der Grundkrankheiten und Indikationen
- Besonderheiten der jeweiligen Transplantation
- Nachbehandlung, Komplikationen und Resultate

im roten Teil:
Operative Transplantationstechnik:
- Operationsvorbereitung
- Besonderheiten bei Anästhesie, Lagerung und Instrumentierung
- Kurz gefaßte Beschreibung der Operationstechnik Schritt für Schritt bei den klinisch gängigen Transplantationsverfahren

Inhaltsübersicht

Grauer Teil: Grundlagen und Arbeitsmethoden

1 Spender und Transplantate 1
2 Zentren und Organaustausch 16
3 Rechtliche Regelung 32
4 Ethik und Psychologie 43
5 Immunologie, Immunsuppression 56
6 Organunabhängige postoperative Probleme 88

Grüner Teil: Patienteninformation

7 Allgemeine patientenrelevante Informationen 101
8 Spezielle Patienteninformationen zu einzelnen Organen 107

Blauer Teil: Darstellung einzelner Organe

9 Spezielle Organtransplantationen 122
9.1 Herz 122
9.2 Lunge 129
9.3 Herz und Lungen en bloc 137
9.4 Leber 143
9.5 Pankreas 152
9.6 Darm 158
9.7 Viszerale Organe en bloc 164
9.8 Niere 167
9.9 Kornea 174

Roter Teil: Operationstechnik

10 Operative Transplantationstechnik 178
10.1 Multiorganentnahme 178
10.2 Nierenentnahme im Kreislaufstillstand 185
10.3 Nierenentnahme bei Lebendspender 189
10.4 Korneaentnahme 192
10.5 Herztransplantation 193
10.6 Lungentransplantation 197
10.7 Herz- und Lungentransplantation 202
10.8 Lebertransplantation 205
10.9 Pankreastransplantation 210
10.10 Pankreasinseltransplantation 217
10.11 Darmtransplantation 221
10.12 Multiviszerale Transplantation 227
10.13 Nierentransplantation 229
10.14 Korneatransplantation 234